Simone Claudi-Böhm

Bernhard O. Böhm

Diabetes und Schwangerschaft

2., vollständig überarbeitete und aktualisierte Auflage

Simone Claudi-Böhm

Bernhard O. Böhm

Diabetes und Schwangerschaft

Prävention, Beratung, Betreuung vor, während
und nach der Schwangerschaft

2., vollständig überarbeitete und aktualisierte Auflage

Mit 21 Abbildungen und 34 Tabellen

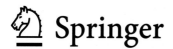

Dr. med. Simone Claudi-Böhm
Medizinisches Zentrum Ulm
Hafenbad 33
89073 Ulm

Prof. Dr. med. Bernhard O. Böhm
Schwerpunkt Endokrinologie, Diabetes
und Stoffwechsel
Klinik für Innere Medizin
Universitätsklinikum Ulm
Albert-Einstein-Allee 23
89081 Ulm

ISBN-13   978-3-540-88042-4   Springer-Verlag Berlin Heidelberg New York

Bibliografische Information der Deutschen Nationalbibliothek
Die Deutsche Nationalbibliothek verzeichnet diese Publikation in der Deutschen Nationalbibliografie;
detaillierte bibliografische Daten sind im Internet über http://dnb.d-nb.de abrufbar.

SpringerMedizin
Springer-Verlag GmbH
ein Unternehmen von Springer Science+Business Media
springer.de

© Springer-Verlag Berlin Heidelberg 2012

Planung: Hinrich Küster, Heidelberg
Projektmanagement: Kerstin Barton, Heidelberg
Lektorat: Volker Drüke, Münster
Umschlaggestaltung: deblik Berlin
Einbandgestaltung:
Linke Abbildung: © Springer (Diabetes-Handbuch), rechte Abbildung: © photos.com
Satz: Crest Premedia Solutions (P) Ltd., Pune, India

SPIN: 12258321

Gedruckt auf säurefreiem Papier   22/2122 – 5 4 3 2 1 0

Vorwort

Der Diabetes mellitus ist die häufigste Stoffwechselerkrankung in der Schwangerschaft. Die Perinatalstatistik der Bundesrepublik Deutschland zeigt, dass der Schwangerschaftsdiabetes in mehr als 50% aller Fälle übersehen wird. Es besteht somit umfassender Handlungsbedarf, da es zu Kurz- und Langzeitschäden sowohl für die Mutter und das Kind kommen kann.

Die Anzahl der Betroffenen wird weiter ansteigen, sodass Frauen mit vorbestehendem Diabetes mellitus oder Schwangerschaftsdiabetes zunehmend eine professionelle Beratung vor, während und nach der Schwangerschaft in Anspruch nehmen werden.

Der Trend zur Zunahme von Glukosestoffwechselerkrankungen in der Schwangerschaft fordert gemeinsame Anstrengungen zur Prävention. Gemäß aktuellen Leitlinien sollte die langfristige, nicht nur die Schwangerschaft betreffende Betreuung ein interdisziplinäres Team übernehmen. Somit erweitert sich das ärztliche Tätigkeitsfeld. Denn Präventionsmaßnahmen sollten vor, während und auch nach der Schwangerschaft erfolgen, damit die insgesamt positiven Gesundheitstrends der letzten Jahre sich auch für die häufigste Stoffwechselkrankheit der Schwangerschaft umsetzen lassen.

Das Handbuch »Diabetes und Schwangerschaft« folgt diesem modernen Versorgungskonzept. Für das Autorenteam rücken somit folgende Ziele in den Vordergrund:
- Primärprävention durch eine gesunde Lebensweise, um Übergewicht, Fehlernährung und Bewegungsmangel zu vermeiden,
- Prävention des Diabetes durch Gewichtsreduktion, vermehrte Bewegung und eine ausgewogene Ernährung vor, während und auch nach der Schwangerschaft,
- Sekundärprävention mit der frühestmöglichen Erkennung des Diabetes mellitus durch ein systematisches Screening,
- konsequente Betreuung vor der Schwangerschaft, gefolgt von interdisziplinärer Therapie während der Schwangerschaft, verbunden mit einer zielgerichteten und lebenslangen Nachsorge.

Diabetes und Schwangerschaft sind somit nicht nur ein Tätigkeitsfeld für den Gynäkologen und den Geburtshelfer oder den Diabetesspezialisten. Gerade die Betreuung nach Entbindung, die eine Verbesserung der Langzeitprognose nach Gestationsdiabetes zum Ziel hat, fällt in das Aufgabengebiet von Frauenmedizin, Allgemeinmedizin, Innerer Medizin und Diabetologie.

Eingedenk dieser Herausforderungen wurde dieses Handbuch unter Berücksichtigung der neuesten wissenschaftlichen Literatur und der Empfehlungen nationaler und internationaler Fachgesellschaften zusammengestellt. »Diabetes und Schwangerschaft« wurde als ein kompaktes Werk durch ein interdisziplinäres Autorenteam für den an Diabetes, Schwangerschaft, Frauenmedizin und Prävention interessierten Kollegen aller medizinischen Fachrichtungen gestaltet.

Simone Claudi-Böhm
Bernhard O. Böhm
Ulm, im Juli 2011

Inhaltsverzeichnis

Autorenverzeichnis

**Claudi-Böhm, Simone,
Dr. med.**
Medizinisches Zentrum
Hafenbad 33, 89073 Ulm

**Böhm, Bernhard O.,
Professor Dr. med.**
Schwerpunkt
Endokrinologie, Diabetes
und Stoffwechsel
Klinik für Innere Medizin
Universitätsklinikum Ulm
Albert-Einstein-Allee 23
89081 Ulm

Weitere Mitarbeiter:

**Buck, Gabriele,
Dr. med.**
Prittwitzstraße 43
Universitäts-Frauenklinik
Universitätsklinikum Ulm
89075 Ulm

Jütting, Gudrun
Diabetes- und
Ernährungsberatung
Klinik für Innere Medizin
Universitätsklinikum Ulm
89081 Ulm

**Kleinwechter, Helmut,
Dr. med.**
Internist, Diabetologe
DDG
Alter Markt 11
24103 Kiel

**Paulus, Wolfgang,
Dr. med.**
Institut für
Reproduktionstoxikologie
Krankenhaus St. Elisabeth
Elisabethenstraße 17
88212 Ravensburg

Abkürzungsverzeichnis

ACE-Hemmer	Angiotensin-converting-enzyme-Hemmer; blutdrucksenkende Medikation
ADA	American Diabetes Association
ADN	Autonome diabetische Neuropathie
AGE	Advanced glycosylation endproducts; Proteine, die Zuckeraddukte enthalten
Ak	Antikörper
APS	Autoimmunes polyglanduläres Syndrom; liegt immer dann vor, wenn neben einem Typ-1-Diabetes weitere organspezifische Autoimmunerkrankungen wie z. B. Schilddrüsenautoimmunität, Typ-A-Gastritis, Zöliakie oder andere bestehen
ASD	Alternative Einstichstellen
AVK	Arterielle Verschlusskrankheit
AT-II-Rezeptor-antagonist	Angiotensin-II-Rezeptorantagonist; blutdrucksenkendes Medikament
BE	Berechnungseinheit für den Kohlenhydratgehalt von Nahrungsmitteln; 1 BE entspricht 10–12 g Kohlenhydrate (früher auch »Broteinheit« genannt)
BMI	Body mass index; Index für die Gewichtsverteilung
BZ	Blutzucker
CRP	C-reaktives Protein, akut-Phase-Protein, Entzündungsparameter
CSSI	Kontinuierliche subkutane Insulininfusion; Insulinpumpentherapie
CT	Konventionelle Insulintherapie
CTG	Cardiotokogramm, zeichnet kindliche Herztöne und mütterliche Wehentätigkeit auf
DCCT	Diabetes Control and Complications Trial; große Typ-1-Diabetes-Studie, die die Vorteile einer intensivierten Insulintherapie und der Insulinpumpentherapie für die Primär- und Sekundärprävention mikro- und makrovaskulärer Komplikationen des Diabetes nachgewiesen hat
DD	Differentialdiagnose
DDG	Deutsche Diabetes Gesellschaft
DIC	Disseminated intravasal coagulation
D.m.	Diabetes mellitus
DPP4i	*Dipeptidyl-Peptidase-4-Inhibitoren*

DPP	Diabetes Prevention Program, Interventionsstudie zur Verhinderung einer Typ-2-Diabetesentwicklung
DPT-1	Diabetes Prevention Trial in pre Type 1, Typ 1-Diabetespräventionsstudie, die den Effekt von intravenösem und oralem Insulin in der Prä-Typ-1-Phase überprüfte
DR	Diabetische Retinopathie
EDIC	Epidemiology of Diabetes Interventions and Complications Study; Nachfolgebeobachtung der DCCT
EHEC	enterohämorrhagische E. coli
EKG	Elektrokardiogramm
EPH-Gestose	Gestose mit Ödemen (edema), Proteinurie (proteinuria) und Bluthochdruck (hypertension)
GAD	Glutamat-Decarboxylase, Inselzell-antigen-typischer Auto-Antikörper beim Typ-1-Diabetes und beim spätmanifestierten Typ-1-Diabetes
GFR	Glomeruläre Filtrationsrate
GI	Glykämischer Index; Wirkung eines bestimmten Nahrungsmittel auf den Blutzuckeranstieg
GIFT	Gameten intrafallopian transfer, Methode der assistierten Reproduktion
GDM	Gestationsdiabetes; formal eine erstmalig in der Schwangerschaft auftretende Glukoseerhöhung
HAPO	Hyperglycemia Adverse Pregnancy Outcome Studie
HbA_{1c}	N-terminal glykiertes Hämoglobin, stabile Ketoaminform, Maßstab für den Blutzucker
HDL-C	High-density-lipoprotein-Cholesterin; Lipoproteine hoher Dichte
HELLP-Syndrom	Haemolysis elevated liver enzyme levels low platelet count, schwere Verlaufsform der Präeklampsie
HF	Herzfrequenz
HLA	Human leucocyte antigen; Histokompatibilitätsantigen
HMG	Humanes Menopausengonadotropin
IAA	Insulin-Antikörper, humoraler Marker der Inselzellautoimmunität
IA-2	Inselzellantigen-Tyrosinphosphatase, humoraler Marker der Inselzellautoimmunität
ICA	Inselzellantikörper; im Immunfluoreszenztest nachweisbare Autoantikörper gegen Inselzellgewebe
ICSI	Intracytoplasmatische Spermieninjektion
ICT	Intensivierte konventionelle Insulintherapie; Standardtherapie eines Diabetes mellitus Typ 1 und des Gestationsdiabetes

IE	Internationale Einheiten, Maßeinheit für Insulinmenge (auch als E oder U abgekürzt)
IFG	Impaired fasting glucose; gestörte Nüchternglukose
IGeL	Individuelle Gesundheitsleistung
IRI	Immunreaktives Insulin
ISSHP	International Society for the Study of Hypertension in Pregnancy
i.v.	Intravenös
IVGTT	Intravenöser Glukose-Toleranztest
IVF	In vitro fertilisation
KHK	Koronare Herzerkrankung
KG	Körpergewicht
KM	Kontrastmittel
KOF	Körperoberfläche
LDL-C	Low-density-lipoprotein-Cholesterol; Lipoproteine niedriger Dichte
LZ-EKG	Langzeit-EKG
LZ-RR	Langzeitblutdruckmessung
MODY	Maturity onset diabetes in the young; genetisch bedingte Diabetesform mit autosomal dominantem Erbgang
MSY	Metabolisches Syndrom
NI	Normalinsulin
NNR-AK	Nebennierenrinden-Antikörper
NP	Nephropathie
NPH	Neutrales Protamin Hagedorn; basisches Protein, geeignet, um Verzögerungsinsuline (NPH-Insuline) herzustellen
NPDR	Nicht-proliferative diabetische Retinopathie
NSAR	Nicht-steroidale Antirheumatika; können u. a. die Nierenfunktion reduzieren
NT	Nackentransparenz sonografischer Parameter zur Risikoermittlung einer Trisomie 21
Nü-BZ	Nüchtern-Blutzucker
OAD	Orales Antidiabetikum
OGTT	Oraler Glukosetoleranztest; oraler Zuckerbelastungstest
Op	Operation
OR	Odds Ration, Vergleichsmaß für Risiken etc.
pAVK	Periphere arterielle Verschlusskrankheit
PAAP-A	Pregnancy associated plasma protein A
PCA	Parietalzellantikörper, Hinweis auf eine Autoimmungastritis
PDN	Periphere diabetische Neuropathie
PDR	Proliferative diabetische Retinopathie
p.o.	Per os (Einnahme über den Mund)
PTA	Perkutane transluminale Angiographie
RDS	Respiratory distress syndrome

s	Sekunde
s.c.	Subkutan
SD	Schilddrüse
SEA	Spritz-Ess-Abstand
SH	Sulfonylharnstoffe; vom Sulfonamid abgeleitete Pharmaka, die über einen spezifischen Rezeptor an den ß-Zellen die glukoseabhängige Insulinsekretion stimulieren
SpM	Spätmahlzeit
STH	Wachstumshormon; klassischer Vertreter eines kontrainsulinären Prinzips
SSW	Schwangerschaftswoche
Tbl.	Tablette
TPO	Schilddrüsenspezifische Peroxidase; wichtiges Autoantigen der Schilddrüse bei Hashimoto-Thyreoiditis und Morbus Basedow
tTG	Gewebespezifische Transglutaminase; Autoantigen bei glutensensitiver Enteropathie (Zöliakie, Sprue)
UKG	Echokardiographie
UKPDS	UK Prospective Diabetes Study; große klinische Studie an Patienten mit Erstdiagnose eines Typ-2-Diabetes mellitus; Nachweis der Effektivität einer BZ-Senkung und Blutdrucksenkung auf mikrovaskuläre Komplikationen des Diabetes
VLDL	Very low density lipoprotein; Lipoprotein von sehr geringer Dichte
WHO	Weltgesundheitsorganisation
WHR	Waist-to-hip-ratio; Quotient aus Taillen- und Hüftumfang
ZM	Zwischenmahlzeit

Diabetes und Schwangerschaft – sehr heterogene Zielgruppen für Primär- und Sekundärprävention

1.1   Historische Perspektive

Besteht bereits vor einer Schwangerschaft ein Diabetes mellitus, ist das für Mutter und Kind gleichermaßen mit einem erheblichen Komplikations- und Sterblichkeitsrisiko verbunden. Kurz- und Langzeitschäden sind gleichermaßen das Problem, auch wenn die Erkrankung erst während des Schwangerschaftsverlaufs auftritt. Mitte des letzten Jahrhunderts wurde für die erstmalig im Rahmen einer Schwangerschaft auftretende Glukosestoffwechselstörung der Begriff **Schwangerschaftsdiabetes**, auch **Gestationsdiabetes (GDM)**, geprägt. Dabei wurde zunächst angenommen, dass es sich um eine vorübergehende Störung des Glukosestoffwechsels handelt. O'Sullivan und Mahan (1964) haben jedoch erstmals belegt, dass eine Störung der Glukosetoleranz in der Schwangerschaft die Wahrscheinlichkeit einer späteren Diabetesentwicklung für die betroffenen Frauen erhöht. Somit zeigt sich die in der Schwangerschaft neu entdeckte Glukosestoffwechselstörung als eine Störung mit erheblicher prognostischer Wertigkeit. Die grundlegenden Arbeiten von O'Sullivan bilden daher noch heute das entscheidende Fundament für die Beurteilung der Glukosewerte in der Schwangerschaft.

1.2   Diabetes und Schwangerschaft – heute

Für eine Stoffwechselbelastung in der Schwangerschaft existieren also zwei klinische Schwerpunkte: der **bereits bekannte** Diabetes mellitus mit seinen besonderen therapeutischen Herausforderungen und der in der Schwangerschaft neu entdeckte Diabetes mellitus, GDM, der als eigenständige Entität in der Klassifikation des Diabetes geführt wird. Inzwischen ist bekannt, dass bis zu 10% der GDM-Patientinnen einen früh manifestierten Typ-1-Diabetes-mellitus aufweisen. Eine weitere Gruppe bilden Frauen mit mono-

genetischen Diabetesformen, bei denen die Glukosestoffwechselstörung in der Schwangerschaft diagnostiziert wird. Die Mehrzahl der Genveränderungen hierbei sind z.B. Mutationen:

- der Glukokinase (MODY 2),
- es »hepatocyte nuclear factor 1a« (MODY 3) und
- des Insulin-Promoter-Faktors 1 (IPF1; MODY 4) (Shaat et al. 2006) (◘ Abb. 1.1).

Heute ist es möglich, eine eindeutige molekulargenetisch gesicherte Diagnose eines monogenen Diabetes zu stellen, verbunden mit der Chance, nach der Schwangerschaft spezifische Therapien, detaillierte Prognosevorhersagen und Testung von Familienangehörigen durchzuführen, die formalgenetisch als Risikopersonen gelten (s. auch die Empfehlungen der Bundesärztekammer »Genetische Diagnostik« 2011).

Neuere Untersuchungen unterstreichen die besondere prognostische Bedeutung eines GDM. In Abhängigkeit von den Ethnien können bis zu 80% der Patientinnen mit einem GDM künftig einen Diabetes mellitus entwickeln. Für Europäer gilt, dass insbesondere Schwangere mit Übergewicht oder primär normalgewichtige Frauen mit einer deutlichen Gewichtszunahme in der Schwangerschaft der Hochrisikogruppe zugeordnet werden müssen (Lobner et al. 2006; Zhang et al. 2006 a,b). Als weitere Risikomarker konnten ein hochnormaler HbA1c-Wert während der Schwangerschaft und eine positive Familienanamnese für einen Diabetes identifiziert werden (Baptiste-Roberts 2009; Eklund 2010).

> ❯ **Übergewicht ist der zentrale Risikofaktor für einen Gestationsdiabetes: Ein Body-Mass-Index (BMI) < 25 kg/m bedeutet ein relatives Risiko von 1, ein BMI von 25–29 ein Risiko von 3,4, ein BMI über 30 ein 15-fach erhöhtes Risiko (Yu et al. 2006).**

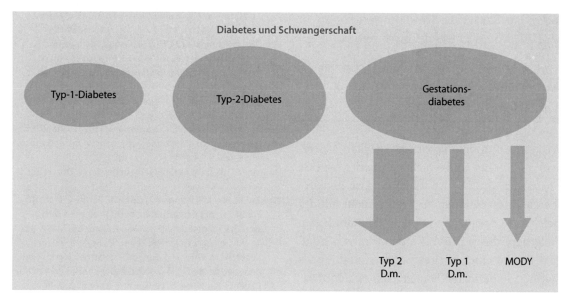

D **Abb. 1.1**   Diabetestypen

1.3   Diabetes und Schwangerschaft – Zukünftiges

Die zukünftige Herausforderung wird es sein, sowohl für Patientinnen mit einem bereits bekannten Diabetes mellitus als auch für Risikogruppen mit einer hohen Wahrscheinlichkeit, dass sich ein GDM entwickeln wird, eine präkonzeptionelle Optimierung des Stoffwechsels zu erreichen. Dieses Ziel setzt eine umfassende Risikostratifizierung, Beratung und Schulung voraus. In gleicher Weise sollten sich Allgemeinmediziner, Gynäkologen, Internisten und Diabetologen um die Implementierung von Präventionskonzepten und Screeningverfahren bemühen. Denn nach neueren Untersuchungen (Nurses' Health Study II) bedeutet eine präkonzeptionelle Fehlernährung mit einem geringen Anteil an Ballaststoffen, Übergewicht (BMI >25) oder auch eine Gewichtszunahme nach einer Schwangerschaft ein hohes Risiko für einen GDM. Kontinuierliche Beratung und »Lifestyle-Interventionen« würden sich für diese Risikogruppen als Präventivkonzepte unmittelbar anbieten (Zhang et al. 2000б6a,b).

Um eine Diabeteserkrankung nach der Schwangerschaft zu vermeiden, sollten Patientinnen mit einem GDM daher engmaschiger beobachtet und mit den heute verfügbaren Interventionsstrategien vertraut gemacht werden. Hierbei sind auch **Strategien zur Selbsttestung** nützlich und sollten den Betroffenen und deren Familien empfohlen werden (**GesundheitsCheck Diabetes**; http://diabetes-risiko.de/diabetes-findrisk.html). Gerade Frauen nach GDM sind eine sinnvolle Zielgruppe für eine Diabetesprävention, zumal neuere Studien den GDM auch als Risikomerkmal für spätere kardiovaskuläre Erkrankungen deuten (Carr et al. 2006).

Bereits heute stellen die von den gemeinsamen fachübergreifenden Arbeitsgruppen der Fachgesellschaften erstellten Leitlinien zur Diagnostik und zur Therapie eines Diabetes in der Schwangerschaft wichtige Handlungskonzepte für die tägliche klinische Arbeit zur Verfügung. Die HAPO-Studie dokumentierte ein linear mit dem Blutzucker ansteigendes Risiko für die unmittelbar Schwangerschafts-assoziierten Komplikationen wie Geburtsgewicht >90. Perzentile, primäre Sectio, neonatale Hypoglykämie (The HAPO Study Cooperative Research Group

2008). Ein Blutzucker-Schwellenwert konnte in der HAPO-Studie nicht definiert werden.

1.4   Frauengesundheit – Gender-specific Medicine

Wirksame Präventionskonzepte sollten besonders geschlechts- und schichtspezifische Aspekte berücksichtigen. Es ist bekannt, dass entsprechende Interventionen bei Frauen nicht mit der gleichen Konsequenz wie bei einer männlichen Zielgruppe durchgeführt werden. Hinzu kommt, dass Frauen einen Diabetes anders erfahren als Männer. So berichten Frauen, dass sich der Diabetes vor allem auf ihre Beziehungen mit Familienmitgliedern und Freunden, aber auch auf den Erfolg in ihrer beruflichen Karriere auswirkt (International Women's Diabetes Survey, Legato et al. 2006). Auch haben Diabetikerinnen das Gefühl, von anderen Menschen missverstanden zu werden, und dass ihre besonderen Bedürfnisse keine Akzeptanz finden (DAWN-Studie, Peyrot et al. 2005, Siminerio et al. 2007; Quelle BMBF – Frauengesundheitsbericht 1999: http://www.gesundheit-nds.de/downloads/Frauengesundheitsbericht.pdf).

Eigene Untersuchungen konnten diese Erfahrungen bestätigen und gleichzeitig nachweisen, dass eine professionelle Betreuung der Betroffenen eine entscheidende Stütze für die Entwicklung eines positiven Krankheitsverständnisses darstellt. Aufbauend auf diesen Erkenntnissen für ein verbessertes Diabetes- und Stoffwechselmanagement sollten die bisherigen Konzepte zur Primär- und Sekundärprävention überdacht und – falls notwendig – auch entsprechend einem modernen Konzept von Frauengesundheit angepasst werden.

Literatur

Baptiste-Roberts K, Barone BB, Gary TL, Golden SH, Wilson LM, Bass EB, Nicholson WK (2009) Risk factors for type 2 diabetes among women with gestational diabetes: a systematic review. Am J Med 122(3):207–214

Carr DB, Utzschneider KM, Hull RL, Tong J, Wallace TM, Kodama K, Shofer JB, Heckbert SR, Boyko EJ, Fujimoto WY, Kahn SE (2006) Gestational diabetes mellitus increases the risk of cardiovascular disease in women with a family history of type 2 diabetes. Diabetes Care 29:2078–2083

Carrington ER, Shuman CR, Reardon HS (1957) Evaluation of the prediabetic state during pregnancy. Obstet Gynecol 9:664–669

Duncan M (1882) On puerperal diabetes. Trans. Obstet Soc Lond 24:256–285

Ekelund M, Shaat N, Almgren P, Groop L, Berntorp K (2010) Prediction of postpartum diabetes in women with gestational diabetes mellitus. Diabetologia 53(3):452–457

Legato MJ, Gelzer A, Goland R, Ebner SA, Rajan S, Villagra V, Kosowski M; Writing Group for The Partnership for Gender-Specific Medicine (2006) Gender-specific care of the patient with diabetes: review and recommendations. Gend Med 3:131–158

Lobner K, Knopff A, Baumgarten A, Mollenhauer U, Marienfeld S, Garrido-Franco M, Bonifacio E, Ziegler AG (2006) Predictors of postpartum diabetes in women with gestational diabetes mellitus. Diabetes 55:792–797

Miller HC (1946) The effect of diabetic and prediabetic pregnancies on the fetus and newborn infant. J Pediatr 26:455–461

O'Sullivan JB, Mahan CM (1964) Criteria for the oral glucose tolerance test in pregnancy. Diabetes 13:278–285

Peyrot M, Rubin RR, Lauritzen T, Snoek FJ, Matthews DR, Skovlund SE (2005) Psychosocial problems and barriers to improved diabetes management: results of the Cross-National Diabetes Attitudes, Wishes and Needs (DAWN) Study. Diabet Med 22:1379–1385

Shaat N, Karlsson E, Lernmark A, Ivarsson S, Lynch K, Parikh H, Almgren P, Berntorp K, Groop L (2006) Common variants in MODY genes increase the risk of gestational diabetes mellitus. Diabetologia 49:1545–1551

Siminerio LM, Funnell MM, Peyrot M, Rubin RR (2007) US Nurses' Perceptions of Their Role in Diabetes Care: Results of the Cross-national Diabetes Attitudes Wishes and Needs (DAWN) Study. Diabetes Educ 33:152–162

The HAPO Study Cooperative Research Group (2008) Hyperglycemia and adverse pregnancy outcomes. N Engl J Med 358:1991-2002 (http://www.nejm.org/toc/nejm/358/19/)

Yu CKH, Teoh TG, Robinson S (2006) Obesity in pregnancy. BJOG 113: 1117–1125

Zhang C, Liu S, Solomon CG, Hu FB (2006a) Dietary fiber intake, dietary glycemic load, and the risk for gestational diabetes mellitus. Diabetes Care 29:2223–2230

Zhang C, Schulze MB, Solomon CG, Hu FB (2006b) A prospective study of dietary patterns, meat intake and the risk of gestational diabetes mellitus. Diabetologia 49:2604–2613

Klassifikation des Diabetes mellitus

Die Klassifikation des Diabetes mellitus folgt heute einer Einteilung nach der Pathogenese der einzelnen Diabetestypen. Begriffe wie »jugendlicher Diabetes«, »Alterszucker«, »insulinabhängiger und nichtinsulinabhängiger Diabetes mellitus« spielen keine Rolle mehr, diese Bezeichnungen sind widersprüchlich und unpräzise.

Klassifikation des Diabetes mellitus nach ADA, WHO und DDG. (Nach Hien u. Böhm 2010; DDG 2010)

I Diabetes mellitus Typ 1 (β-Zellstörung mit in der Regel absolutem Insulinmangel)
- A Immunmediiert
- B Idiopathisch

II Diabetes mellitus Typ 2 (Spektrum zwischen dominant Insulinresistenz mit relativem Insulinmangel bis dominant Insulinsekretionsdefizit mit Insulinresistenz)

   III Andere Diabetestypen
- A Genetische Defekte der β-Zellfunktion
   1. Chromosom 12, Hepatozyten Nuklearfaktor-1α (früher MODY 3)
   2. Chromosom 7, Glukokinase (früher MODY 2)
   3. Chromosom 20, Hepatozyten Nuklearfaktor-4α (früher MODY 1)
   4. Mitochondriale DNA (MIDD, »maternally inherited diabetes and deafness«)
   5. Andere Formen
- B Genetische Defekte der Insulinwirkung
   1. Typ-A-Insulinresistenz
   2. Leprechaunismus
   3. Rabson-Mendenhall-Syndrom
   4. Lipatrophischer Diabetes
   5. Andere Formen
- C Erkrankungen des exokrinen Pankreas
   1. Pankreatitis
   2. Trauma/Pankreatektomie
   3. Pankreasneoplasma
   4. Zystische Fibrose
   5. Hämochromatose
   6. Fibrokalzifizierende Pankreaserkrankungen
   7. Andere Pankreaserkrankungen
- D Endokrinopathien
   1. Akromegalie
   2. Cushing-Syndrom
   3. Glukagonom
   4. Phäochromozytom
   5. Hyperthyreose
   6. Somatostatinom
   7. Aldosteronom
   8. Andere Endokrinopathien
- E Medikamenten- und toxininduzierter Diabetes
   1. Vacor (Rattengift)
   2. Pentamidin
   3. Nikotinsäure
   4. Glukokortikoide
   5. Schilddrüsenhormone
   6. Diazoxid
   7. β-adrenerge Agonisten
   8. Thiazide
   9. Phenytoin (Dilantin)
   10. α-Interferon
   11. Andere Substanzen
- F Infektionen
   1. Rötelnembryopathie
   2. Zytomegalievirus-Infektion
   3. Andere Infektionen
- G Ungewöhnliche immunmediierte Diabetesformen
   1. »Stiff-man-Syndrom«
   2. Anti-Insulinrezeptor-Antikörper
   3. Andere
- H Andere genetische Erkrankungen und Syndrome mit Assoziationen zum Diabetes
   1. Down-Syndrom (Trisomie 21)
   2. Klinefelter-Syndrom
   3. Turner-Syndrom
   4. Wolfram-Syndrom
   5. Friedreich-Ataxie
   6. Chorea Huntington

7. Laurence-Moon-Biedl-Bardet-Syndrom
8. Myotone Dystrophie
9. Porphyrien
10. Prader-Labhart-Willi-Fanconi-Syndrom
11. Andere

IV Gestationsdiabetes (GDM)

Die wichtigsten Hauptgruppen sind in der folgenden Übersicht zusammengefasst.

Hauptgruppen der Diabetestypen

- **Typ-1-Diabetes-mellitus:** Autoimmunerkrankung, die zu einer Zerstörung der insulinproduzierenden Zellen mit absoluter Insulinbedürftigkeit führt; die Erkrankung kann in jedem Lebensalter auftreten.
- **Typ-2-Diabetes-mellitus:** Erkrankung mit Insulinresistenz (z.B. Leber, Muskelgewebe und Fettgewebe) verbunden mit einem Sekretionsdefizit der β-Zellen, wobei einzelne Patienten in unterschiedlichem Maße diese beiden Veränderungen aufweisen können.
- **Andere spezifische Diabetestypen:** z.B. genetische Defekte der β-Zellfunktion (hierunter wird z.B. jetzt auch der sog. MODY-Diabetes mit seinen Unterformen [früher MODY 1, 2 ...] eingeordnet), genetische Defekte der Insulinwirkung, Erkrankungen des exokrinen Pankreas, Endokrinopathien, medikamenten- und toxininduzierter Diabetes, Diabetes als Folge von Infektionserkrankungen, ungewöhnliche immunmediierte Diabetesformen sowie andere genetische Erkrankungen, die mit erhöhter Diabeteswahrscheinlichkeit einhergehen. Diese Diabetesformen können erstmalig sich in der Schwangerschaft manifestieren und/oder diagnostiziert werden.
- **Gestationsdiabetes (GDM):** als erstmalig in der Schwangerschaft auftretende und diagnostizierte Störung des Glukosestoffwechsels. Es muss klar sein, dass es sich beim GDM um einen »Sammeltopf« verschiedener Diabetesformen handelt; gemeinsames Vielfaches dieser Formen ist das Auftreten bzw. die Diagnosestellung in der Schwangerschaft.

Der Diabetes einer Schwangeren weist zahlreiche Besonderheiten auf. Als Folge der dramatischen Hormonveränderungen in der Schwangerschaft kommt es zu einer erheblichen Veränderung im Metabolismus. Hinzu gesellt sich eine Zunahme der Insulinresistenz mit erhöhter Insulinsekretion. Kann die Insulinsekretion nicht ausreichend gesteigert werden, erfolgt ein BZ-Anstieg, häufig mit einer besonderen Betonung postprandialer Werte. Die fetoplazentare Einheit führt zur Ausprägung einer deutlichen Insulinresistenz und damit zu einer deutlichen **Stimulation der endogenen Insulinsekretion**. Dies wird verursacht durch:

- erhöhte Östrogen- und Progesteronwerte,
- plazentares Laktogen (hPL),
- HCG,
- Prolaktin (PRL),
- Kortisol und
- proinflammatorische Signale (TNF-α und andere).

Die Insulinsekretion ist demzufolge etwa 4-fach erhöht, um den veränderten Anforderungen gerecht zu werden. Dadurch lassen sich zugleich auch »latente« Störungen der β-Zellfunktion aufdecken.

❯ **Am Anfang einer Schwangerschaft kommt es oftmals zu niedrigen BZ-Werten. Dies hängt mit der gesteigerten**

peripheren Glukoseutilisation zusammen. Fettsäuren, Triglyzeride und
Ketonkörper sind erhöht, Aminosäuren
und Blutzucker hingegen vermindert.

Fastenperioden führen innerhalb von 8–12 h zu
niedrigen BZ-Werten mit ausgeprägter Azetonurie. In der Frühschwangerschaft bessert sich die
Insulinwirkung zunächst, d.h., der Insulinbedarf
einer Typ-1-Diabetikerin kann sinken. Hypoglykämien, d.h. ein Absinken des Blutzuckers, können die Folge sein.

> Ab der zweiten Hälfte der Schwanger-
> schaft wird meist eine kurzfristige Insu-
> linanpassung notwendig, da zu diesem
> Zeitpunkt die Insulinresistenz über-
> wiegt.

Die mit einer Schwangerschaft einhergehenden
Hormonveränderungen sorgen auch für deutliche Veränderungen im Stoffwechsel und führen
zu einer Zunahme der Insulinresistenz mit erhöhter Insulinsekretion.

Zu Beginn einer Schwangerschaft liegen die
BZ-Werte meist auf niedrigem Niveau, wohinge-
gen ab der zweiten Schwangerschaftshälfte eine
Insulinanpassung erforderlich wird, da nun die
Insulinresistenz überwiegt.

Literatur

DDG (2010) Praxisleitlinie. Diabetes und Stoffwechsel
    5; S2:107–192 (http://www.deutsche-diabetes-ge-
    sellschaft.de/redaktion/mitteilungen/leitlinien/
    PL_DDG2010_Klassifikation.pdf)
Hien P, Böhm B (2010) Diabetes-Handbuch, 6. Aufl. Springer,
    Berlin Heidelberg New York Tokio

Gestationsdiabetes und Screeningverfahren

Gestationsdiabetes (GDM) ist definiert als eine erstmals in der Schwangerschaft diagnostizierte Glukosetoleranz-Störung (ICD-10 German version: O24.4). Die Diagnosestellung ist nur mit einem gezielten Screening, das den Glukosetoleranz-Test einschließt, möglich, da der GDM keine Beschwerden verursacht. Leider ist ein Blutzucker-Testverfahren bislang noch kein verbindlicher Bestandteil der Mutterschaftsvorsorge in Deutschland geworden, sondern bleibt für anamnestisch unauffällige Schwangere ein sogenanntes IGeL-Angebot.

International besteht noch keine abschließende Einigkeit über die Diagnosegrenzen der Blutglukosehöhe. Die zurzeit verwendeten Grenzen orientieren sich mehr am Risiko der Mutter, nach der Geburt einen manifesten Diabetes mellitus zu entwickeln, als an perinatalen Risiken: vorwiegend Geburtsmodus, Geburtskomplikationen und sog. »fetal outcome«. Bis zu einer internationalen Neubewertung der Grenzen ist es daher notwendig, als Zwischenlösung regional eigene – plausible – Diagnosegrenzen festzulegen und damit zu arbeiten.

Hinter einem GDM kann sich auch ein Typ-1- oder eine andere spezifische Form des Diabetes mellitus verbergen. Ebenso können bereits präkonzeptionell manifeste, aber bisher nicht diagnostizierte Fälle von Typ-2-Diabetes-mellitus vorkommen (häufigster Fall). Besonders bei Schwangeren mit einer Glukosetoleranz-Störung in den ersten zwölf Schwangerschaftswochen (SSW) besteht die Möglichkeit eines präkonzeptionell unerkannten Diabetes mellitus.

3.1   Gestationsdiabetes mellitus

3.1.1   Häufigkeit

GDM ist eine weltweit zunehmende Erkrankung und eine der häufigsten Schwangerschaftskomplikationen. GDM stört das intrauterine Milieu. Die heutigen Erkenntnisse zeigen deutlich, dass präventive Maßnahmen schon im Mutterleib, also beim Feten, die Entwicklung chronischer Erkrankungen im späteren Erwachsenenalter verhindern können (◘ Abb. 3.1).

So sinnvoll Prävention ist, so wenig jedoch scheint sie in der Medizin gefragt. Nur 5–7% der Kosten des Gesundheitswesens werden dafür ausgegeben. Prävention zahlt sich eben frühestens nach 10 Jahren aus.

International schwanken die Angaben zur Häufigkeit des GDM in Studien von unter 1% bis mehr als 20% (◘ Tab. 3.1). Die großen Unterschiede erklären sich in erster Linie durch

- Häufigkeit des Typ-2-Diabetes-mellitus in der untersuchten Bevölkerung,
- methodisches Vorgehen,
- unterschiedliche Bewertungskriterien für den GDM,
- Selektion der Schwangeren, die auf GDM getestet werden.

In Ländern ohne generelles Suchverfahren (= Screening) wird GDM sehr häufig nicht erkannt und deshalb auch nicht behandelt. Dies zeigen die Perinatalerhebungen in Deutschland aus den Jahren 1995 bis 1997: Bei mehr als 2 Mio. Geburten lag die Häufigkeit des GDM – je nach Bundesland – bei 0,26–1,44%, im Bundesdurchschnitt betrug sie nur 0,47%. Eine Häufigkeit des GDM unter 2% ist nicht plausibel, wenn man die epidemiologischen Daten zur Häufigkeit von Glukosetoleranz-Störungen und Diabetes mellitus im Reproduktionsalter (King 1998) berücksichtigt. Für die mitteleuropäischen Industrienationen mit einem Altersanstieg bei Erstgeburt sind Häufigkeiten von 5–10% realistisch (Kreyenfeld et al. 2010).

Das Harnzucker-Screening ist das derzeit gebräuchliche Suchverfahren in der Mutterschaftsvorsorge. Laut Gesundheitsbericht für Deutschland (1999) beträgt die Entdeckungsrate des GDM mit Harnzucker-Screening 0,2%. Ein geeigneter Blutzucker-Test weist demgegenüber eine 30mal höhere Entdeckungsrate von 6% auf.

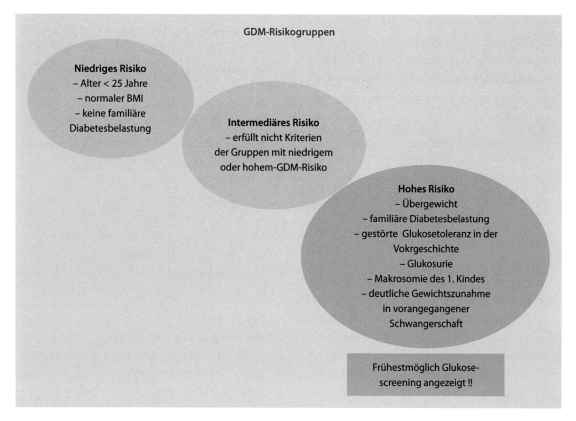

Abb. 3.1 Risikogruppen für Gestationsdiabetes (GDM)

Tab. 3.1 Geschätzte Verteilung der Diabetestypen in der Schwangerschaft und Anteil der jeweiligen Typen an allen neu in der Schwangerschaft entdecken Fällen

Diabetestyp	Relative Häufigkeit an allen Schwangerschaften (%)	Relative Häufigkeit an allen neu in der Schwangerschaft entdeckten Fällen (%)
GDM	5	85
Typ-1-Diabetes-mellitus	0,5	8
Typ-2-Diabetes-mellitus	0,2	4
MODY	<0,2	<2
Andere sekundäre Diabetesformen	<0,1	<1

Mit zentraler, bundesweiter Erfassung der Fälle von GDM durch die Bundesgeschäftsstelle Qualitätssicherung konnte im Jahr 2005 bei einer Geburtenzahl von rund 657.000 eine Rate an GDM von 2,29% erhoben werden (absolut ca. 15.000 Fälle). Damit werden aktuell noch nicht einmal 50% der Fälle von GDM mit besonderen Risiken für den Fetus entdeckt.

3.1.2 Folgen

Die Häufigkeit mütterlicher, besonders aber kindlicher Komplikationen steht in einem kontinuierlichen positiven Zusammenhang mit den mütterlichen Blutzuckerwerten, ein Schwellenwert existiert nicht (HAPO-Studie, 2008). So findet man bereits bei eingeschränkter Glukosetoleranz (»impaired glucose tolerance« = IGT nach WHO), d.h. nur einem erhöhten Wert im Glukosetoleranz-Test, eine dem GDM vergleichbare fetale Morbidität. Synonyme für diesen Zustand sind im Folgenden aufgeführt.

> **Synonyme für Gestationsdiabetes**
> - Gestations-IGT (GIGT)
> - Borderline-Gestationsdiabetes
> - Milde Gestationshyperglykämie (MGH)

Akute Folgen für die Mutter

Schwangere mit GDM haben im Vergleich zu Schwangeren mit normaler Glukosetoleranz ein erhöhtes Risiko für Harnwegsinfekte, Gestationshypertonie und Präeklampsie/Eklampsie. Bei der Geburt stehen eine erhöhte Rate an Kaiserschnittentbindungen und an vaginal-operativen Entbindungen im Vordergrund (Zangengeburt, Saugglocke).

Langzeitfolgen für die Mutter

Nach Schwangerschaften mit GDM besteht für das erneute Auftreten einer Glukosetoleranz-Störung in der folgenden Schwangerschaft ein Risiko von 30–84%, je nach ethnischer Zugehörigkeit.

Frauen mit durchgemachtem GDM haben in Deutschland innerhalb von 8 Jahren nach der Geburt ein Risiko von rund 53%, einen manifesten Diabetes mellitus – meist vom Diabetes mellitus Typ 2 – zu entwickeln.

> **Begünstigende Faktoren für einen manifesten Diabetes mellitus**
> - Blutzucker-Nüchternwert >100 mg/dl (>5,6 mmol/l) kapillär bzw. >105 mg/dl (>5,8 mmol/l) im venösen Plasma während der Schwangerschaft mit GDM

> - Hochnormaler HbA1c-Wert
> - Insulinpflichtigkeit
> - Diagnose des GDM im ersten Drittel der Schwangerschaft
> - GDM in einer früheren Schwangerschaft
> - Eingeschränkte Glukosetoleranz im postpartalen oGTT (oraler Glukosetoleranz-Test) 6–12 Wochen nach der Geburt
> - Präkonzeptionell Übergewicht oder Adipositas sowie Gewichtszunahmne während der Schwangerschaft
> - Ethnische Risikogruppe (Asiatin, Afrikanerin, türkischstämmig)
> - ältere Gebärende

Akute Folgen für das Kind

Das erhöhte transplazentare Glukoseangebot (Glukose = Traubenzucker) der Mutter an den Feten zwingt diesen zu gesteigerter Insulinproduktion mit der Folge einer β-Zell-Hypertrophie/-Hyperplasie. Der fetale Hyperinsulinismus und seine Auswirkungen auf den fetalen Organismus werden für die erhöhte Rate von Makrosomie verantwortlich gemacht. Dies kann zu folgenden Erkrankungen führen:

- Schulterdystokie,
- neonatale Hypoglykämie,
- Hypokalzämie,
- Polyglobulie,
- Hyperbilirubinämie und
- Atemnotsyndrom.

Forschungsergebnisse (Weiss 1996) zeigten, dass bei etwa jeder fünften Schwangeren mit einem Blutglukoseergebnis im oGTT >160 mg/dl nach 1 h mit einer erhöhten fetalen Insulinausschüttung gerechnet werden kann.

Bei unbehandeltem GDM kann es zum überraschenden intrauterinen Fruchttod noch kurz vor dem Ende der Schwangerschaft kommen.

◘ Tab. 3.2 Algorithmus einer Vierfelder-Tafel zu vollständigen Beurteilung der Kenngrößen (und Leistungsfähigkeit) eines Screeningverfahrens

Goldstandard: Diagnosetest	Screening pos	Screening neg	Σ
GDM	Rpos	Fneg	Rpos+Fneg=Prävalenz
Kein GDM	Fpos	Rneg	Fpos+Rneg
Σ	Rpos+Fpos	Fneg+Rneg	N

In 28% der pränatalen Todesfälle muss ein unerkannter GDM als Todesursache angenommen werden.

Durch die randomisierte Interventionsstudie ACHOIS (Crowther 2005) konnte bewiesen werden, dass die Standardtherapie des GDM im Vergleich zu einer unterbliebenen Therapie bei einer Glukosetoleranz-Störung nach WHO (Blutglukose im oGTT nach 2 h ≥140 mg/dl) das ungünstige perinatale Ergebnis der Schwangerschaft (Tod, Schulterdystokie, Armplexuslähmungen, geburtstraumatische Frakturen) hochsignifikant um absolut 3% verbessert (number needed to treat: 34). Die Risikoreduktion gilt auch für als »mild« klassifizierte Formen eines Gestationsdiabetes (Landon 2009). Eine große Fallkontrollstudie (Langer 2005) belegte ein ungünstiges »fetal outcome« für unbehandelten GDM (59% bei unbehandeltem GDM; 11% bei glukosetoleranten Schwangeren; 18% bei behandelten Fällen).

Langzeitfolgen für das Kind

Eine nicht-genetisch bedingte Disposition zum Diabetes durch eine intrauterine Schädigung der fetalen β-Zellen wurde durch Langzeitbeobachtungen nach fetalem Hyperinsulinismus nachgewiesen (stoffwechselvermittelte Teratogenese). Das gestörte intrauterine Milieu führt zu einer Fehlprogrammierung fetaler und später kindlicher Steuerungsstrukturen im Gehirn und zu einer Fehlsteuerung des Gesamtorganismus auf

normale Stoffwechselreize (»fetal programming«).

Kinder von Müttern mit unzureichend behandeltem GDM haben ein erhöhtes Risiko, bereits in der Pubertät oder im frühen Erwachsenenalter Übergewicht/Adipositas und/oder eine Glukosetoleranz-Störung bzw. einen Diabetes mellitus zu entwickeln.

3.2 Screeningverfahren

3.2.1 Indikationen zum Screening

Bei **jeder Schwangeren** soll eine Untersuchung auf GDM durchgeführt werden (International Association of Diabetes and Pregnancy Study Groups Consensus Panel 2010) (◘ Tab. 3.2 und ◘ Tab. 3.3). Dazu bieten sich zwei Vorgehensweisen an:

1. Bei allen Schwangeren erfolgt eine *einzeitige* Untersuchung mit einem 75-g-oGTT zwischen 24–28 SSW, oder:
2. Es wird bei allen Schwangeren zwischen der 24. und 28. SSW *zunächst* ein Screening-Test mit 50 g Glukose durchgeführt, der bei pathologischem Ausfall durch einen 75-g-oGTT *komplettiert* werden muss (*zweizeitige* Untersuchung).

Das einzeitige Vorgehen wird nach aktuellen Erkenntnissen aus dem Bundesland Schleswig-Holstein von rund 97% der Schwangeren ak-

◻ Tab. 3.3   Kenngrößen von Screeningtests auf GDM, bei denen Sensitivität und Spezifität publiziert wurden – unter der Annahme einer GDM-Prävalenz (Prätest-Wahrscheinlichkeit) von 5%

Test	Sensitivität (%)	Spezifi- tät (%)	LR+ (%)	Post-Test-Wahr- scheinlichkeit (%)	PPW+ (%)	PPW– (%)
50-g-Suchtest 140 mg/dl	79,0	87,0	6,1	28	85,7	80,6
50-g-Suchtest 135 mg/dl	98,0	80,0	4,9	25	83,0	97,6
50-g-Suchtest 130 mg/dl	100,0	78,0	4,5	23	82,0	78,0
Gelegenheitsglukose >115 mg/dl >2 h postprandial	16,0	96,0	4,0	21	80,0	56,5
Urin-Glukose 1. Trimenon	7,1	98,5	4,7	24	82,6	51,5
Nüchternglukose 85 mg/dl	68,0	68,0	2,1	10	68,0	68,0
Nüchternglukose 88 mg/dl	80,0	40,0	1,3	6	57,0	67,0
Weiss: AC+FW-Insulin 1 h nach 75 g Glukose >160 mg/dl	18,5	k.A.	–	–	–	–
Fructosamin	79,0	77,0	3,4	18	77,5	78,6
HbA_{1c}	27,0	86,5	2,0	10	67,0	54,0

zeptiert (Kleinwechter 2004). Die Probleme des zweizeitigen Vorgehens sind:

— Etwa 10% der Schwangeren mit GDM werden übersehen.
— 10–30% der positiv gescreenten Schwangeren bleiben dem diagnostischen Bestätigungstest fern.

❯ Die Bestimmung der Uringlukose als Screening-Parameter ist überholt.

Diagnostik eines neu manifestierten Diabetes mellitus

In der Schwangerschaft wird bei Vorliegen eines der folgenden Kriterien gemäß den Empfehlungen der International Association of Diabetes and Pregnancy Study Groups Consensus Panel (2010) die Diagnose eines Gestationsdiabetes gestellt:

— Nüchternglukose: ≥126 mg/dl (≥7,0 mmol/l),
— HbA1c: ≥6,5%* (HbA1c-Test nach DCCT/ UKPDS-Standard; 48 mmol/mol),

— Zufallsglukose: ≥200 mg/dl (≥11,1 mmol/l) und Bestätigung.

*) (HbA1c-Wert in % - 2,15) × 10,929 = HbA1c in mmol/mol

Frühzeitige Diagnostik bei Risikofaktoren für Gestationsdiabetes

Bei Vorliegen von mindestens einem der in der folgenden Übersicht aufgeführten Risikofaktoren für GDM sollte der oGTT schon in den ersten zwölf Wochen der Schwangerschaft durchgeführt werden.

Risikofaktoren, die einen oGTT nach Schwangerschaftsdiagnose erforderlich machen

— Alter über 35 Jahre
— Übergewicht (Body-Mass-Index vor der Schwangerschaft ≥27,0 kg/m²)
— Diabetes bei Eltern/Geschwistern

- Hochnormaler HbA1c-Wert
- GDM in einer vorangehenden Schwangerschaft
- Zustand nach Geburt eines Kindes ≥4500 g
- Zustand nach Totgeburt
- Schwere kongenitale Fehlbildungen in einer vorangehenden Schwangerschaft
- Habituelle Abortneigung (≥drei Fehlgeburten hintereinander)
- Polyzystisches Ovarsyndrom

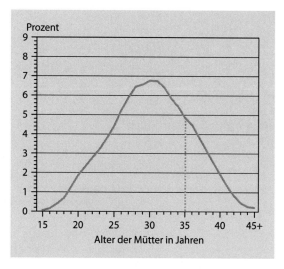

■ **Abb. 3.2** Altersstruktur der Erstgebärenden nach BQS-Perinatalstatistik im Jahre 2008

Bei einem unauffälligen Ergebnis in dieser Risikogruppe ist der oGTT ebenso zwischen der 24. und 28. SSW angezeigt. Bei einem erneut unauffälligen Resultat soll der oGTT letztmalig zwischen der 32. und 34. SSW wiederholt werden. Die Altersstruktur der Geburten in der Perinatalstatistik dokumentiert die hohe Zahl an Erstgebärenden die über 35 Jahre sind, wobei der Trend zum Altersanstieg der Erstgebärenden seit Jahren unvermindert anhält (■ Abb. 3.2).

Weitere Indikationen außerhalb der angegebenen Schwangerschaftswochen
Zusätzlich soll bei einer Glukosurie in der Frühschwangerschaft oder einem Neuauftreten von Glukosurie zu einem späteren Zeitpunkt und/oder diabetesspezifischen Symptomen (Durst, Polyurie, Gewichtsabnahme unklarer Ursache) so bald wie möglich ein diagnostischer oGTT durchgeführt bzw. wiederholt werden, wenn der letzte oGTT mehr als 4 Wochen zurückliegt. Ein diagnostischer oGTT ist auch bei einer erstmalig festgestellten Makrosomie des Feten zur Ursachenklärung zwingend erforderlich.

Jeder außerhalb der Bedingungen eines nach Standardbedingungen durchgeführten oGTT bestimmte Blutglukosewert ≥200 mg/dl (≥11,1 mmol/l) legt den Verdacht auf einen manifesten Diabetes mellitus nahe, besonders bei gleichzeitig bestehenden Symptomen. Dieser Ver-

dacht muss durch eine zweite Blutglukose-Bestimmung – wie außerhalb der Schwangerschaft nüchtern oder postprandial – so schnell wie möglich bestätigt oder ausgeschlossen werden (■ Abb. 3.3).

3.2.2 Testverfahren

Oraler 50-g-Glukose-Screening-Test
Der Test kann zu jeder Tageszeit, unabhängig von einer vorausgegangenen Nahrungszufuhr, durchgeführt werden. Die Testlösung – 50 g wasserfreie Glukose gelöst in 200 ml Wasser oder 200 ml eines entsprechenden Oligosaccharidgemisches – wird innerhalb von 3–5 Minuten getrunken. Bei stärkerer Schwangerschaftsübelkeit ist eine Verschiebung des Tests um einige Tage ratsam. Die Schwangere soll während des Tests in der Praxis/Ambulanz sitzen und nicht rauchen (■ Tab. 3.4 und ■ Tab. 3.5).

Bewertung Das Blutglukose-Ergebnis wird, 1 h nachdem die Testlösung getrunken wurde, bewertet:
- Bei einem Blutzuckerwert im kapillären Vollblut oder venösen Plasma ≥140 mg/dl

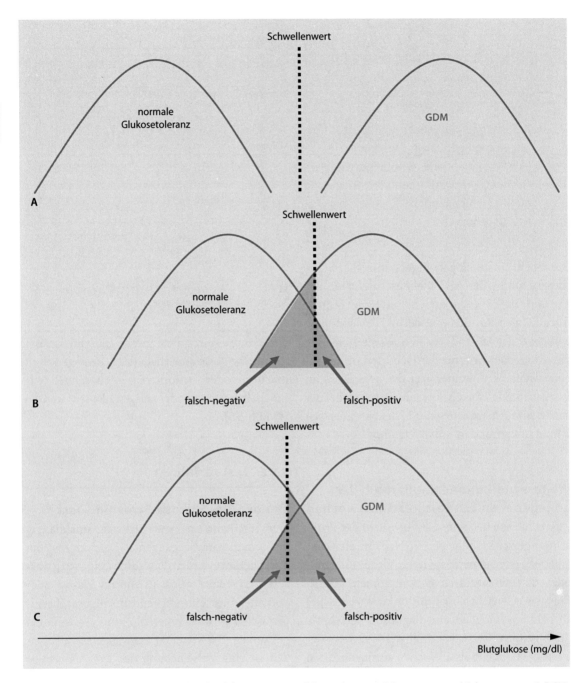

□ **Abb. 3.3** Die Verteilungskurven der Blutglukosewerte von glukosetoleranten Schwangeren und Schwangeren mit DGM sind nicht voneinander getrennt. Hierdurch entstehen für das Screening unvermeidbare falsch-positive Ergebnisse. *A:* Eine Dichotomie zwischen gesund und krank besteht nicht. *B:* Hoher Stellenwert, der Anteil übersehener Fälle mit GDM ist gering, aber viele tatsächlich Erkrankte werden übersehen. *C:* Niedriger Schwellenwert, für alle Schwangeren mit GDM werden erfasst, aber die Zahl falsch-positiver Getesteter steigt

▢ **Tab. 3.4** Vierfelder-Tafel für die Kenngrößen des 50-g-Suchtests bei Annahme einer Prävalenz von 5% (50/1000), einer Sensitivität von 79% und einer Spezifität von 87%

Goldstandard: oGTT	Screening pos 50-g-Suchtest	Screening neg 50-g-Suchtest	Σ
GDM	40	10	50
Kein GDM	120	830	950
Σ	160	840	1.000

Von den 160 Schwangeren mit einem positiven Test hat jede vierte einen GDM. Die Prätest-Wahrscheinlichkeit ist von 5% auf 25% in diesem Fall erhöht worden.

▢ **Tab. 3.5** Vierfelder-Tafel wie Tab. 3.4 mit den Zahlen für 700.000 Schwangere pro Jahr in Deutschland

Goldstandard: oGTT	Screening pos 50-g-Suchtest	Screening neg 50-g-Suchtest	Σ
GDM	28.000	7.000	35.000
Kein GDM	84.000	581.000	665.000
Σ	112.000	589.000	700.000

Hierbei wird angenommen, dass alle bei der Geburt registrierten Schwangeren auch an einem Screening teilgenommen haben.

(≥7,8 mmol/l) besteht der **Verdacht auf Gestationsdiabetes**, ein 75-g-oGTT muss als Bestätigungstest angeschlossen werden.

— Ab einem Screening-Wert von ≥200 mg/dl (≥11,1 mmol/l) muss vor Durchführung des diagnostischen oGTT ein Nüchtern-Blutglukosewert bestimmt werden.

— Bei einem Nüchtern-Blutglukosewert ≥90 mg/dl (≥5,0 mmol/l) im kapillären Vollblut oder ≥95 mg/dl (≥5,3 mmol/l) im venösen Plasma kann auf den oGTT verzichtet und die **Diagnose Gestationsdiabetes** gestellt werden.

Diagnostischer 75-g-oraler-Glukosetoleranz-Test (oGTT)

Der Test soll morgens nach einer mindestens 8-stündigen-Nahrungskarenz beginnen. Mindestens 3 Tage vor dem Test darf weder die Kohlenhydrataufnahme noch die körperliche Belastung eingeschränkt werden. Bei einer akuten Er-

krankung, z.B. Harnwegsinfekt mit Antibiotikabehandlung, muss der Test verschoben werden.

Bei einem Blutglukose-Wert nüchtern von ≥110 mg/dl (≥6,0 mmol/l) im kapillären Vollblut oder ≥126 mg/dl (≥7,0 mmol/l) im venösen Plasma darf **kein Test** durchgeführt werden; stattdessen ist die Schwangere ohne Zeitaufschub zur weiteren Diagnostik und Betreuung in eine Diabetes-Schwerpunkteinrichtung sofort zu überweisen.

Die Testlösung – 75 g wasserfreie Glukose gelöst in 300 ml Wasser oder 300 ml eines entsprechenden Oligosaccharidgemisches, z.B. DEXTRO-OGT – wird innerhalb von 3–5 min getrunken. Auch während dieses Tests soll die Schwangere in der Praxis/Ambulanz sitzen und nicht rauchen. Bei stärkerer Schwangerschaftsübelkeit ist eine Verschiebung des Tests um einige Tage ratsam.

Bewertung Bewertet werden die Blutglukose-Messergebnisse vor dem Test (nüchtern) sowie 1 und 2 h, nachdem die Testlösung getrunken wurde. Es werden die aus den Originaldaten von O'Sullivan (Boston) umgerechneten Grenzwerte von Carpenter und Coustan (Carpenter u. Coustan 1982) angegeben.

Ein GDM liegt nach dieser zurzeit weit verbreiteten Definition vor, wenn mindestens einer oder mehr der im Folgenden aufgeführten Grenzwerte erreicht oder überschritten werden:

Kapilläres Vollblut		
Messzeitpunkt	mg/dl	mmol/l
Nüchtern	≥90	≥5,0
Nach 1 h	≥180	≥10,0
Nach 2 h	≥153	≥8,5

Nach: International Association of Diabetes and Pregnancy Study Groups Consensus Panel 2010

Venöses Plasma (neue Grenzwerte)		
Messzeitpunkt	mg/dl	mmol/l
Nüchtern	≥92	≥5,1
Nach 1 h	≥180	≥10,0
Nach 2 h	≥153	≥8,5

Nach: International Association of Diabetes and Pregnancy Study Groups Consensus Panel 2010

Der Goldstandard für die Erstdiagnostik ist die Glukosemessung im venösen Plasma bzw. im venösen Blut (S3-Leitlinie »Gestationsdiabetes«). Erreicht oder überschreitet nur ein Wert die oben angegebenen Grenzen, so liegt definitionsgemäß ein Gestationsdiabetes vor!

Ein Nüchtern-Blutglukosewert größer als der 1-h-Wert kann darauf hindeuten, dass die Schwangere nicht nüchtern war. Im Zweifel sollte der Test frühestens nach 3 Tagen wiederholt werden.

Hiervon abweichende diagnostische Grenzwerte werden in regionalen Projekten/Netzwerken oder auch wissenschaftlichen Studien verwendet. In diesen Fällen sollte angestrebt werden, die Perinataldaten und Neugeborenen-

daten im Rahmen einer Qualitätskontrolle zu dokumentieren und sie mit denen Schwangerer mit normaler Glukosetoleranz zu vergleichen.

International einheitliche und allgemein akzeptierte Kriterien zur Beurteilung der diagnostischen Schwellenwerte im oGTT existieren zurzeit nicht. Die von O'Sullivan 1964 etablierten Grenzwerte, die in unterschiedlichen Umrechnungen und Anpassungen verwendet werden, erfassen nicht vorrangig das Risiko für kindliche Morbidität, sondern das Risiko der Mutter, nach der Schwangerschaft einen Diabetes zu entwickeln (GDM=Prä-Typ-2-Diabetes). Die von Carpenter und Coustan 1982 errechneten diagnostischen Schwellenwerte lagen nach einem direkten Vergleich der Methoden durch Sacks et al. (1989) – Somogyi-Nelson im venösen Vollblut vs. Glukoseoxidase im venösen Plasma – auf der Basis einer von ihnen empirisch ermittelten Umrechnungsformel im 95%-Vertrauensintervall der Ursprungsmethode.

Die internationale HAPO-Studie dokumentierte folgende Zusammenhänge an mehr als 23.000 Schwangeren. Im 75 g Glukosetest fand sich kein eindeutiger Schwellenwert, d.h. die kindlichen Komplikationen (fetale Makrosomie, primäre Kaiserschnittrate, neonatale Hypoglykämie) nahmen mit steigendem mütterlichen Blutzuckerwerten kontinuierlich zu (HAPO Study Cooperative Research Group 2008) (◘ Abb. 3.4).

3.2.3 Qualität der Blutzuckermessung

Die Blutglukosemessungen bei Screening und Diagnostik müssen mit einer qualitätsgesicherten Methode nach der verbindlichen Richtlinie der Bundesärztekammer (BÄK) durchgeführt werden. Handmessgeräte, die zur Patienten-Selbstkontrolle verwendet werden, sind ungeeignet und dürfen zur Diagnosestellung nicht eingesetzt werden (siehe Richtlinie der Bundesärztekammer zur Qualitätssicherung laboratoriumsmedizinischer Untersuchungen 2008;

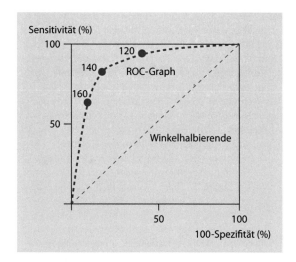

❏ **Abb. 3.4** ROC-Analyse von Screening-Schwellenwerten einer Studie zum GDM-Screening. Niedrige Schwelle – 120 mg/dl: hohe Sensitivität, geringe Spezifität. Hohe Schwelle – 160 mg/dl: geringe Sensitivität, hohe Spezifität. Mittlere Schwelle – 140 mg/dl: liegt am weitesten oben und links und kann daher glukosetolerante Schwangere und Schwangere mit GDM am besten trennen

http://www.bundesaerztekammer.de/downloads/Rili-BAeK-Labor.pdf).

Die Diagnostik und das Screening auf GDM sollte möglichst der betreuende Frauenarzt vornehmen.

❯ **Goldstandard der Blutzuckermessung für die Primärdiagnostik ist die qualitätsgesicherte Analyse der Glukosekonzentration im venösen Plasma (nach den gesetzlichen Vorgaben der Bundesärztekammer aus dem Jahr 2008) oder im venösen Blut (Umrechnung mit einem Faktor von 1,11 [+11%] in venöse Plasmawerte).**

Zu vermeiden sind präanalytische Fehler durch Transport bzw. Zeitverzögerung bis zur Messung, die zu einer systematischen Verminderung der Messergebnisse führen. Zum Versand in das Labor geeignet sind:
- *Kapillarblut* als Hämolysat
- *Venöses Plasma* in Versandbehältern mit Zusatz von NaFluorid zur Glykolysehemmung

und EDTA oder Heparin zur Gerinnungshemmung, wenn diese Behälter bis zum Abholen durch den Transportdienst bei ca. 4°C gelagert werden und eine zügige Blutglukosebestimmung im Labor gewährleistet ist. Eine weitere Optimierung kann durch sofortige Zentrifugation und Abpipettieren des Plasma-Überstandes erreicht werden.

Ungeeignete Methoden

❗ **Cave**
HbA_{1c} und Fructosamin sind für Screening und Diagnostik des GDM nicht geeignet, ebenso einzelne Nüchtern- oder Gelegenheits-Blutzuckerwerte. Alle Verfahren haben eine hohe Rate falsch-negativer Befunde, d.h. es werden zu viele Fälle von GDM übersehen.

Die große Häufigkeit von prädisponierenden Risikokonstellationen für einen GDM, wie z.B. Übergewicht oder zunehmendes Alter der Schwangeren, bedeutet, dass konsequent nach Störungen im Zuckerstoffwechsel mit Hilfe von Glukosebestimmungen und Glukosebelastungen gesucht werden sollte. Je höher das Risiko und damit die sog. Prä-Testwahrscheinlichkeit, desto früher sollte man nach einem GDM suchen. Ein konsequentes Vorgehen gemäß der allgemein anerkannten Fachempfehlungen und Leitlinien ist deshalb in der Schwangerenvorsorge anzuraten. Die Aufnahme von Screening und Diagnostik des GDM in die Mutterschaftsrichtlinien muss daher dringend gefordert werden. Heutzutage einen GDM undiagnostiziert und damit unbehandelt zu lassen, ist nach der vorliegenden wissenschaftlichen Beweislage nicht mehr zu verantworten.

Literatur

American Diabetes Association (2002) Gestational diabetes mellitus. Diabetes Care 23 Suppl.1 (2000), S77–S79, Update/Volltext: Diabetes Care 25:S94–96

American Diabetes Association (2000) Pregnancy and diabetes study. Professional Section Quarterly, Winter, 9

Arbeitsgemeinschaft Diabetes und Schwangerschaft der Deutschen Diabetes-Gesellschaft (1993) Diagnostik und Therapie des Gestationsdiabetes. Richtlinien der Deutschen Diabetes-Gesellschaft 1992. Frauenarzt 34:13–14

BQS (2006) BQS Outcome 2005. Bundesgeschäftsstelle Qualitätssicherung gGmbH im Auftrag des gemeinsamen Bundesausschusses (G-BA) nach § 91 SGB V. BQS, Düsseldorf, http://www.bqs-outcome.de

Carpenter M, Coustan D (1982) Criteria for screening tests for gestational diabetes. Am J Obstet Gynecol 144:768–773

Corcoy R, Gasón N, De Leiva A et al. (2000) Usual delay in sample processing can modify gestational diabetes screening. Diabetes Care 23:429

Crowther C, Hiller J, Moss et al. for the Australian Carbohydrate Intolerance Study in Pregnant Women (ACHOIS) Trial Group (2005) Effect of treatment of gestational diabetes mellitus on pregnant outcomes. N Engl J Med 352:2477–2486

Freinkel N: Banting Lecture (1980) Of pregnancy and progeny. Diabetes 29:1023–1035

Hadden D (2000) Evidence-based screening for gestational diabetes? Diabetic Med 17:402–404

HAPO Study Cooperative Research Group (2002). The Hyperglycemia and Adverse Pregnancy Outcome (HAPO) Study. Int J Gynecol Obstet 78:69–77

HAPO Study Cooperative Research Group (2008). Hyperglycemia and adverse pregnancy outcomes. N Engl J Med 358:1991-2002 (http://www.nejm.org/toc/nejm/358/19/)

International Association of Diabetes and Pregnancy Study Groups Consensus Panel, Metzger BE, Gabbe SG, Persson B, Buchanan TA, Catalano PA, Damm P, Dyer AR, Leiva A, Hod M, Kitzmiler JL, Lowe LP, McIntyre HD, Oats JJ, Omori Y, Schmidt MI (2010). International association of diabetes and pregnancy study groups recommendations on the diagnosis and classification of hyperglycemia in pregnancy. Diabetes Care 33(3):676–82 (http://www.ncbi.nlm.nih.gov/pmc/articles/PMC2827530/?tool=pubmed)

Kerner W (1998) Klassifikation und Diagnose des Diabetes mellitus. Dt Ärztebl 95:A-3144–3148

King H (1998) Epidemiology of glucose intolerance and gestational diabetes in women of childbearing age. Diabetes Care 21 Suppl. 2:B9–B13

Kjos S, Buchanan T (1999) Gestational Diabetes Mellitus. N Engl J Med 341:1749–1756

Kjos S, Peters R, Xiang A et al. (1995) Predicting future diabetes in Latino women with gestational diabetes. Diabetes 44:586–591

Kleinwechter H, Schaefer-Graf U (2011) Gestationsdiabetes – praktische Aspekte nach der neuen S3-Leitlinie. DOI http://dx.doi.org/10.1055/10.1055/s-0031-1271454

Kleinwechter H et al. (2004) Pilotprojekt Gestationsdiabetes Schleswig-Holstein – Ergebnisse und Perspektiven. Diabetes Stoffwechsel 13:231–240

Kreyenfeld M, Scholz R, Peters F, Wlosnewski I (2010) Ordnungsspezifische Geburtenraten in Deutschland. Zeitschrift für Bevölkerungswissenschaft 35:225–244

Landon MB, Spong CY, Thom E, Carpenter MW, Ramin SM, Casey B, Wapner RJ, Varner MW, Rouse DJ, Thorp JM Jr, Sciscione A, Catalano P, Harper M, Saade G, Lain KY, Sorokin Y, Peaceman AM, Tolosa JE, Anderson GB; Eunice Kennedy Shriver National Institute of Child Health and Human Development Maternal-Fetal Medicine Units Network (2009) A multicenter, randomized trial of treatment for mild gestational diabetes. N Engl J Med 361(14):1339–1348

Langer O, Brustman L, Anyaegbuman A (1995) The significance of one abnormal glucose test value on adverse outcome in pregnancy. Am J Obstet Gynecol 175:758–763

Langer O, Yogev Y, Most O et al. (2005) Gestational diabetes: The consequences of not treating. Am J Obstet Gynecol 192:989–997

Leitlinie der DDG

Major C, DeVeciana M et al. (1998) Recurrence of gestational diabetes: Who is at risk? Am J Obstet Gynecol 179:1038–1042

Metzger B, Coustan D (1998) Summary and recommendations of the fourth international workshop-conference on gestational diabetes mellitus. Diabetes Care 21 Suppl 2:B161–B167

O'Sullivan J, Mahan C (1964) Criteria for the oral glucose tolerance test in pregnancy. Diabetes 13:278–285

O'Sullivan J (1989) The Boston Gestational Diabetes Studies: review and perspectives. In: Sutherland H, Stowers J, Pearson D (eds) Carbohydrate metabolism in pregnancy and the newborn IV. Springer, London, S 287–294, Online-Bestellung

Pettit D, Knowler W (1998) Long-term effects of the intrauterine environment, birth weight, and breast feeding in pima indians. Diabetes Care 21 Suppl 2:B138–B141

Plagemann A, Harder T, Kohlhoff R et al. (1997) Glucose tolerance and insulin secretion in children of mothers with pregestational IDDM or gestational diabetes. Diabetologia 40:1094–1100

Richtlinien der Bundesärztekammer zur Qualitätssicherung laboratoriumsmedizinischer Untersuchungen (2008). Deutsches Ärzteblatt 105, A341-355; Korrekturmeldungen 105:A650; 107:A51–52.

Sacks D, Abu-Fadil S, Greenspoon J et al (1989) Do the current standards for glucose tolerance testing in pregnancy represent a valid conversion of O`Sullivan's original criteria? Am J Obstet Gynecol 161:638–641

Salzberger M, Liban E (1975) Diabetes and antenatal fetal death. Isr J Med Sci 11:623–628

Statistisches Bundesamt (Hrsg) (1999) Gesundheitsbericht für Deutschland. Metzler, Stuttgart, S 237–242

Schaefer-Graf U, Xiang A, Buchanan T et al. (1999) Risikofaktoren für einen postpartalen persistierenden Diabetes nach Schwangerschaften mit Gestationsdiabetes. Geburtsh Frauenheilk 58:640–646

Schaefer U, Dupak J Vogel M et al. (1998) Hyperinsulinism, neonatal adiposity, and placental immaturity in infants born to women with one abnormal glucose tolerance test value. J Perinatal Med 26:27–36

Sermer M, Naylor D, Investigators TTHGD (1995) Impact of increasing carbohydrate intolerance on maternal-fetal outcomes in 3.637 women without diabetes. Am J Obstet Gynecol 175:146–156

Silverman B, Landsberg L, Metzger B (1993) Fetal hyperinsulinism in offspring of diabetic mothers: association with the subsequent development of childhood obesity. Ann N Y Acad Sci 699:36–45

Silverman B, Metzger B, Cho N et al. (1995) Impaired glucose tolerance in adolescent offspring of diabetic mothers: relationship to fetal hyperinsulinism. Diabetes Care 18:611–617

Vambergue A, Nuttens M, Verier-Mine O et al. (2000) Is mild gestational hyperglycemia associated with maternal and neonatal complications? The Diagest Study. Diabetic Med 17:203–208

Weiss P (1996) Diabetes in pregnancy: Lessons from the fetus. In: Dornhorst A, Hadden D (eds) Diabetes and pregnancy: An international approach to diagnosis and management. Wiley, Chichester, pp 221–240

Weiss P, Walcher W, Scholz H (1999) Der vernachlässigte Gestationsdiabetes: Risiken und Folgen. Geburtsh Frauenheilk 59:535–544

WHO Study Group (1994) Prevention of diabetes mellitus. WHO Technical Report Series 844, Genf

Behandlung des Gestationsdiabetes

Nach Diagnose eines Gestationsdiabetes (GDM) hat der betreuende Frauenarzt für eine sofortige Überweisung in eine ambulante Diabetes-Schwerpunkteinrichtung Sorge zu tragen. Zeitverzögerungen zwischen Diagnose eines GDM und Behandlungsbeginn sind unbedingt zu vermeiden. Mehr als 95% aller Schwangeren, die in der Frauenarztpraxis die Diagnose eines GDM erhalten, stellen sich in einer Diabetes-Schwerpunkteinrichtung vor.

Das Erstgespräch führt ein Diabetologe, der über ausreichende Erfahrung bei der Behandlung von insulinbehandelten Schwangeren (GDM und Typ-1-Diabetes-mellitus) und jungen Typ-2-Diabetes-Patienten verfügt. Dieses Gespräch sollte besonders sensibel gestaltet werden, damit Information, Beratung und Risiken die Schwangere nicht verängstigen. Daran anschließend sollte die Schwangere mit GDM in regelmäßigen Abständen betreut werden.

4.1 Schulung

Die begleitende Schulung orientiert sich am Aufwand der Therapie und soll sofort erfolgen sowie flexibel und individuell möglich sein. Eine maßgeschneiderte Wissensvermittlung ist hierbei einem standardisierten Übermaß an Fakten vorzuziehen, da die Diagnosestellung ein rasches wie auch erfolgreiches Handeln erfordert. Ziel der (Einzel-)Schulungen ist es, der Schwangeren mit GDM bewusst zu machen, dass sie ihr Verhalten an die neue Erkrankung anpassen muss. Bei einem in der Frühschwangerschaft auftretenden symptomatischen GDM, bei dem eine intensivierte Insulintherapie notwendig ist, empfiehlt sich die Teilnahme an einer vollständigen, strukturierten Gruppenschulung. Dies ist deshalb ratsam, weil es sich hierbei um einen zufällig während der Schwangerschaft entwickelten Typ-1-Diabetes oder einen durch einen Gendefekt bedingten Diabetesform (andere spezifische Diabetesformen) handeln könnte.

4.2 Selbstkontrolle

Für die Schwangere ist es vor allem wichtig, dass sie mit den grundlegenden Aufgaben der Selbstkontrolle vertraut gemacht wird. Deshalb sollte sie bereits bei der Erstvorstellung die Blutzucker-Selbstkontrolle mit einem Handmessgerät erlernen. Außerdem soll sie ihre Blutzuckerwerte vor den drei Hauptmahlzeiten und 1 h nach Beginn der Mahlzeiten messen und dokumentieren (6 Werte pro Tag). Häufigkeit und Zeitpunkt der Selbstkontrollen sind dem Verlauf und dem Aufwand der Therapie kontinuierlich anzupassen.

Anlässlich des Erstbesuches beim Diabetologen, beim ersten Folgebesuch und danach möglichst im Abstand von 4 Wochen sind die Messgenauigkeit der Schwangeren durch Vergleichsmessungen mit einer Referenzmethode zu überprüfen. Die Messergebnisse dürfen im Bereich von 60–140 mg/dl (3,3–7,8 mmol/l) nicht mehr als 10% von der Labormethode abweichen. Andernfalls muss nach den Ursachen für die Abweichungen gesucht werden. Sind Bedienungsfehler ausgeschlossen, empfiehlt es sich, den Gerätetyp zu wechseln.

Die Kontakte zur Diabetes-Schwerpunkteinrichtung sind individuell zu handhaben. Eine persönliche Besprechung der Blutzucker-Protokolle sollte im Allgemeinen jedoch mindestens alle 2 Wochen stattfinden. Ergänzend bieten sich dazu auch Telefonkontakte und ein Informationsaustausch über Telefax oder elektronische Medien an.

Die Harnzucker-Selbstkontrolle zur Beurteilung der Stoffwechseleinstellung ist überholt. Harnaceton-Selbstkontrollen hingegen können helfen, übermäßigen Katabolismus und Ketonämie aufzudecken. Dies gilt vor allem bei übergewichtigen Schwangeren mit GDM, denen eine kalorienreduzierte Kost verordnet wurde. Bei einem Harnaceton-Ergebnis von ++ oder +++ ist eine Überprüfung der Ernährung (KH-Anteil und Gesamttageskalorienmenge) ratsam, besonders wenn dies mit einer Gewichtsabnahme einhergeht.

4.3 Ernährungsumstellung

Wird bei einer Schwangeren ein GDM diagnostiziert, beginnt die anschließende Therapie immer mit einer Ernährungsberatung (▶ Kap. 6). Die Kostverordnung soll die persönlichen Vorlieben der Schwangeren, ihren Tagesrhythmus, ihr Körpergewicht, ihre sozio-ökonomische Situation und ihren kulturellen Status berücksichtigen.

Empfohlen wird eine Ernährung, die eine für die Bedürfnisse der Schwangerschaft adäquate Kalorienmenge und Zusammensetzung enthält. Die Kostverordnung soll von einer ausgebildeten Fachkraft nach Kohlenhydrat-Einheiten (KE) quantifiziert werden. Hierbei bildet die individuelle Ernährungsanamnese den Ausgangspunkt. Die Schwangere sollte nach der Beratung geeignetes Informationsmaterial für eine Ernährungsumstellung nach Hause mitnehmen können. Bei Bedarf ist eine Intensivierung und Wiederholung sinnvoll.

4.4 Körperliche Aktivität/Sport

Körperliche Aktivität ist in der Schwangerschaft nicht kontraindiziert, Körperliche Aktivität unterstützt die Normalisierung erhöhter Blutglukose-Werte durch den direkten Energieverbrauch und eine Verbesserung der Insulinsensitivität (▶ Kap. 8). Geeignet sind Ausdauersportarten, insbesondere wenn sie nach dem Essen, d.h. postprandial, ausgeübt werden (Paisley 2003).

❯ **Geburtshilfliche Kontraindikationen sind zu beachten.**

Bereits präkonzeptionell gut trainierte Ausdauer-Sportlerinnen sollten sich zur Fortsetzung ihres Trainingsprogramms während der Schwanger-

schaft mit ihrem Frauenarzt und einem in der Schwangerenbetreuung erfahrenen Sportarzt beraten (Paisley 2003; Clarke 2004).

4.5 Eingeschränkte Glukosetoleranz (IGT)

Der Begriff der eingeschränkten Glukosetoleranz (IGT) ist nach den Ergebnissen der HAPO-Studie aufgegeben worden. Das Erreichen und Überschreiten von mindestens einem der drei Grenzwerte in OGTT im venösen Blut wird bereits als Gestationsdiabetes gewertet. Denn selbst unterhalb der zurzeit festgelegten Grenzwerte nach Carpenter und Coustan (1982) besteht ein positiver Zusammenhang zwischen mütterlichem Blutglukose-Ergebnis und fetaler Morbidität.

4.5.1 Einstellungsziele

Die Blutglukose-Einstellungsziele auf der Basis von plasmakalibrierten Selbstmessgeräten dürfen nüchtern und präprandial 95 mg/dl (5,3 mmol/l), 1 h nach Beginn der Mahlzeit 140 mg/dl (7,8 mmol/l) und 2 h nach Beginn der Mahlzeit 120 mg/dl (6,7 mmol/l) nicht überschreiten und bei Insulintherapie präprandial 65 mg/dl (3,6 mmol/l) nicht unterschreiten.

Plasma-Äquivalent		
Einstellungsziele	mg/dl	mmol/l
Nüchtern/präprandial	65–95	3,6–5,3
1 h postprandial	<140	<7,8
2 h postprandial	<120	<6,7

Zur Beurteilung der Stoffwechseleinstellung können HbA_{1c} oder Fructosamin wegen der zu langsamen Ansprechbarkeit als retrospektiver Parameter nur eingeschränkt herangezogen werden; sie sollen aber neben den Blutglukose-

Selbstkontrollwerten der Patientin als patientenunabhängiger Parameter, mindestens bei Diagnosestellung, bestimmt werden. Eine Kontrolle des HbA_{1c} alle 4 Wochen ist bei Insulinbehandlung zu empfehlen. Die aktuelle Einstellung muss nach den Blutglukose-Selbstkontrollwerten erfolgen. Die Einstellungsziele können je nach fetalem Wachstum, d.h. abdominalem Umfang und Neigung zur Makrosomie, entsprechend modifiziert werden (▶ Abschn. 4.8)

4.6   Insulintherapie

Kann das Einstellungsziel mit Umstellung der Ernährung nicht erreicht werden, ist Insulin indiziert (▶ Kap. 5).

❶ Cave
Orale Antidiabetika sind kontraindiziert.

Die Frage nach der Indikation zur Insulinbehandlung sollte, wenn die konservativen Maßnahmen (Ernährungsumstellung und körperliche Aktivität) ausgeschöpft sind, im Allgemeinen innerhalb von 2 Wochen und damit sehr rasch gestellt werden.

Werden die Zielwerte innerhalb einer Woche mehrfach überschritten, d.h. mindestens zwei präprandial und/oder postprandial erhöhte Werte pro Tagesprofil an mindestens zwei Tagen, ist die Einleitung einer Insulintherapie angezeigt. Dabei sollten jedoch immer die individuelle Stoffwechselsituation und die Messgenauigkeit der Selbstkontrolle durch die Schwangere im Vergleich zur Referenzmethode berücksichtigt werden. Manche Therapeuten beginnen die Insulintherapie, nachdem sie die Durchschnittswerte des Blutzuckers aus prä- und postprandialen Werten eines Tages bestimmt haben.

Befinden sich die Blutzuckerwerte in einem grenzwertig erhöhten Bereich, sollte immer auch an das Vorliegen einer eventuellen fetalen Makrosomie gedacht werden. Liegt der fetale Abdominalumfang (nach Hadlock) beim Ultraschall oberhalb der 90. Perzentile, muss mit einer Insulintherapie begonnen werden. Andere Ansätze zur Insulintherapie, die fetale statt mütterliche Kriterien bei der Behandlung des GDM berücksichtigen, verwenden als Indikation die Höhe des fetalen Insulins im Fruchtwasser nach einer Amniozentese. Dies ist jedoch eine invasive und daher risikoreichere Methode, zumal bei guter Korrelation des fetalen Abdominalumfangs mit dem Insulinspiegel eine risikofreie Alternative zur Verfügung steht. Der Einleitung einer Insulintherapie nach den mütterlichen Blutzuckerwerten ist grundsätzlich der Vorzug zu geben.

❯ Die prophylaktische Insulintherapie für alle Schwangeren mit GDM stellt eine Übertherapie dar und kann nicht empfohlen werden.

Etwa 15–20% der Schwangeren mit GDM benötigen eine Insulintherapie im Verlauf der Schwangerschaft. Diese soll individuell begonnen und von der Schwangeren selbst durchgeführt werden. Kein Insulinregime ist dem anderen überlegen, entscheidend sind die erzielten Blutglukose-Ergebnisse. Eine intensivierte, nach Blutzucker-Messergebnis dosisadaptierte Insulintherapie bietet in vielen Fällen die erforderliche Flexibilität. Die Insulintherapie kann ambulant begonnen und sollte als ICT durchgeführt werden.

Als Präparate stehen Humaninsuline zur Verfügung (▶ Kap. 5).

4.7   Orale Antidiabetika

❶ Cave
Das Biguanidpräparat Metformin, die Disaccharidase-Hemmstoffe Acarbose oder Miglitol und die Thiazolidinedione (sog. »Glitazone« oder »Insulin-Sensitizer«) Rosiglitazone oder Pioglitazone sowie Sulfonylharnstoffpräparate und

die neuen Dipeptidyl-Peptidase-4-Inhibitoren 4 (DPP4i) sind während Schwangerschaft und Stillzeit kontraindiziert.

Outcome-Studien, die keine Unterschiede zwischen einer Insulintherapie und oralen Antidiabetika und auch keine Risikoerhöhung durch OADs während der Schwangerschaft zeigten, werden möglicherweise zu einem Umdenken führen (Langer 2000; Nicholson 2009; Dhulkotia 2010). Grundsätzlich sollte zum jetzigen Zeitpunkt OADs auch weiterhin nicht während Schwangerschaft und Stillzeit zum Einsatz kommen.

❗ **Cave**
Außerhalb kontrollierter Studien muss davon abgeraten werden, Glibenclamid bei Schwangeren mit GDM anzuwenden. Dies gilt auch für andere OADs.

4.8 Überwachung während der Schwangerschaft

Die Mutterschaftsvorsorge bei diätetisch eingestellten Schwangeren mit GDM ohne zusätzliche Komplikationen entspricht den üblichen Richtlinien. Bei Insulintherapie des GDM ist die Überwachung identisch mit der bei einer Schwangeren mit Typ-1-Diabetes-mellitus, entsprechend der Evidenzbasierten Leitlinie der Deutschen Diabetesgesellschaft, AG Diabetes und Schwangerschaft (2008).

Wird bei einer Schwangeren GDM diagnostiziert, sollte insbesondere bei stark erhöhten Nüchtern-Blutglukosewerten eine qualifizierte Ultraschallorgandiagnostik allein wegen des erhöhten Fehlbildungsrisikos durchgeführt werden. Empfohlen werden ab 24 Schwangerschaftswochen (SSW) monatliche Ultraschalluntersuchungen, um ggf. die Entstehung einer fetalen Makrosomie zu erfassen. Der fetale Abdomenumfang (AU) und die Kalkulation auf der entsprechenden Perzentile anhand von Standard-wachstumskurven ist ein einfacher Parameter zur Risikoeinschätzung einer Makrosomie. Eine modifizierte, intensivere Blutzuckereinstellung ist die Folge bei fetalen Wachstumsraten des AU über der 75. Perzentile. Der Abdomenumfang hat sich als prädiktiv für ausgeprägten Hyperinsulinismus und LGA (large for gestational age) erwiesen (Landon et al. 1989). Laut neuen S3-Leitlinien GDM (Kleinwechter et al. 2011) sollte der AU ab der 24. SSW alle 2–3 Wochen gemessen werden. Bei einem AU >75. Perzentile wird zu einer modifizierten BZ-Einstellung geraten, mit bestimmten Zielwerten: Nüchtern-Blutzuckerwerte <85 mg% sowie 1 h pp <129 mg% (Kjos u. Schaefer-Graf 2007). Das fetale Wachstum lässt sich nach der 32.–33. SSW nur noch schwer beeinflussen.

Kurz vor der Entbindung wird ergänzend das Schätzgewicht erhoben. Bei der Mutter ist insbesondere auf Anzeichen von Harnwegs- und Vaginalinfektionen, Hypertonus und Präeklampsie zu achten (▶ Kap. 12, 13).

Der Einsatz von Glukokortikoiden zur Induktion der fetalen Lungenreife und der Verordnung von β-Mimetika zur Tokolyse kann kurzfristig zu einer erheblichen Dekompensation der Blutglukose-Werte führen und sollte nach strenger Indikation erfolgen. Die Insulindosis muss individuell adaptiert oder eine Insulinbehandlung erstmals begonnen werden.

4.9 Überwachung unter der Geburt

Schwangere mit GDM sind Risikoschwangere. Die Entbindungsklinik sollte daher über besondere diabetologische Erfahrungen verfügen. Entbindungsabteilungen, die den beschriebenen Standards nicht nachkommen können, sollen alle Schwangeren mit GDM zur Entbindung an diabetologisch erfahrene Kliniken gemäß allgemein akzeptierten Leitlinien überweisen (▶ Anhang mit Querverweisen zu AWMF-Leitlinien).

GDM allein ist weder eine Indikation zur geplanten Sectio-Entbindung noch zur vorzeitigen Geburtseinleitung. Für die Entscheidungen über das geburtshilfliche Vorgehen sind spezifisch geburtshilfliche Gesichtspunkte maßgebend. Eine Überschreitung des errechneten Geburtstermins ist bei insulinpflichtigem GDM möglichst zu vermeiden. Bei unbefriedigender Stoffwechseleinstellung kann aus diabetologischer Sicht eine Einleitung vor dem Termin indiziert sein. Schwangere mit insulinplichtigem GDM sollen nach den Leitlinienempfehlungen in einer Geburtsklinik mit Neonatologie entbunden werden, um eine optimale Primärversorgung des Kindes zu gewährleisten. Schwangere mit diätetisch eingestelltem GDM sollten zudem über die Vorteile der Entbindung in einer Geburtsklinik mit Neonatologie zumindest informiert werden (▶ Anhang mit Querverweisen zu AWMF-Leitlinien).

Bei geplanter Sectio wird empfohlen, am Morgen der OP kein Insulin mehr zu geben. Wird die Geburt eingeleitet, sind kurzwirksame Insuline zur besseren Steuerbarkeit einzusetzen. Bei Beginn regelmäßiger Wehentätigkeit soll kurzwirksames Insulin nur nach vorheriger Blutglukose-Messung injiziert werden. Zur Stoffwechselüberwachung bei Schwangeren mit insulinpflichtigem GDM empfiehlt sich eine Messung der Blutglukose-Werte alle 2 h; die Zeitintervalle sind bei Bedarf individuell anzupassen.

> ❯ **Die Blutglukose soll unter der Geburt kapillär zwischen 70 und 110 mg/dl (3,8–6,1 mmol/l) liegen.**

Die neonatale Morbidität ist bei suboptimaler, gelegentlich aber auch bei optimaler Diabetesführung in der Schwangerschaft durch Stoffwechselstörungen wie Hypoglykämie, Hypokalzämie, Hypomagnesiämie, Hyperbilirubinämie und Polyglobulie charakterisiert. Dabei können die Kinder äußerlich unauffällig wirken.

Jedes Neugeborene einer Mutter mit GDM muss daher – unabhängig von der Therapie der Mutter mit oder ohne Insulin – in besonderer Weise überwacht werden. Dies gilt grundsätzlich auch für jedes Neugeborene mit einem Gewicht oberhalb der 95. Perzentile der Gewichts-Tragzeit-Kurven.

In Problemsituationen muss sofort ein Neonatologe hinzugezogen werden können. Sind Komplikationen zu erwarten, z.B. bei Makrosomie, suboptimaler Diabetesführung in der Schwangerschaft, soll er schon vor der Entbindung über den mütterlichen Diabetes informiert werden.

> ❯ **Eine Behandlung des Neugeborenen in der neonatologischen Intensivpflegeeinheit erfolgt in Abhängigkeit vom Zustand des Kindes, obligatorisch ist sie bei**
> - **Atemstörungen,**
> - **Makrosomie mit Hypoglykämie,**
> - **Fehlbildungen.**

Eutrophe, am Termin geborene Kinder können in der Regel auf der Entbindungsabteilung bleiben. Voraussetzung dafür ist die Bestimmung der Blutglukose postnatal nach einer, nach drei und nach zwölf Stunden und ggf. später.

Bei Kindern von insulinbehandelten Schwangeren mit GDM, besonders solchen mit klinischen Zeichen einer Fetopathia diabetica, sind postnatal die Bestimmungen von Hämoglobin, Hämatokrit, Serumkalzium (auch ohne klinische Auffälligkeiten am 2. und 3. Tag), Serummagnesium bei Hypoglykämien und von Serumbilirubin zwischen dem 3. und 5. Tag erforderlich.

Im Kreißsaal werden die Blutglukose-Bestimmungen mittels qualitätskontrollierter Gerätschaften durchgeführt. Für die Anwendung bei Neugeborenen sind als Besonderheit hohe Hämatokritwerte zu berücksichtigen, die bei Verwendung von nicht entsprechend qualitätskontrollierten Messverfahren zu falsch niedrigen Werten führen können.

Zur Prophylaxe von Hypoglykämien (kapilläre Blutglukose <30 mg/dl bzw. <1,7 mmol/l) bei Neugeborenen diabetischer Mütter wird die Frühestfütterung in häufigen, kleinen Portionen empfohlen. Eine prophylaktische Infusion von Glukose ist nicht indiziert.

> **Frauen mit GDM wird empfohlen zu stillen.**

4.10 Nachsorge

4.10.1 Mutter

Der GDM bildet sich nach der Schwangerschaft meistens – aber nicht immer – wieder zurück. Bei Wöchnerinnen mit insulinpflichtigem GDM sollen Blutglukose-Bestimmungen am 2. Tag nach der Geburt nüchtern und ca. 2 h nach dem Frühstück durchgeführt werden. Ergeben sich kapilläre Werte ≥ 110 mg/dl (≥ 6,1 mmol/l) nüchtern und/oder ≥ 200 mg/dl (≥ 11,1 mmol/l) postprandial, sollte sich eine diabetologische Weiterbetreuung unmittelbar anschließen (▶ Kap. 15).

Die betroffenen Frauen sind über die Notwendigkeit einer gezielten Nachsorge zu informieren. Bei postpartal normalen Blutglukosewerten soll 6–12 Wochen nach der Entbindung ein oraler Glukose-Toleranztest durchgeführt werden, unabhängig davon, ob die Mutter stillt oder nicht. Ist das Ergebnis normal, wird der Test bei dieser Hochrisikogruppe alle 2 Jahre wiederholt. Bereits nach einem Jahr soll der oGTT bei GDM in folgenden Fällen durchgeführt werden:
- hohe Nüchtern-Glukosewerte in der Schwangerschaft,
- Insulinpflichtigkeit,
- hochnormaler HbA1c-Wert zu Beginn der Schwangerschaft
- Diagnose des GDM im 1. Trimenon,
- Adipositas (BMI >30),
- deutliche Gewichtszunahme in der Schwangerschaft,

- postpartal gestörte Nüchternglukose und/oder gestörte Glukosetoleranz.

Ansonsten sind individuelle Gesichtspunkte heranzuziehen. Inzwischen hat die Bestimmung des HbA1c eine besondere Rolle auch bei der Diagnosestellung eines Diabetes mellitus erlangt (WHO Report 2011). Liegen HbA1c-Werte vor der Schwangerschaft mit einem GDM vor, können Verlaufskontrollen hilfreich sein, denn ein Ansteigen des HbA1c spiegelt eine Verschlechterung des Glukosestoffwechsels wider. Ab einem HbA1c-Wert von 6,5% liegt nach der neuen WHO-Empfehlung ein manifester Diabetes mellitus vor.

Das Ergebnis des postpartalen oGTT wird wie folgt bewertet:

Kapilläres Vollblut		
Messzeitpunkt	*mg/dl*	*mmol/l*
Nüchtern:		
Normal	<100	<5,5
Gestörte Nüchternglukose	100–109	5,6–5,9
Diabetes mellitus	>/=110	>/=6,0
Nach 2 h:		
Normal		
Gestörte Glukosetoleranz	140–199	7,9–11,0
Diabetes mellitus	>/=200	>/=11,1

Venöses Plasma		
Messzeitpunkt	*mg/dl*	*mmol/l*
Nüchtern:		
Normal	<110	<6,0
Gestörte Nüchternglukose	110–125	6,1–6,9
Diabetes mellitus	>/=126	>/=7,0
Nach 2 h:		
Normal		
Gestörte Glukosetoleranz	140–199	7,9–11,0
Diabetes mellitus	>/=200	>/=11,1

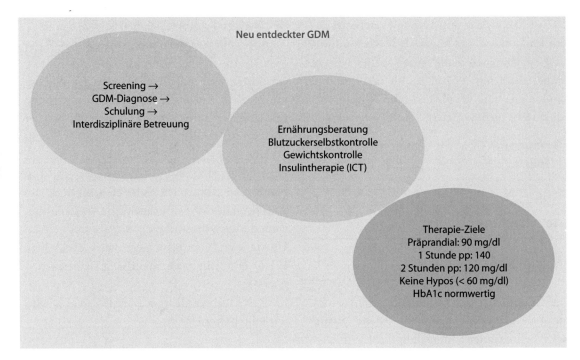

Neu entdeckter GDM

Screening →
GDM-Diagnose →
Schulung →
Interdisziplinäre Betreuung

Ernährungsberatung
Blutzuckerselbstkontrolle
Gewichtskontrolle
Insulintherapie (ICT)

Therapie-Ziele
Präprandial: 90 mg/dl
1 Stunde pp: 140
2 Stunden pp: 120 mg/dl
Keine Hypos (< 60 mg/dl)
HbA1c normwertig

⬛ Abb. 4.1   Vorgehen nach GDM-Diagnose

Ein Nüchtern-Blutglukosewert muss insgesamt 2-mal gemessen werden, um eine gesicherte Diagnose zu liefern. Die alleinige Bestimmung durch diesen Wert ist daher nicht ausreichend und führt dazu, dass die postpartale Häufigkeit von Glukosetoleranzstörungen und manifestem Diabetes mellitus deutlich unterschätzt wird.

Zum gegenwärtigen Zeitpunkt existieren noch keine Empfehlungen zur generellen Bestimmung von Autoantikörpern gegen β-Zellen (Anti-GAD, Anti-IA2, Anti-ICA) bei Müttern mit GDM. Demzufolge lässt sich nach der Geburt das postpartale Risiko für einen Typ-1-(Autoimmun-)Diabetes nicht einschätzen. Die Bestimmungen sollten insbesondere dann erfolgen, wenn ein erhöhtes Risiko für die Entwicklung eines Typ-1-Diabetes-mellitus besteht (▶ Kap. 11, 19).

Empfohlen wird die Information über und das Einleiten von diabetes- und makroangiopathisch präventiven Maßnahmen wie Gewichtsabnahme bei Übergewichtigen, regelmäßige körperliche Aktivität und, falls nötig, Nichtraucher-Training. Die primärärztliche/hausärztliche Versorgungsebene sollte hierbei mitwirken, damit diese präventiven Maßnahmen erfolgreich umgesetzt werden können.

4.10.2 Kind

Der betreuende Kinderarzt sollte über den GDM der Mutter informiert werden, da für das Kind ein erhöhtes Risiko besteht, an Diabetes oder Adipositas zu erkranken. Dies kann durch einen entsprechenden Eintrag im Kinderheft geschehen.

Nach Diagnosestellung ist eine kompetente, interdisziplinäre Betreuung für eine Risikoschwangerschaft unverzüglich sicherzustellen. Auf diabetologischer Seite sind eine zielorientierte Schulung, eine Ernährungstherapie und falls notwendig auch eine Insulintherapie einzuleiten (⬛ Abb. 4.1). Nach der Schwangerschaft sollte die Chance zur Prävention konsequent genutzt werden. Hierzu gehören eine gezielte

Aufklärung und eine strukturierte Nachsorge. Eine Stoffwechseltherapie sollte insbesondere in jedes weitere präkonzeptionelle Konzept eingebunden werden.

Literatur

American Diabetes Association (2002) Gestational diabetes mellitus. Diabetes Care 25:S94–96

Arbeitsgemeinschaft Diabetes u. Schwangerschaft der DDG (1997) Die ärztliche Betreuung der schwangeren Diabetikerin. Diabetologie Informationen der Deutschen Diabetes-Gesellschaft Heft 4, 275–281

Arbeitsgemeinschaft Diabetes und Schwangerschaft der DDG (1996) Empfehlungen für die Betreuung der Neugeborenen diabetischer Mütter. Diabetes Stoffwechsel 5, 37–38

Buchanan T, Kjos S, Schaefer U et al. (1998) Utility of fetal measurements in the management of gestational diabetes. Diabetes Care Suppl 2, 99–106

Carpenter MW, Coustan DR (1982) Criteria for screening tests for gestational diabetes. Am J Obstet Gynecol 144:768–773

Clarke PE, Gross H (2004). Women's behaviour, beliefs and information sources about physical exercise in pregnancy. Midwifery 20, 133–41.

Dhulkotia JS, Ola B, Fraser R, Farrell T (2010). Oral hypoglycemic agents vs insulin in management of gestational diabetes: a systematic review and metaanalysis. Am J Obstet Gynecol 203(5):457.e1–9.

Jovanovic L, Ilic S, Pettit D et al. (1999) Metabolic and immunologic effects of insulin lispro in gestational diabetes. Diabetes Care 22, 1422–1427

Kleinwechter H, Schaefer-Graf U (2011) Gestationsdiabetes – praktische Aspekte nach der neuen S3-Leitlinie. DOI http://dx.doi.org/10.1055/10.1055/s-0031-1271454

Kousta E, Lawrence N, Penny A et al. (1999) Implications of new diagnostic criteria for abnormal glucose homeostasis in women with previous gestational diabetes. Diabetes Care 22, 933–937

Landon M, Mintz M, Gabbe S (1989) Sonographic evaluation of fetal abdominal growth: Predictor of large-for-gestational-age infant in pregnancies complicated by diabetes mellitus. Am J Obstet Gynecol 160, 115–121

Langer O, Brustman L, Anyaegbunam A et al. (1989) Glycemic control in gestational diabetes mellitus – how tight is tight enough: small for gestational age versus large for gestational age? Am J Obstet Gynecol 161, 646–653

Langer O, Conway DL, Berkus MD, Xenakis EM, Gonzales O (2000). A comparison of glyburide and insulin in women with gestational diabetes mellitus. N Engl J Med 343, 1134–1138

Major C, Henry M, De Veciana M et al. (1998) The effects of carbohydrate restriction in patients with diet-controlled gestational diabetes. Obstet Gynecol 91, 600–604

Nicholson W, Bolen S, Witkop CT, Neale D, Wilson L, Bass E (2009). Benefits and risks of oral diabetes agents compared with insulin in women with gestational diabetes: a systematic review. Obstet Gynecol 113(1),193–205

Paisley TS, Joy EA, Price RJ Jr (2003). Exercise during pregnancy: a practical approach. Curr Sports Med Rep 2(6), 325–330

Schaefer U, Songster G et al. (1997) Congenital malformations in offspring of women with hyperglycemia first detected during pregnancy. Am J Obstet Gynecol 177, 1165–1171

Tallarigo L, Giampietro O, Penno G et al. (1986) Relation of glucose tolerance to complications of pregnancy in nondiabetic women. N Engl J Med 315, 989–992

Vorstand der Deutschen Diabetes-Gesellschaft: Diagnose von Hyperglykämien. Diabetologie Informationen 22 (Heft 1 2000),35

Weiss P, Hoffmann H (1986) Diagnosis and treatment of gestational diabetes according to amniotic fluid insulin levels. Arch Gynecol 239, 81–91

WHO-Report (2011) Use of glycated haemoglobin (HbA1c) in the diagnosis of diabetes mellitus

Insulintherapie

In der Therapie eines Diabetes mellitus in der Schwangerschaft sind mehrere Ausgangssituationen und Zeitabschnitte während der Schwangerschaft zu unterscheiden:

- Durch die Schwangerschaft unmittelbar bedingte Stoffwechselveränderungen mit teils dramatischen Änderungen der Insulinempfindlichkeit, die Frauen mit neu entdeckter Störung (GDM) in gleicher Weise betreffen wie Frauen mit bereits bekanntem Diabetes mellitus.
- Für eine geplante Schwangerschaft bei bekanntem Diabetes die Stoffwechseloptimierung bereits in der präkonzeptionellen Phase (mindestens 2 Monate zuvor), während und auch nach der Schwangerschaft.

❯❯ **Die Zielkriterien für eine optimale Stoffwechseleinstellung sind dabei sehr strikt.Die kapillären Blutglukosewerte (◘ Tab. 5.1) sollen nüchtern und präprandial 90 mg/dl (5,0 mmol/l), 1 h nach Beginn der Mahlzeit 140 mg/dl (7,8 mmol/l) und 2 h nach Beginn der Mahlzeit 120 mg/dl (6,7 mmol/l) nicht überschreiten und bei Insulintherapie präprandial 70 mg/dl (3,8 mmol/l) nicht unterschreiten.**

Diese Blutzuckerziele leiten sich von den Grenzwerten der mittleren Blutglukose für diabetesassoziierte fetale und maternale Komplikationen ab. Angegeben werden »Grenzwerte«, ab denen das Risiko für die jeweiligen Komplikationen signifikant ansteigt:

- Makrosomie ≥97 mg/dl,
- Totgeburt ≥100 mg/dl,
- postnatale metabolische Komplikationen ≥107 mg/dl,
- konnatale Fehlbildungen ≥140 mg/dl,
- Spontanabort ≥150 mg/dl.

HbA_{1c} oder Fructosamin können zur Beurteilung der Stoffwechseleinstellung wegen der zu langsamen Ansprechbarkeit als retrospektiver Parameter nur eingeschränkt herangezogen werden, sollen aber neben den Blutglukose-Selbstkontrollwerten der Patientin als patientenunabhängiger Parameter, mindestens bei Diagnosestellung, bestimmt werden. Je nach Grad der Glukosestörung ergaben sich in der Hyperglycemia and Pregnancy Outcome (HAPO)-Untersuchung folgende Zusammenhänge zwischen dem Grad der HbA_{1c}-Erhöhung und dem Blutzucker (BZ):

- Nüchtern- und 2-h-Glukose in oGTT erhöhte: HbA_{1c} 6,1%,
- alleinige Erhöhung des Nüchtern-BZ: HbA_{1c} 5,32%,
- alleinige Erhöhung der 2-h-Glukose: HbA_{1c}-Wert 5,1%.

Eine Kontrolle des HbA_{1c} alle 4 Wochen ist bei Insulinbehandlung zu empfehlen. Die aktuelle Einstellung muss nach den Blutglukose-Selbstkontrollwerten erfolgen.

Grundlage der Therapie ist eine diabetesgerechte Kost (▶ Kap. 6), verbunden mit regelmäßiger täglicher körperlicher Bewegung (▶ Kap. 8) und als Diabetestherapeutikum der Wahl die Gabe von Humaninsulin.

Eine »Stufentherapie« des in der Schwangerschaft neu entdeckten Diabetes mellitus (GDM) beinhaltet das in der folgenden Übersicht dargestellte Vorgehen.

Stufentherapie bei GDM
- Diabetesgerechte Kost und regelmäßige körperliche Aktivität
- Diabetesgerechte Kost, körperliche Aktivität und präprandiale Bolusinsulingaben
- Diabetesgerechte Kost, körperliche Aktivität, Bolusinsulingaben und Basalinsulin
- Nach Beendigung der Schwangerschaft eine konsequente Verlaufsbeobachtung (Gewichtsverlauf, Blutzucker und oGTT

☐ Tab. 5.1	Blutglukosewerte: Kapilläres Vollblut	
Einstellungsziele	mg/dl	mmol/l
Nüchtern/präpandial	70–90	3,8–5,0
1 h postprandial	Bis zu 140	Bis zu 7,8
2 h postprandial	Bis zu 120	Bis zu 6,7

sowie HbA1c-Messungen), verbunden mit anhaltender »Lifestyle-Intervention«

Die Stufentherapie bei bekanntem Diabetes mellitus beinhaltet bei Vorliegen eines insulinbehandelten Diabetes ein entsprechendes Vorgehen.

Stufentherapie bei bekanntem insulinbehandeltem Diabetes mellitus
- Präkonzeptionelle Stoffwechseloptimierung mittels ICT und/oder Insulinpumpentherapie mindestens 3 Monate vor der Empfängnis
- Die konsequente Fortsetzung einer normnahen BZ-Einstellung in der Schwangerschaft, bei der sich etwa ab dem 2. Trimenon die Insulinmengen bis zum Schwangerschaftsende verdoppeln können
- Dosisreduktion, Vermeiden von Unterzuckerungen kurz vor und während der Entbindung
- Verlaufsuntersuchungen und Therapieoptimierung auch nach der Entbindung

Bei bekanntem Diabetes mellitus, der nicht mit Insulin, jedoch mit OAD behandelt wird, sollte ebenfalls diese Stufentherapie angestrebt werden.

Stufentherapie bei bekanntem und mit OAD behandeltem Diabetes mellitus
- Präkonzeptionelle Stoffwechseloptimierung mittels ICT mindestens 3 Monate vor der Empfängnis

- Die konsequente Fortsetzung einer normnahen BZ-Einstellung in der Schwangerschaft, bei der sich etwa ab dem 2. Trimenon die Insulinmengen bis zum Schwangerschaftsende verdoppeln können
- Dosisreduktion, Vermeiden von Unterzuckerungen kurz vor und während der Entbindung
- Verlaufsuntersuchungen und Therapieoptimierung auch nach der Entbindung

Zur Insulinbehandlung des Diabetes mellitus ist heute eine intensivierte konventionelle Insulintherapie (ICT) mit regelmäßigen BZ-Selbstkontrollen oder auch eine Therapie mittels einer Insulinpumpe die Therapie der Wahl. Es gelten die in der **S3-Leitlinie der Deutschen Diabetesgesellschaft** zusammengefassten Empfehlungen zur Insulintherapie (Böhm et al. 2011). Eine jede Insulintherapie hat als Voraussetzung eine strukturierte Schulung (Diabetesschulung). Die Schulung muss dabei den besonderen Bedürfnissen und Besonderheiten in der Schwangerschaft angepasst sein. Während Patientinnen mit bekanntem Diabetes mellitus einen in der Regel recht guten Erfahrungsschatz in der BZ-Selbstkontrolle und der Selbsttherapie mitbringen, fehlt diese Erfahrung bei neu entdecktem Diabetes mellitus. Deshalb bedürfen Schwangere mit GDM sehr kurzfristig wiederholten Beratungen und Schulungen, denn sie werden nicht nur mit Neuem, sondern mit sich ständig verändernden Stoffwechselsituationen konfrontiert.

Zur Insulintherapie sollten ausschließlich Humaninsuline eingesetzt werden, tierische In-

◻ Tab. 5.2   Wirkcharakteristika einzelner Insulinpräparationen

Insulinpräparation	Wirkungsbeginn [h]	Wirkmaximum [h]	Wirkungsdauer [h]
Kurzwirksames Insulinanalogon	1/4–1/2	1–2	3–5
Normalinsulin	1/2–1	2–4	4–6
Intermediärinsulin (NPH)	2–4	4–6(8)	12–20

Angaben basieren auf der Anwendung von 0,1–0,2 IU/kg an Humaninsulin, s.c.-Injektionen im Abdomen; Insulinana-logon: unmittelbare präprandiale oder auch postprandiale Injektionen möglich; Normalinsulin: bei Normoglykämie unmittelbar präprandiale Injektion möglich.

suline sollten nicht verwendet werden. Bezüglich der Verfügbarkeit von Analoginsulinen wird auf die aktuellen Mitteilungen des Bundesinstituts Bundesinstitut für Arzneimittel und Medizin-produkte (BfArM) als Bundesoberbehörde im Geschäftsbereich des Bundesministeriums für Gesundheit (http://www.bfarm.de/DE/BfArM/BfArM-node.html).

Die sog. Analoginsuline haben in der Erst-behandlung keine Bedeutung, auch wenn inzwi-schen eine Vielzahl von Anwendungsbeobach-tungen und auch kleineren klinischen Studien vorliegen (zusammengefasst in Torlone 2009). Die Frage des Potentials einer Insulin-indu-zierten Teratogenität ist vermutlich vernachläs-sigbar in Kenntnis der unmittelbar toxischen Effekte einer Hyperglykämie (Allen 2007). Bei einer Analoginsulintherapie vor der Schwanger-schaft ist davon auszugehen, dass es mehrheitlich zu einer Behandlung in der ersten Schwanger-schaftsphase kommen kann, weil das bisherige Insulinschema bei einer Typ-1-Diabetikerin fortgeführt und das Vorliegen einer Schwanger-schaft noch nicht erkannt wurde (◻ Tab. 5.2).

Von den Verzögerungsinsulinen ist am be-deutsamsten das sog. NPH-Insulin (Neutral-Protamin-Hagedorn-Insulin), ein kristalliner Insulin-Protamin-Komplex. Protamin bewirkt eine mittellang verzögerte Resorption des s.c.-injizierten Präparates über ca. 8–16 h; deshalb werden NPH-Insuline auch als **Intermediärin-suline** bezeichnet. Man kann NPH-Insulin als Monopräparat verwenden, z. B. als Spätinjektion

bei hohem Nüchtern-BZ. Im Rahmen einer ICT kann dem NPH-Insulin die benötigte Normal-insulin-Menge zugemischt werden.

Welche NPH-Insuline mit welchen Normal-insulinen mischbar sind, muss vom Hersteller mitgeteilt werden. Soll gemischt werden, ver-wendet man sinnvollerweise die Insuline des-selben Herstellers. Untersuchungen zeigen, dass Insuline mindestens 20-mal gewendet werden müssen und dann sofort injiziert werden sollten, um ein optimales Suspensionsverhalten und da-mit auch Dosissicherheit zu erreichen. Dies gilt besonders für das Mischen von Insulinen in In-sulinpens (Jehle et al. 1999).

Alle Insuline enthalten Konservierungsstoffe. Die antibakterielle Wirkung dieser Substanzen verhindert eine bakterielle Kontamination der Ampullen. Außerdem wird eine Desinfektion der Haut vor der s.c.-Injektion damit überflüs-sig. Der pH-Wert der galenischen Zubereitun-gen sollte neutral sein.

❯ Sehr wichtig ist es, regelmäßig die Spritzstellen zu inspizieren.

Die Insulinapplikation erfolgt als s.c.-Injektion, wobei der Abtransport größtenteils über die Ka-pillaren und Venen und nur zu einem geringen Anteil über die Lymphgefäße erfolgt. Besonders beachtet werden sollte dabei die Länge der einge-setzten Injektionsnadeln (◻ Tab. 5.3; ◻ Abb. 5.1).

◻ Tab. 5.3 Insulinapplikation

Injektionsort	Abdomen	Hier ist die rascheste Resorption mit Wirkbeginn nach ca. 15–30 min und Wirkmaximum nach etwa 45–60 min
	Oberschenkel	Hier ist die trägeste Resorption mit Wirkbeginn nach ca. 15–45 min und Wirkmaximum nach 60–90 min
	Oberarm	Keine geeignete Injektionsstelle, da i.m.-Injektionen häufig
Außentemperatur	Wärme: z. B. heißes Bad, Sonnenbad	Sie bewirkt eine Verdoppelung des Insulinspiegels (◻ Abb. 5.1) bei sehr schneller Resorption
	Kälte: z. B. im Winter	Dies bewirkt eine verzögerte Resorption, verlängerte Wirkdauer und bis zu 50% reduzierte Insulinspiegel im Vergleich zu normaler Hauttemperatur
Massage	Am Injektionsort	Mit dieser Massage nimmt die Resorptionsgeschwindigkeit um 30% zu und damit auch der Insulinspiegel; geeignet, wenn trotz langem Spritz-Ess-Abstand es zu hohen postprandialen BZ-Werten kommt. Zusätzlich kann die Bolusinsulinmenge geteilt, d.h. an zwei Stellen injiziert werden, um ein rascheres Anfluten zu erreichen
Kreislaufverhältnisse	Zentralisation oder Dehydratation	Nach s.c.-Injektion keine Resorption oder zumindest eine sehr unzuverlässige Wirkung
Muskelarbeit		Erhöht den Glukoseverbrauch, führt aber auch zu einer schnelleren Resorption unabhängig vom Injektionsort
Versehentliche i.m.-Injektion		Resorptionsgeschwindigkeit und Insulinspiegel verdoppeln sich – wichtig: Überprüfen der Länge der Injektionsnadeln

5.1 Intensivierte Insulintherapie (ICT)

Eine konventionelle Insulintherapie ist nicht die Therapie der Wahl in der Schwangerschaft und wird deshalb nicht weiter ausgeführt. Sollte eine Patientin mit einem bekannten Diabetes mellitus eine konventionelle Insulintherapie erhalten, wäre bereits präkonzeptionell eine Umstellung auf eine ICT sinnvoll. Die Motivation für diesen Schritt besteht bei der Patientin nur dann, wenn das Thema Schwangerschaft aktiv in der Beratung angesprochen wird.

Die intensivierte Insulintherapie (Synonyme: funktionelle, intensivierte konventionelle oder Basis-Bolus-Insulintherapie) orientiert sich an der physiologischen Insulinsekretion. Zu den Mahlzeiten spritzt man Normalinsulin, die natürliche Basissekretion substituiert man vorzugsweise durch NPH-Insuline. Durch die Trennung von Basal-, Korrektur- und Bedarfsinsulin können die einzelnen Komponenten des individuellen Tagesbedarfs gezielt dosiert werden.

Vorteile der intensivierten Insulintherapie
- Bestmögliche BZ-Einstellung
- Flexibler Tagesablauf
- Besserer Schwangerschaftsverlauf mit weniger Komplikationen für Mutter und Kind
- Höhere Flexibilität in kritischen Situationen wie Schwangerschaftserbrechen, Infektionen, Einstellung unter der Geburt
- Beleg durch Langzeituntersuchungen, dass weniger Folgeerkrankungen auftreten

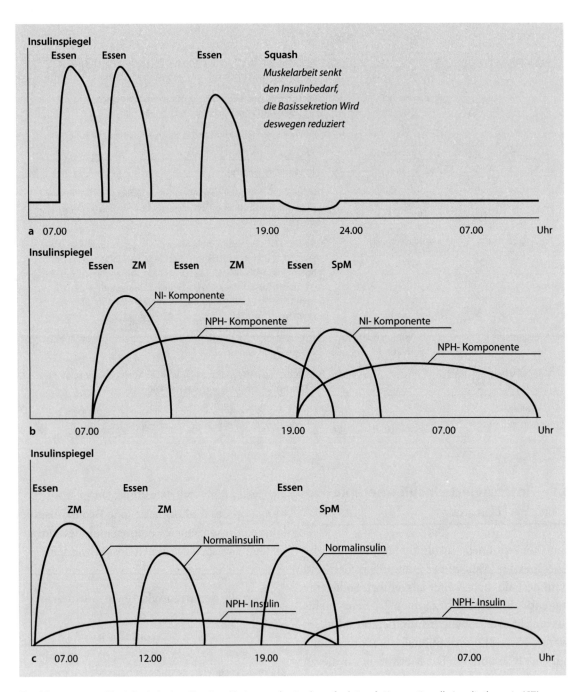

■ **Abb. 5.1a–c** **a** Physiologische Insulinspiegel bei normaler Pankreasfunktion; **b** Konventionelle Insulintherapie (CT) Insulinspiegel unter Therapie mit NPH-Mischinsulinen, z. B. Mischung Normal/NPH 30/70. Eine konventionelle Insulinthera-pie mit 2/3 der Dosis am Morgen und 1/3 abends; diese Therapieform sollte bereits präkonzeptionell auf eine ICT umgestellt werden. *NI* Normalinsulin, *ZM* Zwischenmahlzeit, *SpM* Spätmahlzeit; **c** Intensivierte Insulintherapie (ICT) Insulinspiegel unter Therapie mit Normalinsulin. Eine intensivierte Insulintherapie mit einem NPH-Basisinsulin und einem Normalinsulin, dosiert nach den zu essenden Kohlenhydraten (BE). (Aus: Hien u. Böhm 2010)

Schulungen, Anleitungen durch die behandelnden Ärzte/Diabetesteam, Anregung zur eigenen Fortbildung und evtl. eine Mitgliedschaft in einer Interessensgruppe für Diabetiker sind optimale Voraussetzungen. Eine intensive Einzelschulung kann sich einer Gruppenschulung insbesondere in der Schwangerschaft mit häufig wechselnden Rahmenbedingungen als überlegen erweisen.

Die Abschätzung der zugeführten Berechnungseinheiten (BE) bereitet anfangs größere Schwierigkeiten und muss systematisch erlernt und im weiteren Verlauf immer wieder überprüft werden. Eine Waage zum Abmessen ist sicherlich sinnvoll, insbesondere bei neu entdecktem Diabetes. Die Art der Zubereitung sowie die Zusammenstellung und Geschwindigkeit des Essens beeinflussen die glykämische Wirkung der Kohlenhydrate ebenso wie die Menge der aufgenommenen BE.

Das Ziel ist eine nahezu normoglykämische BZ-Einstellung mit »normwertigen« HbA_{1c}-Werten. Solche Werte können zum Teil bei länger bestehendem Diabetes mellitus nicht (mehr) erreicht werden oder nur mit einer zu großen Gefahr von schweren Unterzuckerungen, sodass zum Teil ein HbA_{1c}-Wert von 10–20% über der Norm akzeptiert werden muss. Alternativ zur ICT kann auch die Insulin-Pumpenbehandlung ein gutes Konzept darstellen, um eine normnahe BZ-Einstellung zu erreichen. Dies gilt besonders dann, wenn die Basalinsulin-Versorgung nur sehr schwierig zu bewerkstelligen ist.

5.2 Bestimmung der Insulindosis

Während der Schwangerschaft kommt es zu einem raschen Wechsel der benötigten Insulinmengen. Durch den Einfluss der Schwangerschaftshormone steigt während der Schwangerschaft der Bedarf an Insulin stetig an. Während in der ersten Schwangerschaftsphase der Blutzucker gleich bleibend oder sogar unter der laufenden Therapie leicht absinken kann, steigt der Insulinbedarf etwa ab der 12.SSW stark an. Bis zur 36. Schwangerschaftswoche verdoppelt sich der Insulinbedarf, um mit Einsetzen der Wehen drastisch abzusinken.

Die lückenlose und vollständige Substitution der Basalsekretion, die in der Regel mit NPH-Insulinen erfolgt, wird bezüglich Tagesbedarf und Dosierung klar vom Bedarfsinsulin getrennt. Unter einer korrekten Basalinsulindosierung sollten der Nüchtern-BZ, der BZ 4 h postprandial und der BZ-Verlauf, falls 1–2 Mahlzeiten ausfallen, im Normbereich sein. 4–6 h nach einer Mahlzeit hängt der BZ vom Basalinsulinspiegel ab. Ist dieser BZ zu hoch, so war das präprandial mitinjizierte NPH-Insulin zu niedrig dosiert und umgekehrt. Die jeweilige NPH-Dosis wird um 10% verändert, wenn sich eine falsche Dosierung am darauffolgenden Tag bestätigt. Der Erfolg wird 2–3 Tage abgewartet. Die Voraussetzung ist natürlich, dass das Bedarfsinsulin zur vorhergehenden Mahlzeit richtig dosiert war (Kontrolle 1 und 2 h postprandial). Überschlagsmäßig werden ca. 45–50% der Gesamttagesdosis an Insulin durch das Basalinsulin zur Verfügung gestellt.

Bei neu entdecktem Diabetes mellitus reicht häufig die endogene Insulinmenge aus, um regelhafte Zielblutzucker für das Nüchternniveau zu erreichen. Deshalb kann in einer solchen Situation auf eine Basalinsulingabe zumeist anfänglich komplett verzichtet werden.

Das Normalinsulin deckt den Bedarf für die gegessenen Berechnungseinheiten (BE) ab. Die Dosis hängt von Menge und Art der BE sowie von der Tageszeit ab. Sie liegt bei 1–2,5 IE/BE. Als Daumenregel gilt, dass bei kleinen Mahlzeiten und kleinen Insulindosen von 6–8 IE die Hauptwirkung des Normalinsulins zwischen 2 und 4 h liegt und der Glukoseverwertungsvorgang nach etwa 4 h abgeschlossen ist. Idealerweise ist bei korrekter Dosierung des Bedarfsinsulins der BZ 2–3 h postprandial mit dem präprandialen BZ nahezu identisch.

5

❯ **Normalinsulin korrigiert als »Korrektur-insulin« präprandial entgleiste BZ-Werte. Die Dosis hängt dabei vom Körpergewicht und der Insulinsensitivität ab. Als Daumenregel gilt, dass 1 IE Normalinsulin den BZ etwa um 30–40 mg/dl absenken kann.**

Ein präprandial erhöhter BZ wird durch zusätzliches Normalinsulin, das zum Bedarfsinsulin addiert wird, korrigiert. Ein postprandialer BZ nach 2 h ist also, wenn man zum Bedarfsinsulin beispielsweise 2 IE Korrekturinsulin addiert, bei Anwendung der 30er-Regel um 60 mg/dl niedriger als präprandial. Würde man 2 IE Normalinsulin vom Bedarfsinsulin weglassen, so ist der postprandiale BZ um 60 mg/dl höher.

Es handelt sich nur um orientierte Angaben zur Korrekturinsulindosis, die vom Körpergewicht und natürlich der Schwangerschaftsphase abhängen.

Vor dem Schlafengehen sollte für die BZ-Korrektur ein vorsichtiges Vorgehen gewählt werden, da der Insulinbedarf zum Teil nach Mitternacht deutlich abfallen kann und die Gefahr von Unterzuckerungen sich erhöhen kann. Nächtliche BZ-Kontrollen etwa um 3.00 bis 4.00 Uhr sind deshalb ein sinnvolles Konzept und sollten bei schwieriger Einstellung von der Schwangeren regelhaft durchgeführt werden.

5.2.1 Spritz-Ess-Abstand

Der Spritz-Ess-Abstand (SEA) ist ein äußerst wichtiges Instrument in der BZ-Einstellung der Schwangeren. Besonders bei Zunahme der Insulinresistenz gewinnt der Spritz-Ess-Abstand an Bedeutung. Leider wird er noch zu oft vernachlässigt; der Nüchtern-Blutzuckerspiegel (Nü-BZ) ist die Berechnungsgrundlage für den SEA. Insbesondere in der Schwangerschaft hat der SEA eine große Bedeutung, denn die Stoffwechsellage in der Schwangerschaft mit einem hohen Potential zur Insulinresistenz prädisponiert zu post-

prandial erhöhtem BZ. Je höher der präprandiale BZ liegt, desto länger ist der SEA; dann flutet das Insulin nicht nur an, sondern senkt auch den präprandialen BZ.

❯ **Der (Spritz-Ess-Abstand) SEA lässt sich nährungsweise nach folgender Regel berechnen, wobei die jeweiligen Tageszeiten und die Schwangerschaftsphase eine weitere wichtige Kenngröße darstellt:**
  — **BZ 60 mg/dl: Glukose sollte zuerst anfluten, deshalb SEA 0 min oder Insulininjektion erst nach der Mahlzeit.**
  — **BZ 60–100 mg/dl: BE und Insulin sollten gleichzeitig anfluten, also SEA 0–15 min.**
  — **BZ 120–180: Insulin muss zunächst anfluten, SAE von 30–45 min.**
  — **BZ 200–300: Bolusinsulin muss anfluten, sodass ein SEA von bis zu 1 h denkbar ist.**

Beachtet werden sollte die Schwangerschaftsphase – je ausgeprägter die Insulinresistenz, desto länger sollte der SEA gewählt werden. Die Wirkung des Korrekturinsulins reicht natürlich über den SEA hinaus bis in die postprandiale Phase. Ein erhöhter BZ wird durch den knapp bemessenen SEA vor dem Essen nur angenähert, nicht jedoch normalisiert. Dadurch besteht auch eine Sicherheitsmarge bei tendenziell zu hoch berechnetem Korrekturinsulin (s.o.). Die BZ-Einstellung wird mit der Nutzung und Beachtung des SEA einfacher und berechenbarer; unter Missachtung des SEA ist mit ausgeprägten BZ-Schwankungen zu rechnen.

5.2.2 Insulindosierung und Kohlenhydrataufnahme (BE)

Eine BE entspricht 10–12 g Kohlenhydrate, enthalten z. B. in 20–25 g Brot. Der BZ steigt nach Zufuhr von 1 BE um etwa 30–60 mg/dl an. Es ist sinnvoll, mit Waage und differenzierten Tabellen jede Mahlzeit zu analysieren, um mit den Größenordnungen vertraut zu werden. Insbesondere bei neu entdecktem Diabetes wird man eine Bewertung der Blutzuckerselbstkontrollen ohne eine Berücksichtigung der gewählten Kostform nicht vornehmen können.

> ❯ **Der Insulinbedarf wird von der Tageszeit und der Mahlzeitenzusammensetzung entscheidend beeinflusst.**

Tageszeit Der hohe Insulinbedarf am Morgen ist die Folge einer erhöhten Insulinresistenz (hormonelle Tagesrhythmik, Dawn-Phänomen). Das Dawn-Phänomen hängt allerdings nicht nur mit der Tiefschlafperiode, sondern auch mit der Essenspause zusammen. Liegt zwischen zwei Mahlzeiten eine Pause von über 5 h, so nähert sich der Normalinsulinbedarf für die zweite Mahlzeit dem Bedarf pro BE zum Frühstück an (Insulinresistenz nach Hungerperioden). Der Diabetiker unter einer intensivierten Insulintherapie darf grundsätzlich essen, wann er will. Er passt die Insulindosierung seiner Lebensweise an, nicht umgekehrt. Natürlich tut er sich mit der BZ-Einstellung wesentlich leichter, wenn er einen einigermaßen regelmäßigen Tagesablauf mit geplanten Variationen einhält (▶ Kap. 6 und ▶ Anhang mit Beispielen für die Ernährung in der Schwangerschaft).

Abstand zwischen den Mahlzeiten Einschränkend muss gesagt werden, dass die Wirkdauer des Normalinsulins eine Zwischenmahlzeit erforderlich machen kann. Gleichwohl ist die Notwendigkeit für Zwischenmahlzeiten weitaus geringer als vielfach angenommen. Abhängig von der Insulindosis kann die Wirkdauer <3,5–4 h sein (<6–7 IE). Dies entspricht etwa der Verwertungszeit einer Mahlzeit. Eine Zwischenmahlzeit ist dann nicht nötig. Will man innerhalb von 4 h eine Zwischenmahlzeit einplanen, so wird diese der vorhergehenden Mahlzeit bezüglich der Nor-

malinsulindosis mitangerechnet. Dadurch muss man nur einmal spritzen, und die größere Dosis wirkt lange genug, um diese Zwischenmahlzeit mit abzudecken. Sollte die nächste Mahlzeit erst nach 4 h sein, so wird sie extra abgedeckt.

Verfügbarkeit Sehr schnell verfügbare Kohlenhydrate sind insbesondere in der Schwangerschaft ungeeignet, da meist eine besondere Neigung zu postprandialen BZ-Erhöhungen besteht.

Zubereitungsform In flüssiger Form werden Kohlenhydrate rasch und vollständig aufgenommen. In fester Form und in Verbindung mit Ballaststoffen verläuft die Resorption gleichmäßig über viele Stunden und dem Wirkprofil der s.c.-Normalinsulininjektion angepasst. Gekochte Speisen sind schneller und vollständiger verfügbar als rohe.

Glykämischer Index (GI) Er berücksichtigt die Kettenlänge der Kohlenhydrate (bereits bei den BEs berücksichtigt) und ihre Verdauungsgeschwindigkeit im Dünndarm, z. B.: Cola (Glukose in Wasser) 100%, Weißbrot 80%, Vollkornbrot 60%, Spaghetti 40%, Bohnen 20%.

5.2.3 Insulindosierung und körperliche Aktivität, Sport

Dieser Abschnitt kann nur sehr grundlegende Aussagen über den Stoffwechsel bei Diabetes mellitus ansprechen. Körperliche Aktivität erfordert zusätzliche Energie (BE), erhöht in der Regel die Insulinsensitivität und damit die Glukoseaufnahme der insulinabhängigen Organe (v.a. der Muskulatur) und senkt den Insulinbedarf. Der aktive Muskel braucht weniger Insulin, und nach der Aktivität müssen die Glykogenspeicher in der Muskelzelle und der Leber wieder aufgefüllt werden.

— **Hypoglykämie:** Müdigkeit und Schwitzen während und nach einer Anstrengung können auch auf einer Hypoglykämie beruhen. Sportarten, die ein hohes Verletzungsrisiko bergen, sollten gemieden werden. Im Gegensatz dazu können Ausdauersportarten der Schwangeren empfohlen werden (▶ Kap. 8). Nach dem Sport werden die Glykogenspeicher wieder aufgefüllt, entsprechend nimmt man ausreichend BE zu sich, auch noch vor dem Schlafengehen, und reduziert die Insulindosis, ggf. auch abends und am nächsten Morgen.

- **Ketoazidose:** Eine akute Hyperglykämie wegen Insulinmangels kann nicht durch Sport therapiert werden – sportliche Aktivität setzt auch in der Schwangerschaft immer einen gut balancierten Stoffwechsel voraus.
- **Kraftsport, Wettkampfsport:** Sind in der Schwangerschaft nicht zu empfehlen; Kraftsportarten führen zu systolischen Blutdruckwerten bis zu 300 mmHg. Hoher Blutdruck fördert die Entstehung und Progression der Makroangiopathie, Retinopathie und Nephropathie.

Der zusätzliche Energiebedarf durch körperliche Belastung wird aus den Reserven (Glykogen, Fett), der Gluconeogenese und der Nahrungszufuhr gedeckt. Etwa ein Drittel bis die Hälfte des zusätzlichen Energiebedarfs werden vor und während der Belastung als Kohlenhydrate zugeführt.

BZ-Kontrollen sind vor und nach dem Sport obligatorisch, da sich der Verlauf nicht immer vorhersagen lässt. Belastungen, für die noch keine Erfahrungen vorliegen, sollten eher gemieden werden.

Typische Einstellungsprobleme, die ihre Ursache in der Tagesrhythmik haben, werden mit Eigennamen benannt:

Dawn-Phänomen Ansteigender Blutzucker in den frühen Morgenstunden bei gleichzeitig nachlassender Insulinwirkung des am Vorabend applizierten Basalinsulins. Bei einem deutlichen Insulinmangel beruht der morgendlichen BZ-Anstieg auf einem sog. »End-of-Dose-Phänomen«, d.h. einem zu kurzen Wirkintervall des abendlichen Verzögerungsinsulins. Bei zu kurzer Wirkzeit des NPH-Insulins wäre an einen raschen Wechsel von der ICT hin zur Insulinpumpentherapie zu denken.

Die Therapie des hohen Nü-BZ ist die Anhebung des frühmorgendlichen Insulinspiegels; dies gilt nur unter der Voraussetzung, dass in der Nacht keine Unterzuckerung mit Gegenregulation aufgetreten ist. Vor einer Dosisänderung des abendlichen Verzögerungsinsulins sind grundsätzlich nächtliche Blutglukosemessungen zu fordern. Die NPH-Spätdosis wird in den Oberschenkel und so spät wie möglich injiziert, um am Morgen noch wirksam zu sein. Eine Dosiserhöhung des späten NPH-Insulins hebt nicht nur die Insulinspiegel an, sondern verlängert auch die Wirkdauer. Wirkungsspitzen nach Mitternacht können nächtliche Hypoglykämien verursachen. Falls die Wirkdauer des NPH-Insulins trotzdem nicht ausreicht, kann man entweder eine weitere nächtliche NPH-Injektion durchführen oder eine frühmorgendliche Normalinsulingabe. Eine gute Alternative ist eine Umstellung auf die Insulinpumpe.

Somogyi-Phänomen Die Phase der größten Insulinwirksamkeit liegt zwischen 0.00 und 3.00 Uhr. Eine nächtliche Unterzuckerung in dieser Zeit führt zur hormonellen Gegenregulation, die sich am Morgen auswirkt. Sie wirkt sich jedoch nicht zwingend als hoher Nü-BZ aus, wie oft fälschlich angenommen wird. Nächtliche Hypoglykämien gehen häufiger mit einem niedrigen oder normalen Nü-BZ einher. Der morgendliche, prandiale Insulinbedarf ist erhöht, und die Patienten entgleisen nach dem Frühstück, obwohl sie die BE mit der üblichen Bedarfsinsulindosis abgedeckt haben.

Das Phänomen unterstreicht die Bedeutung der regelhaften nächtlichen BZ-Selbstkontrolle. Die Therapie besteht in der Regel in der Reduk-

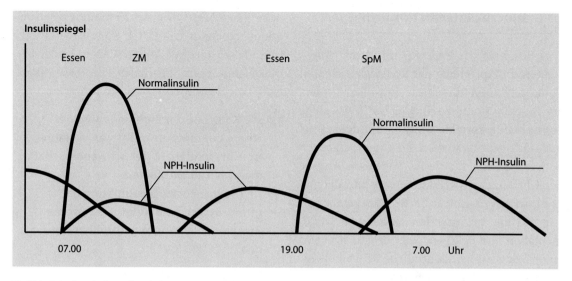

Abb. 5.2 Psychologische Abdeckung des Basalinsulinbedarfs mit NPH-Insulin. (Aus: Hien u. Böhm 2010)

tion der NPH-Dosis vor dem Schlafengehen oder Umstellung auf eine Insulinpumpentherapie mit besserer Dosierung der Basalrate. Selten kann nun die Dosis für die Dawn-Phase nicht mehr ausreichend sein. Dann wird die NPH-Spätdosis gleich bleiben, und es werden langwirksame, resorptionsverzögerte Kohlenhydrate zur Spätmahlzeit gegessen, z. B. Kräcker mit Käse, Vollkornkekse mit Quark, Vollkornbrot mit Butter und/oder ein Riegel Schokolade vor dem Einschlafen.

Die Kumulation der NPH-Spätdosis und der NPH-Komponente in der Mischspritze zum Abendessen nach Mitternacht ist eine häufige Ursache. Sie sollte durch Reduktion oder Weglassen der NPH-Komponente zum Abendessen vermieden werden, falls ein wiederholt niedriger BZ <120 mg/dl vor dem Einschlafen bzw. 4 h nach dem Abendessen bzw. vor der Spätmahlzeit für einen zu hohen Basalinsulinspiegel spricht.

Klassischerweise wird (bzw. wurde) das Basalinsulin, meist ein NPH-Insulin, morgens und spätabends injiziert. Das spätabendliche Verzögerungsinsulin wird 8–9 h vor dem Aufstehen gespritzt, i.d.R. zwischen 22.00 und 23.00 Uhr, am besten in den Oberschenkel. Eine geringere

Dosis hat man 14–16 h zuvor als morgendliches Verzögerungsinsulin gespritzt.

Dieses Vorgehen hat zwei Nachteile, die die BZ-Einstellung erschweren. Zum einen wirkt es der Tagesrhythmik der physiologischen Basalinsulinsekretion entgegen. Das Wirkungsmaximum der Morgendosis nach 4–7 h trifft auf einen niederen Insulinbedarf am Mittag. Nun muss dieser unphysiologisch hohe Insulinspiegel durch eine Mahlzeit abgedeckt werden, ob man will oder nicht. Der Anstieg des tageszeitlichen Insulinbedarfs am späten Nachmittag kann durch das NPH-Insulin vom Morgen nicht ausreichend abgedeckt werden. Die physiologischste Lösung des Problems wäre die Pumpe mit einer variablen Basalrate.

Alternativ kann auch eine physiologische basale Substitution mit 3- bis 4-mal NPH-Insulin versucht werden. Am einfachsten lässt sich eine korrekte Basalinsulindosierung (◘ Abb. 5.2) dadurch überprüfen, indem man an verschiedenen Tagen jeweils eine andere Hauptmahlzeit ausfallen lässt (»Basalratentest«). Der gezielte Einsatz einer Insulinpumpe nur während der Schwangerschaft ist eine gut erprobte Option bei starken BZ-Schwankungen, die ihre Ursache in einer unzureichenden Basalinsulinwirkung haben.

5

5.3 Blutzuckerselbstkontrolle

Eine Schulung der Patientin mit ihrem Messgerät und Besprechung der Konsequenzen sind Voraussetzungen für einen sinnvollen Einsatz der BZ-Selbstkontrolle. In gleicher Weise sollte der technisch korrekte Umgang mit dem Gerät mehrfach geprüft werden. In einem Tagebuch notiert die Patientin die BZ-Werte mit Angabe der Uhrzeit, der Insulindosierung und der Art des Insulins. Es gibt heute BZ-Messgerätschaften, die eine umfassende elektronische Dokumentation ermöglichen; die Erfahrung lehrt jedoch, dass die handschriftliche BZ-Dokumentation die Selbstwahrnehmung deutlich besser schärft. Deshalb ist diese Form der schriftlichen Dokumentation zu bevorzugen. Für BZ-Tagebücher existieren die verschiedenartigsten Vordrucke mit zusätzlichen Spalten für z. B. die Glukosurie und die Azetonurie. In der Schwangerschaft wird der häufigeren BZ-Selbstkontrolle durch 8 Spalten im Vordruck Rechnung getragen.

Die BZ-Selbstkontrolle erfolgt:
- nüchtern,
- 1 h und/oder 2 h nach den Mahlzeiten,
- vor jedem Essen,
- vor dem Schlafengehen,
- gegen 3.00–4.00 Uhr in der Nacht,
- vor und nach vermehrter körperlicher Aktivität/Sport oder in jeder Situation, die vom üblichen Tagesablauf abweicht.

5.3.1 BZ-Messgeräte

Bei der heute zur Verfügung stehenden Auswahl an Gerätschaften ist entscheidend, dass die Patientin die jeweilige Methode und das Gerät beherrscht. Angehörige sollten ebenfalls in die Messtechnik eingewiesen werden, um in Notfällen Hilfe leisten zu können. Die Gewinnung der kapillären Blutprobe erfolgt mittels spezieller Lanzetten oder eines automatischen Stichgerätes. Entnahmestelle ist üblicherweise die seit-

liche Fingerbeere. Die Bestimmung erfolgt bei Raumtemperatur (18–22°C). Kälte bewirkt teilweise falsch-niedrige Werte (**Cave:** Hypoglykämiediagnose beim Skifahren!). Hitze (Karibikurlaub) bewirkt teilweise falsch-hohe Werte.

> Die Kontrolle der Eigenmessung mit einem qualitätskontrollierten Verfahren ist insbesondere in der Schwangerschaft mehrfach zu empfehlen.
> Die Urinzuckerbestimmung hat grundsätzlich an Bedeutung verloren und kann nicht mehr empfohlen werden.

5.4 Insulininjektionen

Zur s.c.-Injektion hebt man eine Hautfalte und greift dabei eine »Rolle« subkutanes Fett. Die Nadel wird längs dieser Rolle im Winkel von 45–75° eingestochen. Einige Autoren empfehlen den Einstich im Winkel von 90°. Dabei kann man aber auch leicht zu tief kommen, damit liegt es nicht im Zentrum der »Fettfalte« und eine i.m.-Injektion könnte riskiert werden.

 Cave
Die i.m.-Injektion von Normalinsulin führt zur Verdoppelung der Resorptionsgeschwindigkeit und zu erhöhtem Insulinspiegel, womit ein erhöhtes Hypoglykämierisiko besteht.

Die Injektion sollte auch deshalb nicht zu tief geraten, um nicht in das tiefgelegene Speicherfett zu geraten. Dies gilt v.a. bei adipösen Patienten. Deren reichlich vorhandenes tiefes Fettgewebe ist wesentlich schlechter kapillarisiert, sodass die Resorption aus dem tiefgelegenen Fett (im Gegensatz zum subkutanen Fett) damit verlangsamt ist. Aspirieren vor der Injektion ist nicht notwendig.

Eine zu oberflächliche, also intrakutane Injektion entsteht, wenn man die Hautfalte während der Injektion nicht festhält, sondern loslässt. Die i.c.-Injektion kann zum Teil wie die i.m.-Injektion zur beschleunigten Resorption führen.

Die Einstichstelle sollte systematisch gewechselt werden, um einer Überlastung mit Hypertrophie des Fettgewebes und damit kutanen Veränderungen vorzubeugen, die wiederum die Resorption verlangsamen. Trotz Wechsels der Einstichstelle muss man innerhalb des jeweiligen Bereichs (Bauch, Oberschenkel, Gesäß) wegen der unterschiedlichen Resorptionskinetik bleiben. Falls man diese zwei Körperteile durchwechselt, sollte man zu bestimmten Tageszeiten in den jeweils gleichen Bereich injizieren. Damit bleibt die Pharmakokinetik und -dynamik abschätzbar.

> Bei der Injektion großer Dosen kann man den Stichkanal abknicken, um dem Zurücklaufen des Insulins aus der Einstichstelle vorzubeugen. Nach der Injektion sollte die Nadel noch mindestens sechs bis sieben Sekunden lang in der Haut verweilen, um sicherzustellen, dass das Insulin sich besser im Subkutangewebe verteilt und nicht durch den Stichkanal zurückläuft.

Die Injektion in den Oberarm wird nicht mehr empfohlen. Es wird versehentlich zu oft i.m. oder intradermal injiziert, da man die Falte nicht mit einer Hand abheben kann. In beiden Fällen ist die Resorption so sehr beschleunigt, dass die Gefahr einer Hypoglykämie droht. Die Injektion in den Oberschenkel eignet sich gut für das späte NPH-Basalinsulin. Durch die langsame Resorption reicht es in der Regel bis zum Frühstück. Als Oberschenkel gilt auch das Gesäß bis zur Crista iliaca. Die untere Hälfte des Oberschenkels hat zu wenig subkutanes Fett für Insulininjektionen.

Insulinspritzen mit aufgeschweißter Kanüle und die Pennadeln sollten nur einmal verwendet werden, um die Gewebetraumatisierung zu mi-

nimieren. Insbesondere in der Schwangerschaft ist das Gewebe sehr verletzlich.

Die Hauteinstichstelle sollte bei der Selbstinjektion und bei regelhafter Hygiene nicht desinfiziert werden. Bakterizide Stabilisatoren im Lösungsmittel oder Suspensat der Insuline (bei NPH-und Normalinsulinen das Phenol und das Cresol), beugen mikrobiellen Kontaminationen vor und verhindern Infektionen.

In der Regel befinden sich Normalinsuline in Lösung, sie sind gleichmäßig in der Ampulle verteilt, und die Insulinampulle muss vor dem Aufziehen nicht gerollt oder aufgeschüttelt werden. Die Verzögerungsinsuline sind Suspensionen, d.h. sie setzen sich in der Ampulle ab. Vor dem Aufziehen muss deshalb die Ampulle gerollt, leicht geschüttelt oder gewendet werden. Man injiziert diejenige Menge Luft in die Stechflasche, die man als Insulin aufziehen will. Dadurch entsteht kein Unterdruck, und eine Blasen- oder Schaumbildung wird vermieden, v.a. bei größeren Dosierungen. Wenn man Normal- und NPH-Insuline mischt, sollte kein Protamin in die Normalinsulinflasche kommen, da sonst das Normalinsulin trüb wird. Deshalb wird Normalinsulin zuerst aufgezogen. Luft, entsprechend der Dosis, wird vorher in die Spritze aufgezogen und in die Flasche injiziert, um einen Sog zu vermeiden. Verzögerungsinsulin wird vor dem Aufziehen durch leichtes Schütteln oder Rollen durchmischt. Schaum darf nicht entstehen. Es werden nur Insuline derselben Firmen verwandt, um die Mischbarkeit gesichert zu haben.

5.4.1 Insulininjektionen mittels Insulin-Pen

Der Insulin-Pens sind die heute etablierten Insulininjektionssystem für die Behandlung des Diabetes mellitus. Es stehen Einmal-Pens und Pens, die jeweils mit Insulinpatronen neu gefüllt werden können, zur Verfügung. Nadellänge und

Durchmesser der Nadeln sollten auf die jeweiligen Verhältnisse angepasst sein.

Der Vorteil des Pens ist, dass das Insulin und die Spritze aufgeräumt in einem kleinen Gerät vorliegen. Die aufgeschraubte Nadel sollte nach jeder Injektion entfernt und erneuert werden, da der Mehrfachgebrauch die Entwicklung von Lipodystrophien befördern kann. Bei der Vielzahl an Modellen sollte die Gerätschaft verordnet werden, mit der die Patientin am besten umgehen kann. Grundsätzlich sollte bei einer Insulinneueinstellung neben der Injektion mit dem Pen auch die Insulininjektion mit einer Insulinspritze geübt werden, um für den Notfall (bei Geräteversagen, Verlust des Pens) gerüstet zu sein.

Die Injektionsstelle muss nicht desinfiziert werden, eine normale Körperhygiene ist ausreichend. Bei der Verwendung von Verzögerungsinsulin ist die Herstellung einer optimalen Suspension durch Schütteln, Wenden oder auch Rollen des Pens besonders wichtig. Es wird bis zu 20-maliges Wenden empfohlen.

Es wird empfohlen, eine Patrone nur bis zu 4 Wochen im Pen zu belassen, nachdem sie aus dem Kühlschrank kam. Der Pen sollte nicht im Kühlschrank aufbewahrt werden. Luftblasen werden vollständig entfernt und eine gute Durchmischung des Insulins sollte vor der Injektion gewährleistet sein.

5.4.2 Insulininjektionen mit der Insulinpumpe (CSII)

Eine Schwangerschaft stellt eine klassische Indikation für den Einsatz einer Insulinpumpe (CSII, »continuous subcutaneous insulin infusion«) dar. Die Schwangerschaft bedeutet keineswegs eine absolute Indikation zur Insulinpumpentherapie, zumal die publizierten Daten zum Erfolg der Insulinpumpentherapie im Vergleich zur ICT nicht immer überzeugend sind (Farrar 2007, Boehm 2011). Eine Umstellung mit einem zeitlich begrenzten Einsatz einer Insulinpumpe

vor bzw. während der Schwangerschaft kann jedoch dazu beitragen, den Stoffwechsel besser zu kontrollieren. Mittels der Insulinpumpe und der Möglichkeit der variablen Insulingaben, lässt sich der Insulingrundbedarf gut abdecken und die während des Schwangerschaftsverlaufs notwendig werdenden regelmäßigen Anpassungen gut vornehmen. Die Insulinpumpentherapie hat ihre grundsätzliche Bedeutung in einer präkonzeptionellen Stoffwechseloptimierung und in der Schwangerschaft für Patientinnen mit einem bereits bekannten Diabetes mellitus. Keinesfalls gelingt, wie oft antizipiert wird, dass mittels einer Insulinpumpe eine zuvor schwierige BZ-Einstellung leicht zu erreichen ist.

Die Anwendung soll Ärzten und Zentren vorbehalten sein, die diese Methode öfter oder regelmäßig anwenden und bereit sind, sich mit den Feinheiten dieser Technik anhaltend auseinanderzusetzen. Erfahrung und die Möglichkeit zur Patientenschulung sind obligatorisch. Ein Ansprechpartner sollte immer erreichbar sein (Boehm 2011).

Eine programmierbare Pumpe injiziert Normalinsulin s.c. über einen Katheter (Infusionsset). Man unterscheidet die **Basalrate,** um den basalen Insulinbedarf des Körpers mit schnellwirksamen Insulin (oder auch -Analoga) abzudecken von dem zu den Mahlzeiten oder zur BZ-Korrektur benötigten **Bolusinsulin.**

Ein schwer einstellbarer Diabetes, ein ausgeprägtes Dawn-Phänomen (ggf. mit Hypoglykämien um ca. 2.00 Uhr nachts), stark schwankende BZ-Spiegel (ggf. mit gehäuften Hypoglykämien am Tag und in der Nacht) sowie Probleme mit der Einstellung durch eine ICT rechtfertigen einen Versuch mit der Pumpenbehandlung.

Auch der Wunsch der Patientin, die die mentalen Voraussetzungen mitbringen muss, kann eine Indikation sein. Diese Patienten müssen die intensivierte Insulintherapie mit Selbstkontrolle beherrschen. Die Patienten sollten für die Pumpenbehandlung motiviert sein. Die BZ-Einstellung ist bei richtiger Indikationsstellung besser. »Pumpen-Patienten« fühlen sich unter ihrer neuen Therapieform im Allgemeinen wohler.

Der besondere Vorteil der Insulinpumpe ist die recht gute Annäherung an ein physiologisches Insulinprofil. Bei der Pumpenbehandlung können die zirkadianen Schwankungen der Insulinsensitivität berücksichtigt werden. Auch körperliche Aktivitäten sind in gewohnter Weise mitzuberechnen. Bei körperlicher Aktivität wird beispielsweise die Basalrate halbiert. Dem Dawn-Phänomen kann durch stufenweisen Anstieg der Basalrate begegnet werden. Da fast kein Depot gebildet wird, wirkt sich diese Anpassung sofort aus.

Probleme sind das Abknicken der Leitung, Lecks und eine Nadeldislokation mit sich rasch entwickelnder Ketose bei Insulinmangel innerhalb von weniger als 4 h. Das Depot beträgt max. 4 IE. Die Lipolyse beginnt vor der Glukoneogenese, sodass eine Ketose bereits bei hoch-normalem BZ auftreten kann. Häufige Fehldiagnose sind die Enteritis mit Übelkeit und Erbrechen oder die Diagnose einer psychischen Dekompensation. Deshalb sollte bei diesen Patienten umgehend der Urin auf Ketonkörper gestixt werden. Störungen müssen schnell erkannt werden.

Infektionen an der Einstichstelle sind zu beachten. Die Patientin muss mit einer hygienischen Vorgehensweise vertraut gemacht werden. Allergische oder allergoide Reaktionen können durch das Pflaster und die Plastikanteile auftreten. Mechanische Reize durch Mikrotraumen entstehen durch die Nadel.

Hypoglykämien sind in erfahrenen Zentren mit ausgewählten Patienten für die Insulinpumpe seltener als unter der Spritzentherapie. Die Gründe sind die stabile Einstellung und die niedrigeren Insulinspiegel bei um 10–20% reduziertem Insulinbedarf. Sind diese Voraussetzungen nicht gegeben, so sind gehäuft schwere Hypoglykämien beschrieben worden. Darauf ist besonders nachts zu achten.

> **Nächtliche BZ-Kontrollen sind zu Beginn der Pumpenbehandlung obligatorisch.**

5.5 Insulinaufbewahrung und Haltbarkeit

Angebrochene Insulinflaschen können über 30 Tage bei Raumtemperatur aufbewahrt werden. Danach werden sie aus hygienischen Gründen und wegen einer etwaigen Instabilität des Insulins verworfen. Ungebrauchte Insulinflaschen werden bei 2–8°C gelagert; also nicht in einer Senke am Kühlschrankboden oder unter dem Tiefkühlfach, sondern im Butterfach in der Tür.

Ein Wirkungsverlust entsteht durch Hitze und direkte Sonneneinwirkung, Gefrieren bei Temperaturen unter 2°C und durch starkes Schütteln. Verzögerungsinsuline sind thermisch empfindlicher als die klaren Normalinsuline.

Verworfen werden Insuline, wenn sich Ausflockungen, Schlieren oder Farbveränderungen zeigen sowie nach Gefrieren und Überschreiten des Verfalldatums. Unerklärliche BZ-Schwankungen können auch an einem veränderten Insulin liegen, die Flasche sollte bei Verdacht verworfen werden.

5.6 Häufige Fehler bei der Insulintherapie

Patientinnen mit einem Gestationsdiabetes (GDM), die erstmalig Bekanntschaft mit der Therapieform einer subkutanen Insulinapplikation machen müssen, bedürfen sehr kurzfristiger Kontrollen und wiederholter, sehr zielorientierter Unterweisungen. Regelmäßiges Überprüfen der Spitztechnik und der Spritzstelen sind obligatorisch. Es steht nicht immer die Zeit für allumfassende Beratungen zur Verfügung, es bewährt sich daher ein recht pragmatisches Vorgehen (▶ Kap. 4). Hieraus folgt, dass bei einem gewissen Grad an Unerfahrenheit die Betroffenen besonders engmaschig und gleichermaßen einfühlsam betreut werden müssen. Neben dem Selbstmanagement sollte eine sehr gründliche Supervision in der Phase der Schwangerschaft erfolgen, um die häufigsten Fehler bei einer Insulintherapie möglichst zu vermeiden oder zumindest deutlich zu minimieren.

Unnötig hohe Insulinspiegel zwischen den Mahlzeiten erfordern eine unnötig hohe Kohlenhydrataufnahme. Ursachen sind Mahlzeiten mit schnell resorbierten Kohlenhydraten, zu kurze Spritz-Ess-Abstände, eine konventionelle Insulintherapie, eine unphysiologische Basalinsulinabdeckung mit NPH-Injektionen am Morgen und am Abend.

Überhöhte Insulinspiegel führen zum Heißhunger bei BZ-Abfall. Der Heißhunger wird gestillt, der nachfolgende BZ-Anstieg wird wieder mit Insulin ausgeglichen. Die BZ-Spiegel schwanken immer stärker, was zu zunehmender Insulinresistenz und zunehmend schwierigerer Stoffwechseleinstellung führt. Falls sogar Unterzuckerungen auftreten, werden Stresshormone freigesetzt und die Lipolyse eingeleitet. Stresshormone sowie eine Lipolyse mit freien Fettsäuren und Ketonkörpern führen zusätzlich zur zunehmenden Insulinresistenz.

> ❯❯ Man denkt an eine Überbehandlung, wenn sich mit zunehmenden Insulinmengen (>1,0 IE/kg KG/Tag) die Einstellung nicht verbessert, die Patientin übermäßig an Gewicht zulegt und sich stark schwankende BZ-Werten zeigen. Ständiges Injizieren in Lipodystrophien kann ebenfalls zu einem ständig steigenden Insulinbedarf führen.

Eine Insulinüberdosierung kann unter Beachtung von 3 Regeln schrittweise wieder zurückgeführt werden:

1. Meiden einer Ernährungsweise mit rasch aufschließbaren Kohlenhydraten
2. Einhalten eines Spritz-Ess-Abstands
3. Bolusinsulingaben statt Erhöhung der Basalinsulinmengen
4. konsequentes Wechseln der Spritzstellen, keine Injektionen in Lipodystrophien

Wenig Injektionen – hohe Dosierung Eine instabile BZ-Einstellung erfordert öfter kleine Dosen Normalinsulin; mit weniger Insulin kann eine bessere Stoffwechseleinstellung erreicht werden.

Basalinsulin Der Basalinsulinspiegel sollte lückenlos und möglichst den physiologischen Tagesschwankungen angepasst sein. Unphysiologisch hohe Spiegel am Mittag und zu geringe Spiegel am Abend und am Morgen führen nie zu einer leicht steuerbaren und guten Einstellung. Lücken entstehen beispielsweise, wenn man die Wirkdauer des NPH-Insulin überschätzt.

Injektionsstellen Die Injektionsorte sollten vom Arzt wiederholt inspiziert werden. Typischerweise gibt es die Lieblingsspritzstellen, die man gut erreicht – es entwickeln sich Lipohypertrophien. Diese Stellen werden immer beliebter, da man wegen der Erhabenheit keine Falte mehr bilden muss und der Stich wegen des Sensibilitätsverlustes nicht mehr gespürt wird. Aus diesen Polstern wird zu langsam resorbiert.

Spritztechnik Es lohnt sich immer, die Spritztechnik und die Gerätschaften (Pens) zu prüfen. Spritzstellen sollten im Verlauf durch Palpation kontrolliert werden. Patientinnen auf den Einmalgebrauch von Spritzen und Pen-Nadeln hinweisen, um eine möglichst Gewebeschonende Injektion zu erreichen.

Injektionsregion Es ist nicht ausreichend bekannt, dass die Injektionsregion pro Tageszeit konstant bleiben soll. In der Regel präprandial abdominell, spätabends in den Oberschenkel. Das spätabendliche NPH-Insulin sollte idealerweise gegen 23.00 Uhr in den Oberschenkel/Gesäßregion gespritzt werden. Wird es in den

Bauch gespritzt, so deckt es vielleicht nicht ausreichend den hohen Basalinsulinbedarf der Dawn-Phase um 6.00 Uhr.

Aufmischen der Verzögerungsinsuline Eine gleichmäßige Wirkung eines NPH-Insulins erfordert das intensive Aufmischen insbesondere der Pen-Insuline.

Eiweiß und Fett Sehr eiweißreiche und fettreiche Mahlzeiten führen zur BZ-Erhöhung. Dies sollte bei der Abklärung unerklärlicher BZ-Schwankungen bedacht werden.

Wirkdauer des Insulins Sie wird überschätzt, wenn man sich auf die Herstellerangaben verlässt. Sie wirken u.a. dosisabhängig, z. B. kleine Dosen Normalinsulin <6 IE können nach kurzer Wirkung abgeklungen sein. NPH-Insuline wirken sehr oft kürzer als 10–12 h.

Hypoglykämiesymptome Sie müssen nicht wegen einer Hypoglykämie auftreten. Psyche, Kreislaufschwäche, Hyperthyreose, Überanstrengung, Schweißneigung etc. berücksichtigen.

Infekte Dosisreduktion des Normalinsulins bei Diarrhö, der Basalbedarf muss jedoch beibehalten werden. Bei Infektionen steigt der Insulinbedarf bereits vor der Manifestation des Infekts (z. B. Harnwegsinfekte) um 10–100% an.

Kurvengläubigkeit Schön gezeichnete BZ-Kurven sagen nur bedingt etwas über die Qualität der Einstellung aus. Zwischen den Dokumentationsintervallen, die durch gerade Linien verbunden sind, können sich starke Schwankungen verbergen. Zum Teil sind zur Beurteilung der Stoffwechselgüte sehr engmaschige BZ-Profile notwendig.

Überreaktion oder einmal ist keinmal Einmalige Entgleisungen werden nur mit Korrekturinsulin korrigiert. Einmalige Entgleisungen kommen immer wieder vor, ohne dass sich ein guter Grund findet, der eine nachhaltige Veränderung der BZ-Einstellung erfordert. Hier gilt es auch die Schwangeren zu beruhigen, um nicht ein Teufelskreise mit Überreaktionen einzuleiten, weil ein hoher Blutzucker so schädlich für das Kind sei. Grundsätzliche Veränderungen sollten erst bei der zweiten oder dritten Entgleisung stattfinden. Dann wird immer nur »ein Hebel bedient«. Also setzt eine Veränderung zunächst nur am Bedarfsinsulin, Basalinsulin, Spritz-Ess-Abstand, an der Injektionsregion, der Ernährung oder der körperlichen Aktivität an. Basal- oder Bedarfsinsulindosierungen sollten lediglich um 10% verändert werden; der Effekt wird 2–3 Tage abgewartet. Zu frühe, zu heftige oder zu vielseitige Umstellungen sind eine Überreaktion. Die Folge wird eine stark schwankende und kaum vorherberechenbare BZ-Einstellung sein.

Eine intensivierte Insulintherapie ist das Behandlungsverfahren der Wahl in der Schwangerschaft, da eine konventionelle Insulintherapie der Behandlung mittels ICT oder Insulinpumpentherapie deutlich unterlegen ist. Intensive Schulung, konsequente und häufige BZ-Selbstkontrollen und eine an die Schwangerschaftsphasen wiederholt anzupassende Insulintherapie sind entscheidend. In gleicher Weise lässt sich die Phase kurz vor und nach der Geburt mit dem deutlichen Absinken des Insulinbedarfs kontrollieren.

Literatur

Allen VM, Armson BA, Wilson RD, Allen VM, Blight C, Gagnon A, Johnson JA, Langlois S, Summers A, Wyatt P, Farine D, Armson BA, Crane J, Delisle MF, Keenan-Lindsay L, Morin V, Schneider CE, Van Aerde J, Society of Obstetricians and Gynecologists of Canada (2007). Teratogenicity associated with pre-existing and gestational diabetes. J Obstet Gynaecol Can 29(11):927-44

Böhm B et al. (2001) Insulintherapie. In: Klinische Diabetologie, Springer, Heidelberg, S 113

Böhm B, Dreyer M, Fritsche A, Füchtenbusch M, Martin
    S (2011) S3-Leitlinie – Therapie des Typ 1 Diabetes,
    Version 1.0-2011
Farrar D, Tuffnell DJ, West J (2007). Continuous subcutan-
    eous insulin infusion versus multiple daily injections of
    insulin for pregnant women with diabetes. Cochrane
    Database Syst Rev (3):CD005542
Jehle PM, Micheler C, Jehle DR, Breitig D, Boehm BO (1999)
    Inadequate suspension of neutral protamine Hagen-
    dorn (NPH) insulin in pens. Lancet 354:1604–1607
Nachum Z, Ben-Shlomo I, Weiner E, Shalev E (1999) Twice
    daily versus four times daily insulin dose regimens for
    diabetes in pregnancy: randomised controlled trial. BMJ
    19:1223–1227
Torlone E, Di Cianni G, Mannino D, Lapolla A (2009) Insulin
    analogs and pregnancy: an update. Acta Diabetol
    46(3):163–172

Ernährungstherapie

Jede Schwangerschaft bedeutet eine erhebliche Belastung für den mütterlichen Stoffwechsel. Das gilt für eine stoffwechselgesunde Mutter ebenso wie für eine werdende Mutter, die während der Schwangerschaft an Diabetes erkrankt oder vor der Schwangerschaft schon Diabetikerin war.

6.1 Grundlagen der Ernährung während der Schwangerschaft

Eine gesunde und ausgewogene Ernährung hat lang anhaltende Auswirkungen auf die Gesundheit der werdenden Mutter wie auch auf die des Kindes. Alles, was das Kind zum Wachstum benötigt, erhält es über den Blutkreislauf der Mutter (◘ Abb. 6.1).

> ❯ Ernährung während der Schwangerschaft heißt nicht »für zwei essen« – wichtiger ist es, für zwei das Richtige zu essen!

Das bedeutet, dass die Lebensmittelmenge nicht verdoppelt werden muss, sondern die tägliche Ernährung bedarfsgerecht zusammengestellt werden sollte (◘ Tab. 6.1). Der Speiseplan der ersten neun Monate, die sog. fetale Ernährung, könnte zudem Grundsteinlegung von Krankheiten begünstigen und Auswirkung auf die Entwicklung des späteren Immunsystems haben.

Faktoren für die Ernährung während einer Schwangerschaft

- Einstellungsziele
- Energiebedarf
- Kohlenhydrate
- Eiweißbedarf
- Fettmodifizierte Kost
- Mineralstoffbedarf
- Vitaminbedarf
- Getränke
- Kochsalzkonsum

- Mögliche Infektionen durch Lebensmittel
- Belastete Lebensmittel
- Übelkeit und Erbrechen

6.1.1 Einstellungsziele

Die Blutzuckerwerte sollten folgende Werte nicht überschreiten:
- Nüchtern und vor jeder Mahlzeit 90 mg/dl,
- 1 h nach der Mahlzeit 140 mg/dl,
- 2 h nach der Mahlzeit 120 mg/dl,
- vor dem Schlafengehen 90–120 mg/dl,
- nächtliche BZ ~ ca. 3 h >60 mg/dl,

Andererseits sollten sie 60 mg/dl nicht unterschreiten.

Ein normnaher HbA_{1c}-Wert ist erstrebenswert. Um dieses Ziel zu erreichen, sind 6–10 Blutzuckermessungen am Tag, eine ausführliche Dokumentation, eine gesunde Ernährung und viel Bewegung notwendig.

Energiebedarf in der Schwangerschaft

In den ersten drei Monaten der Schwangerschaft ist der Energiebedarf kaum erhöht. Ab dem vierten Monat steigt der tägliche Energiebedarf um durchschnittlich 200–300 Kilokalorien. Die zusätzliche Energie von 200–300 kcal ist enthalten in:
- einem Stück Vollkornbrot mit einer Scheibe Käse oder
- einem Becher Naturjoghurt mit einem Apfel und zwei Esslöffeln Haferflocken oder
- einer Handvoll Nüssen.

Die empfohlene Gewichtszunahme und der Energiebedarf orientieren sich am Gewicht der Frauen vor der Schwangerschaft. Adipöse Mütter sollten die tägliche Kalorienzufuhr auf 33% reduzieren und eine maximale Gewichtszunah-

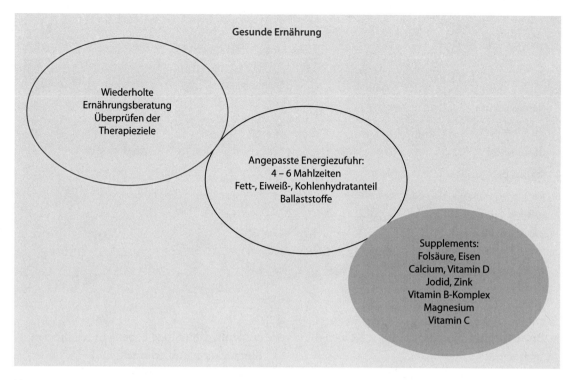

Abb. 6.1 Gesunde Ernährung

Tab. 6.1 Nährstoff- und Energiebedarf während der Schwangerschaft; Empfehlungen für die tägliche Nährstoffzufuhr. (Nach DGE 2004)

	Normalbedarf	Schwanger-schaft
Energie		Plus 255 kcal/Tag
Eiweiß		Plus 10 g Eiweiß/Tag
Kalzium	1000 mg	1000 mg
Magnesium	310 mg	310–350 mg
Eisen	15 mg	30 mg
Jod	200 μg	230 μg
Folsäure	400 μg	600 μg
Vitamin C	100 mg	110 mg

me während der Schwangerschaft von 6–7 kg anstreben (Tab. 6.2).

Wenn das Gewicht niedriger ist als das Sollgewicht, wählt man eine höhere Kalorienzufuhr, bei höherem Gewicht hingegen eine niedrigere Kalorienzufuhr. Die Kalorienzufuhr darf 1500 kcal/Tag nicht unterschreiten, um eine (Hunger-)Ketose zu vermeiden.

Eine höhere Gewichtszunahme bedeutet für die bestehende Schwangerschaft und für jede weitere Schwangerschaft eine deutliche Risikosteigerung.

Kohlenhydrate

Der Hauptanteil des Energiebedarfs ist durch Kohlenhydrate zu decken. Wichtige Voraussetzung für eine gute Blutzuckereinstellung ist die genaue Kenntnis darüber, in welchen Lebensmitteln Kohlenhydrate enthalten sind, wie viele enthalten sind und wie schnell sie resorbiert werden. Der Kohlenhydratgehalt einzelner Lebensmittel wird in **Kohlenhydratportionen** (KH-Portionen) berechnet oder geschätzt. In Deutschland sind verschiedene Einteilungseinheiten gebräuchlich:

◻ Tab. 6.2 Empfohlene Gewichtszunahme in der Schwangerschaft entsprechend dem BMI. (Nach Schweizerische Gesellschaft für Ernährung)

	BMI vor der Schwangerschaft in kg/m²	Empfohlene Gewichtszunahme in kg	Empfohlene Gewichtszunahme pro Woche in kg
Normalgewicht	18,5–24,9	11,5–16	0,4 ab 12. SSW
Untergewicht	<18,5	12,5–18	0,5 ab 12.SSW
Übergewicht	25–29,9	7–11,5	0,3 ab 12.SSW
Starkes Übergewicht	30–39,9	≤7	
Krankhaftes Übergewicht	>40	≤7	
Zwillingsschwangerschaft		15,9–20,4	0,7 ab 12. SSW
Drillingsschwangerschaft		ca. 22	

- **Broteinheit**: 1 BE entspricht 12 g Kohlenhydraten,
- **Kohlenhydrateinheit**: 1 KE entspricht 10 g Kohlenhydraten.

Der Ausschuss Ernährung der Deutschen Diabetes Gesellschaft empfiehlt, von **KH-Portionen** zu sprechen. Eine KH-Portion umfasst 10–12 g Kohlenhydrate, die blutzuckerwirksam sind. Beispiele finden sich in KH-Austauschtabellen. Für insulinpflichtige Diabetikerinnen ist es wichtig zu wissen, wie viel Insulin sie für eine Kohlenhydratportion benötigen. Man spricht von Insulin/Kohlenhydrat-Faktoren (IE/KE). Die **IE/KE-Faktoren** sind individuell und tageszeitlich unterschiedlich. Morgens ist der Insulinbedarf und somit der Faktor meist höher als am Abend, mittags am niedrigsten.

> **Es kommt nicht darauf an, Kohlenhydrate zu sparen, sondern den Kohlenhydratgehalt der Speisen und Getränke hinsichtlich ihrer Blutzuckerwirksamkeit richtig einzuschätzen.**

Man unterscheidet:
- kohlenhydratreiche Lebensmittel, die den Blutzucker erhöhen,
- kohlenhydrathaltige Lebensmittel, die den Blutzucker kaum erhöhen, und
- kohlenhydratfreie bzw. kohlenhydratarme Lebensmittel, die den Blutzucker kaum erhöhen.

Blutzuckererhöhende kohlenhydratreiche Lebensmittel
- Getreide und Getreideprodukte, z. B. Mehl, Stärke, Grieß, Flocken, Brot, Reis, Nudeln
- Kartoffeln und Kartoffelprodukte, z. B. Pommes frites, Püree, Klöße, Kroketten
- Milch und Milchprodukte, z. B. Joghurt, Kefir, Dickmilch, Buttermilch
- Obst
- Zucker, z. B. Haushaltszucker, brauner Zucker, Glukosesirup, Birnendicksaft, Honig, Süßigkeiten, Kuchen, Eis
- Gemüse: Von den Gemüsesorten wird nur noch der Mais berechnet, weil er einen hohen Traubenzuckergehalt hat. Gemüsesorten, die früher berechnet wurden, z. B. Möhren, Rote Bete oder Schwarzwurzeln, werden wegen ihres hohen Ballaststoffgehaltes nicht mehr berechnet.

Kohlenhydrathaltige Lebensmittel, die den Blutzucker kaum erhöhen Einige Nahrungsmittel enthalten zwar Kohlenhydrate, werden aber wegen ihres hohen Gehaltes an Ballaststoffen oder Fett in der Ernährung der insulinbehandelten Diabetikerin nicht berechnet. Sie führen, in üblichen Mengen verzehrt, zu keinem bedeutsamen Blutzuckeranstieg. Es ist aber immer von Vorteil, die Blutzuckerwirksamkeit individuell auszutesten.

- Hülsenfrüchte enthalten Ballaststoffe.
- Linsen, Erbsen, Bohnen, Sojabohnen enthalten Ballaststoffe.
- Nüsse, Kerne und Samen: 1 Handvoll (30–50 g) ohne Berechnung.
- Erdnüsse, Haselnüsse, Walnüsse, Kokosnüsse, Pistazien, Kürbiskerne, Leinsamen, Mohn, Mandeln enthalten Ballaststoffe und Fett.

Kohlenhydratarme bzw. kohlenhydratfreie Lebensmittel, die den Blutzucker nicht erhöhen

- *Wasserreich:* Gemüse, Salat, Pilze, Küchenkräuter
- *Fettreich:* Butter, Margarine, Öl, Mayonnaise, Sahne, Schmalz
- *Eiweiß- und/oder fettreich:* Fleisch, Wurst, Fisch, Geflügel, Eier, Käse

Glykämischer Index

Der Glykämische Index (GI) gibt in Zahlen die blutzuckersteigernde Wirkung von kohlenhydrathaltigen Lebensmitteln an. Er beschreibt die Blutzuckerfläche unter der Kurve, die durch 50 g Traubenzucker entsteht. Der GI von Traubenzucker wird gleich 100 gesetzt. Das heißt, wenn ein Lebensmittel mit einem GI von 50 bezeichnet wird, der Blutzuckeranstieg dieses Lebensmittels nur die Hälfte des Anstiegs der von Glukose ausmacht. In unterschiedlichen Tabellen findet man unterschiedliche Angaben zum GI. Zusätzlich unterliegt der GI von Mensch zu Mensch und in Abhängigkeit der Zusammensetzung verschiedener Mahlzeiten großen Variationen. Deshalb wird hier die Wirkung der Kohlenhydrate auf den Blutzucker mit »schnell« oder »langsam resorbierbar« bezeichnet.

Ballaststoffe

Eine ballaststoffreiche Ernährung hilft, niedrigere und stabilere Blutzuckerwerte zu erreichen. Sie beeinflusst die Blutfette günstig und sorgt für eine gute Verdauung. Ballaststoffe sind unverdauliche Quell- und Füllstoffe in pflanzlichen Nahrungsmitteln. Sie tragen neben ihren sonstigen günstigen Eigenschaften auch zur Sättigung bei. Die zugeführte Nahrung sollte >30 g Ballaststoffe für Erwachsene ohne Diabetes mellitus und für Menschen mit Diabetes mellitus >40 g Ballaststoffe enthalten. Das gelingt am ehesten mit einer Kost, die viele pflanzliche, ballaststoffreiche Lebensmittel enthält. Hier einige Beispiele:

- Gemüse, Obst und Hülsenfrüchte sind vorzügliche Ballaststofflieferanten. Sie enthalten vor allem auch sog. lösliche Ballaststoffe, für die besonders günstige Wirkungen auf den Stoffwechsel nachgewiesen sind.
- Fünf Portionen Gemüse und/oder Obst am Tag – z. B. drei Portionen Gemüse und zwei Portionen möglichst frisches Obst – helfen, die empfohlene Ballaststoffmenge zu sichern. Die Regel »Fünf am Tag«, die heute allen Menschen für die Erhaltung ihrer Gesundheit empfohlen wird, hat für Diabetiker eine zusätzliche Bedeutung, da die HbA1c-Blutzucker- und -Blutfettwerte bei einer solchen Kost positiv beeinflusst werden.
- Vollkorngetreideprodukte haben den Vorteil, dass die darin enthaltenen Kohlenhydrate nur langsam aufgespalten werden und somit zu einem flachen Blutzuckerverlauf beitragen.

Süßungsmittel

Zucker Aufgrund von kontrollierten Studien ist eine moderate Aufnahme von Haushaltszucker (Saccharose) für Menschen mit Diabetes akzeptabel. Die Zufuhr von Haushaltszucker sollte aber 10% der Gesamtenergiemenge nicht überschreiten. Dies bedeutet bei einer Kost mit durchschnittlich 2000 kcal/Tag eine obere Zufuhrgrenze von 50 g/Tag. Zucker in Getränken sollte vermieden werden, weil er den Blutzucker sehr schnell erhöht. Zucker in Verbindung mit Fett und Eiweiß, z. B. in Kuchen, Gebäck und Eis, führt zu einem langsameren Blutzuckeranstieg. Wie schnell man auf den Verzehr von 30–50 g Zucker kommt, zeigen folgende Beispiele:

20 g Schokolade	ca. 11 g
1 Stück Apfelkuchen (Rührteig 100 g)	ca. 15 g
1 Magnum Eis	ca. 25 g
150 g Fruchtjoghurt	ca. 10 g
20 g Marmelade	ca. 10 g
1 Riegel Bounty (30 g)	ca. 15 g
1 Riegel Snickers (60 g)	ca. 30 g

Süßstoffe Süßstoffe enthalten keine Kohlenhydrate und keine Kalorien und bewirken somit auch keinen Blutzuckeranstieg. Zu den Süßstoffen gehören z. B. Aspartam, Acesulfam K, Thaumatin, Saccharin, Cyclamat. Sie sind in den üblichen Verzehrmengen gesundheitlich unbedenklich.

Zuckeraustauschstoffe Zu den Zuckeraustauschstoffen gehören Fruktose (Fruchtzucker), Sorbit, Mannit, Maltit, Isomalt, Lactit, Xylit und Polydextrose. Zuckeraustauschstoffe bringen im Vergleich zu Süßstoffen keine Vorteile. Zuckeraustauschstoffe führen häufig zu Unverträglichkeiten wie Blähungen, in größeren Mengen genossen, können sie abführend wirken. Für die Verwendung von Zuckeraustauschstoffen besteht keine Notwendigkeit. Insbesondere Fruktose kann FS-Störungen (Fettsäurestörung) fördern

und bei bekannten FS-Störungen zu einer Befundverschlechterung führen (TG hoch, HDL-runter).

Eiweiß

Der Eiweißbedarf in der Schwangerschaft ist erst ab dem 4. Monat erhöht. Die Proteinzufuhr sollte mittels hochwertiger Eiweißkombinationen um ca. 10 g/Tag gesteigert werden. Als Eiweißzulage eignen sich besonders Milch und Milcherzeugnisse, wie Joghurt, Buttermilch, Quark, Käse, sowie Seefisch und Vollkornprodukte (► Abschn. 6.5).

Fette

Fette dienen hauptsächlich als Energielieferant und zur Aufnahme von fettlöslichen Vitaminen (E, D, K, A). Der übermäßige Konsum von Fett (hauptsächlich tierisches Fett) kann zu Übergewicht (Adipositas), hohem Cholesterinspiegel (Hypercholesterinämie) und Bluthockdruck (Hypotonie) führen. Deshalb sollten hauptsächlich tierische Fette eingespart werden, z. B. Fleisch, Eier, Sahne, Butter, Wurst. Als Streich- und Kochfett sollten bevorzugt pflanzliche Fette verwendet werden. Sie sind z. B. in Margarine, Ölen und Nüssen enthalten. Die Energiemenge ist bei pflanzlichen und tierischen Fetten gleich hoch, jedoch sind in den pflanzlichen Fetten essentielle Fettsäuren enthalten.

> **Die Gesamtfettaufnahme sollte unter 35% der Tageskalorien bleiben.**

Man unterscheidet:
- *Gesättigte Fettsäuren* erhöhen den Cholesterinspiegel. Gesättigte Fettsäuren kommen vor allem in tierischen Produkten vor. Die Aufnahme sollte unter 10% der Gesamtfettmenge liegen. Um dies zu erreichen, ist es notwendig, fettarme Produkte auszuwählen, z. B. fettarmes Fleisch, fettarme Wurst, fettarmen Käse, fettarme Milchprodukte.

- *Einfach ungesättigte Fettsäuren* haben einen positiven Effekt auf die Serumlipidspiegel und die Insulinempfindlichkeit. Einfach ungesättigte Fettsäuren sind enthalten in Rapsöl, Olivenöl, Erdnussöl, Haselnussöl, Mandelöl.
- *Mehrfach ungesättigte Fettsäuren* haben eine günstige Auswirkung auf den Cholesterinspiegel. Sie sind enthalten in Sojaöl, Sesamöl, Distelöl, Leinöl, Nussöl.
- *Omega-3-Fettsäuren* haben eine besondere Schutzfunktion gegen Herz-Kreislauf-Erkrankungen. Sie sind enthalten in Fisch, z. B. Hering, Makrele, Lachs, Kabeljau, Seelachs.

Mineralstoffe

Kalzium In der Schwangerschaft wird ca. 25–30 mg/Tag Kalzium zusätzlich für den Fetus benötigt. Die empfohlene Kalzium-Zufuhr liegt bei 1000 mg/Tag. Milch und Milchprodukte sind gute Kalziumlieferanten. Einige Gemüsesorten (z. B. Brokkoli, Grünkohl, Spinat) und Mineralwässer (>300 mg/l Kalzium) können ebenfalls zur Bedarfsdeckung beitragen.

Magnesium Der leicht erhöhte Magnesiumbedarf kann über die Ernährung gedeckt werden. Besonders magnesiumreich sind Vollkornprodukte, Hülsenfrüchte, Erbsen, Grünkohl, Portulak und einige Mineralwässer (>100 mg/l Magnesium).

Jod Durch die vermehrte Durchblutung der Niere und eine damit einhergehende erhöhte Jodausscheidung im Urin sowie den Jodbedarf des Fetus liegt in der Schwangerschaft ein erhöhter Jodbedarf vor. Der Verzehr von Seefisch und Meerestieren sowie von Milch, Milchprodukten und Jodsalz trägt zur Jodversorgung bei. Die Aufnahme von 230 µg Jodid ist notwendig. Selbst bei relativ jodreicher Ernährung ist dies nicht zu erreichen. Deshalb gilt die Empfehlung, während der Schwangerschaft täglich 200 µg Jodid in Tablettenform aufzunehmen.

Eisen In der Schwangerschaft ist der Eisenbedarf um 100% erhöht. Eisen ist reichlich in Fleisch, Wurstwaren, Vollkornbrot, Haferflocken, Hirse, Spinat, Schwarzwurzeln, Möhren und Löwenzahn vorhanden. Das in tierischen Lebensmitteln enthaltene Eisen ist besser verfügbar als pflanzliches. Vitamin C verbessert die Eisenaufnahme. Die Schwangere sollte täglich 30 mg Eisen aufnehmen. Da dies über die normale Nahrung schwierig ist, könnte anstelle von Tabletten auch Kräuterblut Floradix (sehr eisenhaltiger Saft) gegeben werden.

Vitaminbedarf

Folsäure Infolge des hohen Folatbedarfs des Fetus ist auch der Bedarf der Schwangeren stark erhöht. Um Schwangerschaftskomplikationen zu vermeiden, sollten insgesamt 600 µg Nahrungsfolat pro Tag aufgenommen werden. Besonders viel Folsäure enthalten Vollkornbrot, Hülsenfrüchte, Blumenkohl, Spinat, Rosenkohl, Grünkohl, Erbsen, Brokkoli, Feldsalat, Orangen, Erdbeeren und Weintrauben. Der Mehrbedarf kann in der Regel nicht durch die Ernährung gedeckt werden und muss deshalb als Folsäurepräparat (400 µg) zugeführt werden. Folsäure sollte außerdem möglichst schon vier Wochen vor Beginn der Schwangerschaft eingenommen werden.

Vitamin C Empfohlen wird eine tägliche Zufuhr von 110 mg Vitamin C. Der Bedarf lässt sich leicht über die Ernährung decken. In allen Gemüse- und Obstsorten ist Vitamin C enthalten, besonders viel in Sanddornsaft, schwarzen Johannisbeeren und Orangensaft.

Getränke

Der tägliche Flüssigkeitsbedarf liegt bei 1,5–2,0 l. Die früher empfohlene Flüssigkeitsbeschränkung bei Ödemen oder Schwangerschaftsgestose ist obsolet. Bei Kaffee und schwarzem Tee gelten

2–3 Tassen pro Tag als Orientierung, aber nicht als Empfehlung.

> ❯ **Alkoholverzicht ist in der Schwangerschaft ein Muss, da es für Alkohol keinen »sicheren Grenzwert« gibt, der Schäden beim Kind ausschließt.**

Wenn in Unkenntnis einer bestehenden Schwangerschaft mäßig Alkohol getrunken wurde, besteht trotzdem kein Grund zur Panik.

Kochsalzkonsum

Der Kochsalzkonsum muss nicht eingeschränkt werden, auch nicht bei Ödemen oder Schwangerschaftsgestose. Nachgewiesene Nebenwirkungen einer salzarmen Ernährung (<2 g Kochsalz/Tag) können sogar potenziell negative Folgen haben. Empfehlenswert sind jodiertes, fluoriertes Salz und Lebensmittel, die mit Jodsalz hergestellt wurden. Die Tagesdosis an NaCl liegt nach den Empfehlungen der DGE bei 5 g/Tag.

Mögliche Infektionen durch Lebensmittel

Um eine mögliche Infektion durch EHEC-, Listeriose- und Toxoplasmosebakterien zu vermeiden, gelten folgende Maßnahmen.

> **Maßnahmen zur Vorbeugung einer Infektion**
> — Fleisch-, Geflügel- und Fischgerichte vollständig durchgaren (vor allem Schweine-, Lamm- und Ziegenfleisch)
> — Kein Verzehr von rohem Fleisch, z. B. Tatar, Mett und Rohwurst
> — Rohmilch abkochen
> — Auf Genuss von Rohmilchkäse verzichten und (auch bei anderen Käsesorten) die Käserinde nicht mit verzehren
> — Gemüse, Salat und Früchte vor dem Essen stets gut waschen

> — Hände mit Seife waschen, besonders nach Garten- und Küchenarbeit

Belastete Lebensmittel

Während der Schwangerschaft ist wegen des möglicherweise hohen Gehaltes an Methylquecksilber (MeHg) der Verzehr folgender Fischarten einzuschränken:
- Haifisch (alle Arten),
- Bonito, falscher Bonito,
- Schwertfisch,
- Einfarb-Pelamide,
- langschwänziger Stör,
- Blauleng,
- Hecht,
- Steinbeißer,
- Haarschwänze,
- Rochen,
- Seeteufel,
- Thunfisch.

Diese Einschränkungen betreffen allerdings nur Frauen im fertilen Alter, die regelmäßig größere Mengen (>100 g/Tag) dieser Fischarten verzehren. Als unbedenklich gelten dagegen:
- Lachs,
- Scholle,
- Sprotte,
- Sardine,
- Kabeljau,
- Hering,
- Makrele,
- Schellfisch,
- Seelachs,
- Alaska-Seelachs,
- Seezunge und Seehecht.

Was tun bei Übelkeit und Erbrechen?

Viele Frauen leiden besonders am Anfang der Schwangerschaft unter Übelkeit und Erbrechen. Diese Beschwerden sind auf die hormonelle Umstellung des Stoffwechsels in der Schwangerschaft zurückzuführen. Sie verschwinden in der Regel nach ein paar Wochen. Oft hilft es schon, morgens im Bett bzw. vor dem Aufstehen etwas zu trinken, z. B. eine Tasse Tee oder Milch, oder eine Kleinigkeit zu essen, z. B. Zwieback oder Brot. Meist sind auch kleinere Mahlzeiten besser verträglich. Zwischenmahlzeiten können die Übelkeit mildern. Kommt es trotzdem nach dem Essen zum Erbrechen, ist die tatsächlich aufgenommene Kohlenhydratmenge schwer abzuschätzen. Um Unterzuckerungen vorzubeugen, helfen folgende Maßnahmen:

— Traubenzucker langsam im Mund zergehen lassen,
— mit Zucker gesüßte Getränke, wie Tee, Säfte oder Limonaden, in kleinen Schlucken oder mit dem Teelöffel zu sich nehmen.

❯ Kommt es bei schwangeren Diabetikerinnen regelmäßig nach dem Essen zum Erbrechen, wird vor dem Essen nur die Hälfte der Insulinmenge gespritzt. Bleibt das Essen im Magen, wird die fehlende Insulinmenge nachgespritzt.

6.2 Präventive Ernährung zur Vermeidung des Gestationsdiabetes

Eine Vielzahl von groß angelegten Verlaufsbeobachtungen zeigen, dass übergewichtige Frauen ein hohes Risiko haben, in der Schwangerschaft an einem Gestationsdiabetes zu erkranken. Der Gestationsdiabetes ist in diesem Zusammenhang ein »frühes Zeichen« des metabolischen Syndroms oder eines sich entwickelnden Diabetes mellitus. Übergewicht bedeutet nicht nur ein Risiko für die werdende Mutter, auch das ungeborene Kind hat ein vielfach erhöhtes Risiko, im späteren Leben übergewichtig zu werden, ein metabolisches Syndrom zu entwickeln und an einem Diabetes mellitus zu erkranken. Deshalb sind Früherkennung und Interventio-

◻ Tab. 6.3 Risikoerhöhung in Abhängigkeit des BMI (Quelle: Beratungs-Standards der Deutschen Gesellschaft für Ernährung)

BMI kg/m²	Risiko
13–18,4	0,7%
18,5–24,9	2,3%
25–29,9	4,8
30–34,9	5,5%
35–64,9	11,5%

nen notwendig. Frauen im geburtsfähigen Alter sollten schon vor der Schwangerschaft ein normales Gewicht, normnahe Blutfette und einen normnahen Blutdruck haben. Dies sollte durch gesunde Ess- und Trinkgewohnheiten, einen entsprechenden Lebensstil und mehr Bewegung bereits präkonzeptionell erreicht werden (Lancet-Ausgabe 2010, Sept 18).

Die Höhe der Gewichtszunahme der Mutter während der Schwangerschaft hat eindeutige Auswirkungen auf das Geburtsgewicht des Kindes. Mütter, die mehr als 24 kg in der Schwangerschaft an Gewicht zugenommen haben, hatten im Durchschnitt 150 g schwerere Kinder als Mütter mit einer Gewichtszunahme von 8–10 kg. Frauen mit mehr als 24 kg Gewichtszunahme in der Schwangerschaft gebären deutlich mehr Kinder mit einem Geburtsgewicht über 4000 g (Lancet-Ausgabe 2010, Jul 24).

Übergewicht und Adipositas erhöhen das Risiko, einen Gestationsdiabetes zu entwickeln (◻ Tab. 6.3).

Wenn es keine übergewichtigen schwangeren Frauen gäbe, gäbe es fast 50% weniger Schwangerschaftsdiabetes (Lancet-Ausgabe 2010, Sept 18).

6.2.1 Risikofaktoren für die Entstehung eines Gestationsdiabetes

Prinzipiell kann bei jeder schwangeren Frau ein Gestationsdiabetes auftreten. Es gibt allerdings Risikofaktoren, die das Auftreten eines Gestationsdiabetes begünstigen. Kommen mehrere Risikofaktoren zusammen, steigt auch das Risiko der Erkrankung.

Risikofaktoren für Gestationsdiabetes
- Übergewicht mit einem BMI vor der Schwangerschaft von >27 kg/m²
- Lebensalter über 30 Jahre
- Diabetes mellitus in der Familie bei Verwandten ersten Grades (Eltern und Geschwister)
- Schwangerschaftsdiabetes in einer vorherigen Schwangerschaft
- Vorangegangene Geburt eines Kindes >4000 g Geburtsgewicht
- Vorangegangene Totgeburt
- Schwere Fehlbildungen in einer vorherigen Schwangerschaft
- Gehäufte Fehlgeburten (drei aufeinanderfolgende Fehlgeburten)

Welche Risikofaktoren lassen sich beeinflussen?
- Schwangerschaft vor dem 30. Lebensjahr
- Gewichtsreduktion auf BMI < 27 kg/m²

Da die meisten Frauen, die einen Gestationsdiabetes entwickeln, übergewichtig sind, steht im Vordergrund der Risikominimierung eine Gewichtsreduktion.

Vorbeugende Maßnahmen zur Risikominimierung
- Erreichen eines normnahen Gewichtes
- Erreichen normnaher Blutfette
- Erreichen eines normnahen Blutdrucks
- Richtige Auswahl der Kohlenhydrate und Verteilung über den Tag
- Änderung des Ess- und Trinkverhaltens
- Bewegung und Entspannung

6.2.2 Erreichen eines normnahen Gewichtes

Körpergewicht

Der Body Mass Index (BMI) ist das heute medizinisch anerkannte Maß zur Beschreibung des Körpergewichtes. Adipositas ist definiert als eine übermäßige Vermehrung des Körperfetts (◘ Tab. 6.4).

Der BMI wird folgendermaßen berechnet: BMI = Körpergewicht in Kilogramm geteilt durch Körpergröße in Metern im Quadrat. Beispiel: der Patient ist 1,70 m groß und wiegt 70 kg. Die Formel lautet: 70 kg : (1,7 m)² = 24,22 kg/m².

Bedeutung und Messung der Fettverteilung:

Neben dem Ausmaß des Übergewichts beeinflusst auch das Fettverteilungsmuster das Gesundheitsrisiko hinsichtlich Stoffwechsel- und kardiovaskularer Erkrankungen. Die abdominale Fettverteilung ist weitaus ungünstiger als die gluteafemorale Form. Die viszerale Fettmasse begünstigt besonders kardiovaskuläre Risikofaktoren und Komplikationen. Durch die Messung des Taillenumfangs lässt sich das Ausmaß des viszeralen Fettdepots grob abschätzen (◘ Tab. 6.5 und ◘ Tab. 6.6).

Maßnahmen zur Gewichtsreduktion

Gewicht zu reduzieren und ein reduziertes Gewicht zu halten erfordert viel Kraft und Durchhaltevermögen. Eine gesunde Gewichtsreduktion und die langfristige Stabilisierung des Ge-

Tab. 6.4 Beurteilung des BMI (Nach WHO 2000)

Kategorie	BMI	Risiko für Begleiterkrankungen
Untergewicht	<18,5	niedrig
Normalgewicht	18,5–24,9	durchschnittlich
Übergewicht	≥25,0	
Präadipositas	25–29,9	gering
Adipositas Grad I	30–34,9	erhöht
Adipositas Grad II	35–39,9	hoch
Adipositas Grad III	≥40	sehr hoch

Tab. 6.5 Grenzwerte für den Taillenumfang bei abdominaler Adipositas (Quelle: The Endocrine Society's Clinical Guidelines)

Region		Grenzwerte Taillenumfang
Amerika	AHA/NHLBI	≥102 cm für Männer; ≥88 cm für Frauen
Europa	IDF	≥94 cm für Männer; ≥90 cm für Frauen
Asien	AHA/NHLBI/IDF	≥90 cm für Männer; ≥80 cm für Frauen

Tab. 6.6 Risikobewertung anhand des Taillenumfangs (Deutsche Gesellschaft für Ernährung)

Risiko für metabolische und kardiovaskuläre Komplikationen	Taillenumfang in cm	
	Männer	Frauen
erhöht	≥94	≥80
deutlich erhöht	≥102	≥88

wichtes bedeutet, den Lebensstil zu überdenken und zu verändern.

Angepasste Kalorienzufuhr Häufig besteht bei Frauen, die zur Risikogruppe für die Entstehung eines Gestationsdiabetes gehören, Übergewicht, gepaart mit einer Hyper(pro)insulinämie. Übergewicht fördert die Insulinresistenz und die Entstehung einer Hyper(pro)insulinämie. Um dieser Hyper(pro)insulinämie entgegenzuwirken, ist eine Gewichtsreduktion notwendig. Zur Gewichtsreduktion ist für die meisten Frauen eine ausgewogene Mischkost mit 1200 kcal pro Tag zu empfehlen, verteilt auf **drei Mahlzeiten am Tag**.

Die Gewichtsreduktion sollte erreicht werden durch Kalorienreduktion, Fettreduktion und langsam resorbierbare Kohlenhydrate.

Maßnahmen zum Erreichen normnaher Blutfettwerte Die folgende Tabelle (**Tab. 6.7**) zeigt, welchen Einfluss Ernährung und Bewegung auf die Blutfette haben.

Zur Normalisierung der Blutfettwerte und des Gewichts lautet die **Empfehlung, maximal 30–35% des Energiebedarfs in Form von Fett** aufzunehmen.

◘ Tab. 6.7   Einfluss der Ernährungsumstellung auf die Lipoproteine und das KHK-Risiko (Quelle: The Endocrine Society's Clinical Guidelines; nach JNC 7)

Diätfaktor	Empfohlene Änderung	LDL-Chol. Redu- zierung (%)	Erwartete Reduktion KHK (%)
Reduzierung der gesättigten Fettsäuren	Reduzierung des gesättigten Fetts auf <7% der Energieaufnahme	8–10	>8–10
Reduzierung der Transfett- säuren	Reduzierung der Trans-Fettsäuren auf <1% der Energieaufnahme	2	~2
Diätetische Cholesterinre- duktion	Reduzierung des Cholesterins aus der Nahrung auf < 200 mg/Tag	3–5	>3
Pflanzliche Stanole/Sterole	Erhöhung der pflanzlichen Stanole/ Sterole 2 g/Tag	6–10	>6
Ballaststoffe	Ballaststoffzufuhr um 5–10 g/Tag erhöhen	3–5	>3
Gewichtsreduzierung	Reduzierung des Körpergewichts um 7–10%	5–8	>5
Summe		**~25–35**	**~25**

Beispiele für die Berechnung der Gesamtfettzufuhr am Tag:

- **Energieverordnung: 1200 kcal**
30% Fett=360 kcal :9=40 g Fett/Tag
35% Fett=420 kcal :9=45 g Fett/Tag

- **Energieverordnung: 1500 kcal/Tag**
30% Fett=450 kcal :9=50 g Fett/Tag
35% Fett=525 Kcal :9=60 g Fett/Tag

- **Fettverteilung der Gesamtfettzufuhr auf:**
- 7–10% gesättigte Fettsäuren – z. B. enthalten in: Butter, Speck, Sahne, Fleisch, Wurst, Milch, Milchprodukte, Kokosfett,
- 7–8% einfach ungesättigte Fettsäuren, z. B. enthalten in: Olivenöl, Rapsöl,
- 7–8% mehrfach ungesättigte Fettsäuren, etwa Linolsäure, z. B. enthalten in: Sonnenblumenöl, Distelöl, Keimöl, Nüssen, Mandeln, Samen, oder Omega-3-Fettsäuren, z. B. enthalten in: Hering, Lachs, Makrele, Thunfisch, Leinöl, Rapsöl,

- >1% Transfettsäuren, enthalten in: Fertigprodukten wie Pommes frites, Keksen, Kartoffelchips, Back- und Bratfetten.

Fettgehalt in 100 g Wurst
- Bockwurst: 26 g
- Bratwurst: 29 g
- Weißwurst: 27 g
- Wiener Würstchen: 28 g
- Leberkäse: 28 g
- Cervelatwurst: 35 g
- Gelbwurst: 27 g

Fettgehalt in 100 g Käse
- Appenzeller: 50%; F.i.Tr.: 31 g
- Bavaria Blue: 70%; F.i.Tr.: 40 g
- Camembert: 60%; F.i.Tr.: 33 g
- Emmentaler: 45%; F.i.Tr.: 30 g
- Mascarpone: 45%; F.i.Tr.: 47 g
- Frischkäse: 60%; F.i.Tr.: 23 g

Fettgehalt verschiedener Lebensmittel
- 250 g: Kartoffelchips: 100 g
- 1 Tafel Schokolade: 33 g
- 100 g Erdnüsse: 50 g
- 200 g Fleischsalat: 90 g

Empfehlenswert sind fettarme Fleisch-, Wurstwaren (Pute, Hähnchen ohne Haut, Muskelfleisch, Putenschinken, Geflügelpastete, Bierschinken usw.), fettarme Milchprodukte (1,5% Fett), Käse (30% F.i.Tr.).

Empfehlenswerte Öle sind z. B. Olivenöl, Sonnenblumenöl, Rapsöl, Sojaöl.

▪ **Cholesterinarme Ernährung**
Die Cholesterinaufnahme sollte unter 200 mg/Tag liegen.

Nahrungsmittel mit viel Cholesterin (jeweils in 100 g Nahrungsmittel)
- Hirn: 2000 mg
- Sahne: 110 mg
- Leber, Herz, Nieren: 300 mg
- Crèmefraiche 40% F.: 130 mg
- Butter: 240 mg
- Schmand 24% F.: 80 mg
- 1 Eigelb: ca. 240 mg
- Austern: 260 mg
- Käse 60% F.i.Tr.*: 105 mg
- Garnele: 138 mg
- Wurst durchschnittlich*: 100 mg
- Scampi: 140 mg
- Hummer: 135 mg
- Shrimps: 200 mg
- Flusskrebs: 158 mg
- Miesmuschel: 150 mg
- Tintenfisch: 170 mg

* Je höher der Fettgehalt, umso höher auch der Choleringehalt!

▪ **Stanole und Sterole**
Pflanzenstanole und Pflanzensterole kommen natürlicherweise in Gemüse, Früchten, Nüssen, Samen, Hülsenfrüchten und Pflanzenölen vor. Bei einer typischen westeuropäischen Ernährungsweise werden täglich 20–50 mg Stanole und 150–400 mg Sterole aufgenommen.

Um die Aufnahme zu erhöhen, sollten täglich große Mengen der genannten Lebensmittel gegessen werden. Zur Cholesterinsenkung werden 2 g Stanole/Sterole benötigt. Diese Menge kann nur durch den Verzehr von Lebensmitteln erreicht werden, die mit Stanolen/Sterolen angereichert sind. Gesetzlich erlaubt ist die Anreicherung von z. B. Margarine, Salatdressings, Milch, Joghurt und Soja-Getränken. Die Produkte müssen gekennzeichnet sein. Mit Stanolen und Sterolen angereicherte Produkte werden für die Ernährung schwangerer und stillender Frauen und Kinder unter 5 Jahren nicht empfohlen.

▪ **Ballaststoffe**
Ballaststoffe senken in einem gewissen Umfang das LDL Cholesterin. Die Empfehlung lautet: 40 g Ballaststoffe am Tag.

Ballaststoffgehalt verschiedener Lebensmittel
- 100 g Vollkornbrot: 8 g
- 20 g Haferkleie: 10 g
- 150 g Kartoffeln: 3 g
- 250 g Obst: 5 g
- 200 g Möhren: 6 g
- 200 g Rote Beete: 5 g
- 100 g Paprika: 3 g

- Summe: 40 g

Maßnahmen zum Erreichen eines normnahen Blutdruckes Auch der Blutdruck kann durch Gewichtsreduktion und Bewegung normalisiert werden. Die Hälfte der Menschen mit Bluthoch-

▣ Tab. 6.8 Wirksamkeit der Lebensstiländerung auf den Bluthochdruck (Quelle: The Endocrine Society's Clinical Guidelines)		
Lebensstiltherapie	**Spezifische Empfehlungen**	**Erwartete Reduzierung des systolischen Blutdrucks (mmHg)**
Gewichtsreduktion	Gewichtsreduktion um 7–10% des Körpergewichts	5–20
Moderate Übungen	Moderate Übungen (30 Min. pro Tag)	4–9
Reduktion von Natrium	< 2 g pro Tag (100 mmol pro Tag)	2–8
Andere Ernährungsänderungen	Vermehrt Früchte und Gemüse (z. B. DASH-Diät): fünf Mahlzeiten pro Tag	8–14
Begrenzung des Alkoholkonsums		2–4
Summe		**>10**

druck ist salzsensitiv, d.h., weniger Kochsalzaufnahme durch die Nahrung kann den Blutdruck senken. Die Empfehlung lautet < 2 g Natrium am Tag, das entspricht < 5 g Kochsalz. Der Bundesbürger verzehrt durchschnittlich 10–15 g Kochsalz am Tag (▣ Tab. 6.8).

Salzreiche Nahrungsmittel
- Geräucherte Fleisch und Fischerzeugnisse, z. B. roher Schinken, Salami, Brathering, Makrele,
- Fertiggerichte in Konserven oder als Tiefkühlkost,
- Suppen, Soßenpulver, Kartoffelkloßpulver,
- Salzstangen, Käsegebäck, gesalzene Nüsse.

»Vorsicht«: Mineralwasser kann sehr viel Natrium enthalten!

■ **Richtige Auswahl der Kohlenhydrate und Verteilung über den Tag**

Verteilung der Kohlenhydrate auf drei Mahlzeiten am Tag Zur Gewichtsreduktion, und um eine Hyper(pro)insulinämie und Insulinresistenz zu vermeiden, sollte die Nahrung und vor allem die Kohlenhydrataufnahme auf drei Hauptmahlzeiten beschränkt werden. Bei jeder weiteren Kohlenhydratzufuhr kommt es zu einer erneuten Insulinausschüttung. Werden schnell resorbierbare Kohlenhydrate gegessen, kommt es zu einer schnelleren und höheren Insulinausschüttung. Zwischenmahlzeiten und Spätmahlzeiten führen zu hohen Insulinspiegeln über viele Stunden am Tag und während der Nacht. Eine Überflutung des Organismus mit Insulin hemmt den Fettabbau und begünstigt die Insulinresistenz.

Man unterscheidet:
- kohlenhydrathaltige Lebensmittel, die schnell resorbiert werden und den Blutzucker schnell erhöhen,
- kohlenhydrathaltige Lebensmittel, die langsam resorbiert werden und den Blutzucker langsam erhöhen,
- kohlenhydratfreie bzw. kohlenhydratarme Lebensmittel, die den Blutzucker kaum erhöhen.

Die unterschiedliche Wirkung auf den Blutzuckerverlauf verdeutlichen die Graphiken in ▣ Abb. 6.2 und ▣ Abb. 6.3.

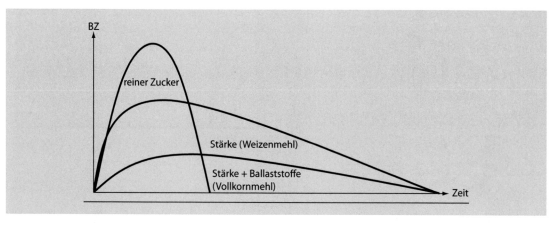

Abb. 6.2 Blutzuckerverlauf

Kohlenhydrathaltige Lebensmittel, die den Blutzucker schnell erhöhen

- Zucker und mit Zucker gesüßte Getränke
- Marmelade und Honig
- Obst und Obstsäfte, getrocknete Früchte
- Weißbrot
- Industriell verarbeitete Kartoffeln, z. B. Instant Kartoffelbrei
- Gummibären

Kohlenhydratarme bzw. kohlenhydratfreie Lebensmittel, die den Blutzucker nicht erhöhen

- Wasserreich: Gemüse, Salat, Pilze, Küchenkräuter
- Fettreich: Butter, Margarine, Öl, Mayonnaise, Sahne, Schmalz
- Eiweiß- und/oder fettreich: Fleisch, Wurst, Fisch, Geflügel, Eier, Käse

Der Verzehr von schnell resorbierbaren Kohlenhydraten sollte stark eingeschränkt werden.

Kohlenhydrathaltige Lebensmittel, die den Blutzucker langsam erhöhen

- Vollkorngetreide und daraus hergestellte Produkte (Vollkornbrot, Vollkornnudeln)
- Vollkornreis, Naturreis
- Kartoffeln, Pellkartoffeln, Salzkartoffeln
- Naturjoghurt, Kefir
- Schokolade

Ballaststoffe Durch eine ballaststoffreiche Ernährung erreicht man einen flacheren und gleichmäßigeren Blutzuckeranstieg. Deshalb sollte bei Backwaren bevorzugt Vollkorngetreide verwendet werden, zweimal in der Woche Hülsenfrüchte sowie täglich drei Portionen Gemüse und zwei Portionen Obst gegessen werden. Durch den Verzehr von Haferkleie, Weizenkleie oder Reiskleie kann die Ballaststoffzufuhr erhöht werden. Kleie kann zunächst Blähungen verursachen, deshalb empfiehlt sich eine stufenweise Anhebung der Portionen. Kleie benötigt viel Flüssigkeit, deshalb pro Esslöffel Kleie 200 ml trinken.

Beispiele für Tagespläne finden sich im ► Abschn. 6.5 (Tagespläne 1200 kcal ► Tab. 6.11, ► Tab. 6.12, ► Tab. 6.13 und ► Tab. 6.14).

6

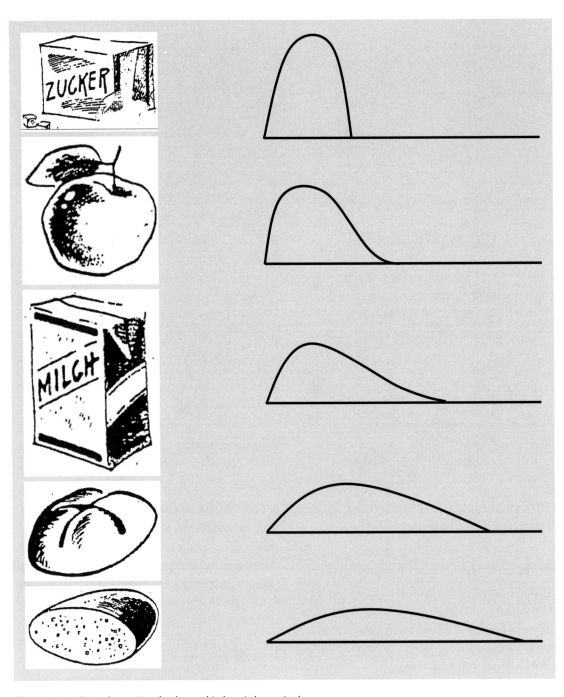

◘ **Abb. 6.3**   Blutzuckeranstieg durch verschiedene Lebensmittel

Merke: Präventive Ernährung
- Reduktionskost von 1200–1500 kcal
- Drei Mahlzeiten
- Nur langsam resorbierbare Kohlenhydrate

- Mindestens 30 g Ballaststoffe am Tag
- Keine mit Zucker gesüßten Getränke, keine Fruchtsäfte
- Höchstens 300 g Obst
- Mindestens 450 g Gemüse

> - Fettarme Lebensmittel
> - Mehr Bewegung: 3- bis 5-mal die Woche 45–60 Minuten Sport

Änderung des Ess- und Trinkverhaltens Essen und Trinken wird von vielen verschiedenen Faktoren beeinflusst, wie z. B. persönlicher Lebenssituation, individuellen Vorlieben und Gewohnheiten, gesellschaftlichen Trends, Wertvorstellungen, Zeit- und Geldbudget. Dementsprechend umfasst eine Veränderung des Ess- und Trinkverhaltens viele verschiedene Lebensbereiche, die individuell berücksichtigt werden müssen. Veränderungen sollten in kleinen, zumutbaren Schritten erfolgen, mit konkreten Zielen, die überprüfbar sind. Wichtig sind auch gezielte Maßnahmen zur Vermeidung von Rückfällen. Positiv wirken sich hier eine langfristige, qualifizierte Betreuung aus und die Einbindung von Familie, Partner und sozialem Umfeld.

Bewegung und Entspannung Körperliche Aktivität unterstützt die Gewichtsabnahme und ist besonders wichtig für den Gewichtserhalt.

> **Sport und Bewegung**
> - Steigert den Energieverbrauch und Fettstoffwechsel
> - Erhält die Muskulatur und baut neue Muskulatur auf
> - Reduziert die Insulinausschüttung und verbessert die Insulinempfindlichkeit
> - Reduziert die Risikofaktoren für Arteriosklerose
> - Steigert die Lebensqualität und Lebensfreude
> - Fördert das körperliche, seelische Wohlbefinden

Wichtig ist, dass die körperliche Bewegung vor allem bei Untrainierten langsam eingeführt, regelmäßig ausgeübt und kontinuierlich gesteigert wird. Die Intensität soll sich dabei an der individuellen körperlichen und psychischen Verfassung orientieren

Empfohlen wird eine sportliche Betätigung von mindestens 3-mal, besser 5-mal pro Woche für 45–60 Minuten. Zusätzlich ist eine Steigerung der Alltagsbewegung sinnvoll. Gezielte Entspannung kann eine Gewichtsabnahme ebenso unterstützen oder eine Gewichtszunahme verhindern. Eine Möglichkeit wäre die Muskelrelaxation nach Jacobson oder ein entspannendes Bad.

6.3 Ernährung in der Schwangerschaft

6.3.1 Ernährung bei Gestationsdiabetes

Der Gestationsdiabetes ist gekennzeichnet durch eine Hyper(pro)insulinämie und eine Insulinresistenz. Deshalb sollte die Nahrungsaufnahme der werdenden Mutter auf drei Hauptmahlzeiten beschränkt werden. Eine ständige Glukosebelastung des Organismus mit Zwischenmahlzeiten sollte unterbleiben. Für die werdende Mutter ist es ganz wichtig, dass ihr Essen nur langsam resorbierbare Kohlenhydrate enthält. Die meisten Frauen mit Gestationsdiabetes sind übergewichtig. Für sie gilt eine Kostempfehlung von 1500 kcal am Tag (▶ Abschn. 6.5: ▶ Tab. 6.15, ▶ Tab. 6.16, ▶ Tab. 6.17 und ▶ Tab. 6.18).

> **Merke bei Gestationsdiabetes**
> - Energieaufnahme von 1500 kcal nicht unterschreiten
> - Drei Mahlzeiten
> - Nur langsam resorbierbare Kohlenhydrate
> - Mindestens 40 g Ballaststoffe am Tag
> - Keine mit Zucker gesüßten Getränke, keine Fruchtsäfte
> - Höchstens 300 g Obst
> - Mindestens 450 g Gemüse

> — 3–5 Portionen Milchprodukte und/oder
> kalziumreiches Mineralwasser um den
> Kalziumbedarf zu decken
> — Ausreichend Bewegung

6.3.2 Ernährung bei Gestationsdiabetes mit Insulinpflicht und bei Typ-1-Diabetikerinnen

Verteilung der kohlenhydrathaltigen Lebensmittel über den Tag bei werdenden Müttern mit insulinpflichtigem Gestationsdiabetes

Wenn trotz Ernährungsumstellung und Bewegung bei einer werdenden Mutter mit Gestationsdiabetes die Blutzuckerwerte nicht mehr im Normbereich liegen, muss mit einer Insulintherapie begonnen werden.

Insulinpflichtige Gestationsdiabetikerinnen und Typ-1-Diabetikerinnen entwickeln im Verlauf der Schwangerschaft eine Insulinresistenz. Diese Resistenz ist vor allem am Morgen sehr hoch. Deshalb sollte das erste Frühstück nur 1, höchstens 2 BE/KE enthalten. Der BE/IE-Faktor zum Frühstück ist meist doppelt so hoch wie der zum Mittagessen. Vor dem Frühstück sollte ein Spritz-Ess-Abstand von 45 Minuten eingehalten werden. Wenn möglich, sollte viel Bewegung am Vormittag stattfinden.

Am Anfang der Insulintherapie sind meist nur die postprandialen Blutzuckerwerte erhöht. Deshalb beginnt man mit Normalinsulin zu den Mahlzeiten. Basalinsulin am Abend wird notwendig, wenn die Blutzuckerwerte am Morgen über den Normwerten liegen. Basalinsulin am Morgen ist erst nötig, wenn die Blutzuckerwerte vor dem Mittagessen höher sind als die postprandialen nach dem Frühstück. Beim insulinpflichtigen Diabetes ist es besser, das Frühstück

aufzuteilen, sodass sich vier Mahlzeiten pro Tag ergeben.

Bei Frauen, bei denen bereits vor der Schwangerschaft ein Diabetes mellitus Typ 2 bestand, der mit oralen Antidiabetika behandelte wurde, werden die Diabetesmedikamente abgesetzt, und es wird gleich mit der Insulintherapie begonnen. Es gelten die gleichen Empfehlungen wie beim insulinpflichtigen Gestationsdiabetes.

> **Beispiel für die Verteilung der Kohlenhydrate – Betonung pp-BZ morgens**
> — 1. Frühstück: 8% der kohlenhydrathaltigen Lebensmittel
> — 2. Frühstück: 12% der kohlenhydrathaltigen Lebensmittel
> — Mittagessen: 40% der kohlenhydrathaltigen Lebensmittel
> — Abendessen: 40% kohlenhydrathaltigen Lebensmittel

■ **Beispiel für die Insulinberechnung**

Die prandialen Insulingaben erfolgen mit Normalinsulin vor jeder Mahlzeit. Die Menge des Mahlzeiteninsulins errechnet man unter Zuhilfenahme von KE-Faktoren. Der KE-Faktor ist die Menge an Normalinsulin, die benötigt wird, um eine Kohlenhydrateinheit abzudecken. Aufgrund der im Tagesverlauf schwankenden Insulinempfindlichkeit benötigt eine insulinpflichtige Diabetikerin normalerweise am Morgen am meisten Insulin (höchster KE-Faktor), am Mittag am wenigsten (niedrigster KE-Faktor) und am Abend etwas weniger als am Morgen (mittlerer KE-Faktor).

In der Schwangerschaft ist aufgrund der hohen Insulinresistenz am Morgen der KE-Faktor am Morgen für das erste und zweite Frühstück meist doppelt so hoch wie der zum Mittagessen und zum Abendessen (◻ Tab. 6.9).

Tab. 6.9   Normalinsulin/Mahlzeiteninsulin

Mahlzeiten	Insulineinheiten pro KE KE/IE Faktor
1. Frühstück	2,0–4,0
2. Frühstück	2,0–4,0
Mittagessen	1,0–2,0
Abendessen	1,0–2,0

Beispiel: Insulintherapie: morgens 4 IE/KE, mittags 2 IE/KE, abends 2 IE/KE

KE -Verteilung: 1. Frühstück 1 KE, 2 Frühstück 2 KE, Mittagessen 7 KE, Abendessen 7 KE

Insulingabe: 1. Frühstück 4 IE Insulin, 2 Frühstück 8 IE Insulin, Mittagessen 14 IE Insulin, Abendessen 14 IE Insulin

Mit Blutzuckerkontrollen vor und nach den Mahlzeiten müssen die KE-Faktoren überprüft werden. Sind die Blutzuckerwerte nach den Mahlzeiten zu hoch oder zu niedrig, muss der KE- Faktor in kleinen Schritten zu 0,25–0,5 IE Insulin/KE verändert werden (▶ Abschn. 6.5: Tagespläne 1800 kcal ▶ Tab. 6.19, ▶ Tab. 6.20, ▶ Tab. 6.21 und ▶ Tab. 6.22).

- **Basalinsulin**

Verhältnis von Basalinsulingabe am Morgen und am Abend:
- entweder 50% am Morgen und 50% am Abend (z. B. 10 IE am Morgen und 10 IE am Abend)
- oder 45% am Morgen und 55% am Abend (z. B. 9 IE am Morgen und 11 IE am Abend).

Die Angaben sind Erfahrungswerte und müssen dem jeweiligen Blutzuckerverlauf angepasst werden.

Merke für insulinpflichtigen Gestationsdiabetes und Typ-1-Diabetes-mellitus in der Schwangerschaft
- Angepasste Energiezufuhr in Abhängigkeit vom BMI – individuelle Berechnung notwendig
- Genaue BE-Berechnung und Insulingabe nach BE/IE Faktoren
- Keine Überlagerung mit Basalinsulin, Nahrung muss mit Normalinsulin abgedeckt werden
- Bevorzugt langsam resorbierbare Kohlenhydrate
- Nur wenig Kohlenhydrate zum ersten und zweiten Frühstück
- Spritz-Ess-Abstand zum Mittag und Abendessen auch bei normalem Blutzucker: 30 Minuten vor dem Mittag- und Abendessen (auch bei normalen Blutzuckerwerten)
- Ausgewogene Ernährung, drei Portionen Gemüse/Salate, zwei Portionen Obst, fünf Portionen Milchprodukte, Vollkornprodukte, hochwertige pflanzliche Öle und Fette, zweimal Fisch in der Woche

Verteilung der kohlenhydrathaltigen Lebensmittel über den Tag bei werdenden Müttern mit Typ-1-Diabetesmellitus

Beispiel für die Verteilung der Kohlenhydrate:
- 1. Frühstück: 5% der kohlenhydrathaltigen Lebensmittel
- 2. Frühstück: 12,5% der kohlenhydrathaltigen Lebensmittel
- Mittagessen: 35% der kohlenhydrathaltigen Lebensmittel
- Zwischenmahlzeit: 17,5% der kohlenhydrathaltigen Lebensmittel
- Abendessen: 30% kohlenhydrathaltigen Lebensmittel

Beispiel: Normalinsulin/Mahlzeiteninsulin
(► Abschn. 6.5: Tagespläne 2000 kcal ► Tab. 6.
23, ► Tab. 6.24, ► Tab. 6.25 und ► Tab. 6.26).

Mahlzeiten	Insulineinheiten pro KE KE/IE-Faktor
1. Frühstück	2,0–4,0
2. Frühstück	2,0–4,0
Mittagessen	1,0–2,0
Abendessen	1,0–2,0

6.4   Ernährung in der Stillzeit

Muttermilch ist die beste Nahrung für Säuglinge in den ersten sechs Lebensmonaten. Sie kann durch industriell hergestellte Säuglingsnahrung nicht gleichwertig ersetzt werden. Der erhöhte Energie- und Nährstoffbedarf in der Stillzeit wird durch die gleichen Maßnahmen gedeckt wie während der Schwangerschaft (◘ Tab. 6.10).

6.4.1   Besonderheiten: Blähungen und Wundwerden beim Säugling

Das generelle Verbot, Hülsenfrüchte und blähende Kohlsorten während der Stillperiode zu sich zu nehmen, ist nicht gerechtfertigt. Leidet der Säugling unter Blähungen, können kritische Gemüsesorten wie Kohl, Hülsenfrüchte und Zwiebeln oder Milch und Milchprodukte in kleinen Mengen ausgetestet werden. Es wird auch häufig empfohlen, in der Stillzeit weniger frisches Obst, insbesondere Zitrusfrüchte, zu essen, um ein Wundwerden des Kindes zu verhindern. Dies ist nicht sinnvoll, denn Obst liefert wertvolle Vitamine und darf deshalb im täglichen Speiseplan nicht fehlen. Auch hier empfiehlt sich ein Austesten.

Zusammenfassung
Die Diabeteskost ist eine kalorienangepasste, ausgewogene und damit gesunde Ernährung, die nicht nur während der Schwangerschaft Anwendung finden sollte. Sie ist auch die Grundlage einer Diabetesprävention für Patientinnen mit einem neu entdeckten Schwangerschaftsdiabetes und bedeutet gleichzeitig Krankheitsprävention für die folgende Generation.

6.5   Übersicht Tagespläne

Speisen mit hochwertigen Eiweißkombinationen
Getreide und Milchprodukte, z. B.
- Obstmixmilch mit Schmelzflocken
- Vollkornbrot mit Sahnekräuterquark
- Käsespätzle
- Schinkennudeln mit Ei und Käse
- Milchreis, Grießbrei, Haferflockensuppe
- Sahnepudding
- Müsli
- Brot mit Käse

Kartoffeln und Ei, z. B.
- Kartoffelpüree und Rührei
- Bratkartoffel mit Spiegelei
- Kartoffelgratin
- Kartoffel-Käse-Soufflé
- Kartoffelsalat mit Ei
- Kartoffelwaffeln

Hülsenfrucht und Getreide, z. B.
- Bohnencremesuppe und Vollkornbrot
- Linsen mit Spätzle
- Erbsensuppe mit Brötchen
- Chinesisches Gemüse mit Tofu und Reis
- Linsengemüse mit Reis

Getreide und Ei, z. B.
- Vollkornpfannkuchen

◘ **Tab. 6.10**   Energie- und Nährstoffbedarf der Mutter während der Stillzeit. (Nach DGE, Beratungs-Standard in Schwangerschaft und Stillzeit 2009)

	Normalbedarf	Stillzeit
Energie		Teilstillen – plus 285 kcal/Tag
		Vollstillen – plus 635–525 kcal/Tag
Eiweiß	0,8 g pro kg Körpergewicht (KG)	Plus 15 g Eiweiß/Tag
Kalzium	1000 mg	1000 mg
Magnesium	310 mg	390 mg
Eisen	15 mg	20 mg
Jod	200 µg	260 µg
Folsäure	400 µg	600 µg
Vitamin C	100 mg	150 mg

- Flädlesuppe
- Kaiserschmarren
- Dampfnudeln

Kartoffeln und Milch, z. B.
- Pellkartoffeln mit Kräuterquark
- Kartoffelbrei
- Raclette: Kartoffeln mit Käse
- Bechamelkartoffeln

Kartoffeln und Hülsenfrucht, z. B.
- Eintopf mit Kartoffeln und Hülsenfrüchten (z. B. Erbsen, Linsen, Bohnen)
- Saure Bohnen mit Kartoffeln
- Kichererbsengemüse mit Kartoffelbrei

Hülsenfrucht und Soja, z. B.
- Linsengemüse mit Tofuwürfeln
- Bunte Linsen mit Reis und Kräutertofu

Nüsse und Soja, z. B.
- Sojajoghurt mit Nüssen
- Cremiger Tofu mit Walnüssen
- Müsli mit Nüssen und Sojamilch

Bohnen und Mais, z. B.
- Pizza mit Mais und Bohnensalat

- Bohnensalat mit Mais
- Bohnenmaisgemüse
- Gegrillter Maiskolben mit Bohnengemüse

(Quelle: Zentrum für Innere Medizin, Universität Ulm, Ernährungsberatung Frau G. Jütting, Frau D. Klein, Robert-Koch-Str. 8, 89081 Ulm)

- **Tagespläne**
- **Beispiel-Tagespläne 1200 kcal**
◘ Tab. 6.11, ◘ Tab. 6.12, ◘ Tab. 6.13, ◘ Tab. 6.14

Präventive Ernährung zur Vermeidung des Gestationsdiabetes (▶ Abschn. 6.2)

Ziel: Fettreduktion, Ballaststoffaufnahme erhöhen

⬛ Tab. 6.11 Tagesplan 1200 kcal Fleisch: Hauptnährstoffe

	kcal	EW	F	KH	Bst
Frühstück					
50 g Vollkornbrot	94	3,2 g	0 g	19 g	4,3 g
5 g Butter	37	0,0 g	4 g	0 g	0,0 g
25 g Aprikosenkonfitüre	68	0,1 g	0 g	17 g	0,2 g
35 g Camembert Halbfettstufe	61	8,5 g	3 g	0 g	0,0 g
200 g Fruchtjoghurt mit Süßstoff	128	6,2 g	7 g	9 g	1,9 g
15 g Haferkleie	26	2,2 g	1 g	3 g	6,8 g
Mittagessen					
100 g Rindfleisch mager (ma)	121	20,6 g	4 g	0 g	0,0 g
150 g Reis ungeschält gegart	168	3,8 g	1 g	35 g	1,2 g
300 g Gemüsemischung frisch	111	8,4 g	1 g	17 g	11,3 g
10 g Olivenöl	88	0,0 g	10 g	0 g	0,0 g
150 g Obst frisch	78	0,5 g	1 g	17 g	3,0 g
Abendessen					
50 g Vollkornbrot	94	3,2 g	0 g	19 g	4,3 g
5 g Margarine halbfett Linolsäure >50%	18	0,1 g	2 g	0 g	0,0 g
35 g Schnittkäse halbfest	102	7,3 g	8 g	0 g	0,0 g
5 g Rüböl (Rapsöl)	44	0,0 g	5 g	0 g	0,0 g
200 g Salatgemüse frisch	24	2,5 g	0 g	2 g	3,2 g
Gesamtsumme Ist	1262	66,7 g	48 g	137 g	36,3 g
Gesamtsumme Soll	1200	58 g			30 g

Eiweiß: 66,67 g (22%)
Fett: 48,08 g (34%) <35%
Kohlenhydrate: 136,91 g (44%)

kcal = Kilokalorien, EW = Eiweiß, F = Fett, KH = Kohlenhydrate, Bst = Ballaststoffe gesamt

◧ Tab. 6.12 Tagesplan 1200 kcal Fleisch: Mineralstoffe

	kcal	Ca	Fe	Fols	J
Frühstück					
50 g Vollkornbrot	94	10 mg	1,3 mg	18 µg	2 µg
5 g Butter	37	1 mg	0,0 mg	0 µg	0 µg
25 g Aprikosenkonfitüre	68	2 mg	0,1 mg	0 µg	0 µg
35 g Camembert Halbfettstufe	61	210 mg	0,1 mg	18 µg	7 µg
200 g Fruchtjoghurt mit Süßstoff	128	248 mg	0,2 mg	20 µg	14 µg
15 g Haferkleie	26	11 mg	1,9 mg	50 µg	0 µg
Mittagessen					
100 g Rindfleisch mager (ma)	121	6 mg	2,2 mg	3 µg	0 µg
150 g Reis ungeschält gegart	168	14 mg	1,5 mg	6 µg	1 µg
300 g Gemüsemischung frisch	111	72 mg	4,0 mg	90 µg	16 µg
10 g Olivenöl	88	0 mg	0,0 mg	0 µg	0 µg
150 g Obst frisch	78	10 mg	0,7 mg	10 µg	3 µg
Abendessen					
50 g Vollkornbrot	94	10 mg	1,3 mg	18 µg	2 µg
5 g Margarine halbfett Linolsäure >50%	18	1 mg	0,0 mg	0 µg	0 µg
35 g Schnittkäse halbfest	102	140 mg	0,1 mg	6 µg	7 µg
5 g Rüböl (Rapsöl)	44	0 mg	0,0 mg	0 µg	0 µg
200 g Salatgemüse frisch	24	74 mg	2,0 mg	74 µg	7 µg
Gesamtsumme Ist	**1262**	**810 mg**	**15,5 mg**	**313 µg**	**60 µg**
Gesamtsumme Soll	**1200**	**800 mg**	**15,0 mg**	**600 µg**	**200 µg**

Eiweiß 66,67 g (22%)
Fett 48,08 g (34%) < 35%
Kohlenhydrate 136,91 g (44%)

kcal = Kilokalorien, Ca = Kalzium, Fe = Eisen, Fols = Folsäure, J = Jodid

◻ Tab. 6.13 Tagesplan 1200 kcal Fisch: Hauptnährstoffe

	kcal	EW	F	KH	Bst
Frühstück					
50 g Vollkornbrot	94	3,2 g	0 g	19 g	4,3 g
5 g Butter	37	0,0 g	4 g	0 g	0,0 g
25 g Aprikosen-konfitüre	68	0,1 g	0 g	17 g	0,2 g
35 g Camembert Halbfettstufe	61	8,5 g	3 g	0 g	0,0 g
200 g Fruchtjo-ghurt mit Süßstoff	128	6,2 g	7 g	9 g	1,9 g
15 g Haferkleie	26	2,2 g	1 g	3 g	6,8 g
Mittagessen					
100 g Kabeljau (Dorsch) gegart	90	20,3 g	1 g	0 g	0,0 g
150 g Reis unge-schält gegart	168	3,8 g	1 g	35 g	1,2 g
300 g Gemüsemi-schung frisch	111	8,4 g	1 g	17 g	11,3 g
10 g Olivenöl	88	0,0 g	10 g	0 g	0,0 g
150 g Obst frisch	78	0,5 g	1 g	17 g	3,0 g
Abendessen					
50 g Vollkornbrot	94	3,2 g	0 g	19 g	4,3 g
5 g Margarine halbfett Linolsäure 30–50%	18	0,1 g	2 g	0 g	0,0 g
35 g Schnittkäse halbfest	102	7,3 g	8 g	0 g	0,0 g
200 g Salatgemüse frisch	24	2,5 g	0 g	2 g	3,2 g
5 g Rüböl (Rapsöl)	44	0,0 g	5 g	0 g	0,0 g
Gesamtsumme Ist	**1231**	**66,4 g**	**45 g**	**137 g**	**36,3 g**
Gesamtsumme Soll	**1200**	**58**			**30**

Eiweiß 66,38 g (22%)
Fett 44,63 g (33%) < 35%
Kohlenhydrate 136,91 g (45%)

kcal = Kilokalorien, EW = Eiweiß, F = Fett, KH = Kohlenhydrate, Bst = Ballaststoffe gesamt

⬛ Tab. 6.14 Tagesplan 1200 kcal Fisch: Mineralstoffe

	kcal	Ca	Fe	Fols	J
Frühstück					
50 g Vollkornbrot	94	10 mg	1,3 mg	18 µg	2 µg
5 g Butter	37	1 mg	0,0 mg	0 µg	0 µg
25 g Aprikose Konfitüre	68	2 mg	0,1 mg	0 µg	0 µg
35 g Camembert Halbttstufe	61	210 mg	0,1 mg	18 µg	7 µg
200 g Fruchtjoghurt mit Süßstoff	128	248 mg	0,2 mg	20 µg	14 µg
15 g Haferkleie	26	11 mg	1,9 mg	50 µg	0 µg
Mittagessen					
100 g Kabeljau (Dorsch) gegart	90	19 mg	0,4 mg	10 µg	134 µg
150 g Reis ungeschält gegart	168	14 mg	1,5 mg	6 µg	1 µg
300 g Gemüsemischung frisch	111	72 mg	4,0 mg	90 µg	16 µg
10 g Olivenöl	88	0 mg	0,0 mg	0 µg	0 µg
150 g Obst frisch	78	10 mg	0,7 mg	10 µg	3 µg
Abendessen					
50 g Vollkornbrot	94	10 mg	1,3 mg	18 µg	2 µg
5 g Margarine halbfett Linolsäure 30–50%	18	1 mg	0,0 mg	0 µg	0 µg
35 g Schnittkäse halbfest	102	140 mg	0,1 mg	6 µg	7 µg
200 g Salatgemüse frisch	24	74 mg	2,0 mg	74 µg	7 µg
5 g Rüböl (Rapsöl)	44	0 mg	0,0 mg	0 µg	0 µg
Gesamtsumme Ist	1231	823 mg	13,8 mg	320 µg	194 µg
Gesamtsumme Soll	1200	800 mg	15,0 mg	600 µg	200 µg

Eiweiß 66,38 g (22%)
Fett 44,63 g (33%) < 35%
Kohlenhydrate 136,91 g (45%)

kcal = Kilokalorien, Ca = Kalzium, Fe = Eisen, Fols = Folsäure, J = Jodid

Wie der Tagesplan zeigt, besteht ein ausgewogenes Verhältnis zwischen Eiweiß, Fett und Kohlenhydraten. Die gewünschte Kalzium-Zufuhr von 800 mg wird erreicht. Die wünschenswerte Folsäure-Zufuhr von 600 mg kann nicht erreicht werden. Es ist deshalb eine Sublimierung notwendig. Die gewünscht tägliche Zufuhr von 200 µg kann nur durch eine Fischmahlzeit am Tag erreicht werden. Wenn kein Fisch gegessen wird, kann ein Teil der Jod-Zufuhr über jodiertes Salz erreicht werden. Wenn dies auch nicht möglich ist, muss Jod ebenfalls als Supplement gegeben werden.

■■ **Beispiel-Tagespläne 1500 kcal**
◨ Tab. 6.15, ◨ Tab. 6.16, ◨ Tab. 6.17, ◨ Tab. 6.18
Ernährung   bei   Gestationsdiabetes
(▶ Abschn. 6.3.1)
Ziel: Verteilung der Kohlenhydrate auf drei Hauptmahlzeiten (keine Zwischenmahlzeiten)

◩ Tab. 6.15   Tagesplan 1500 kcal mit Fleisch: Hauptnährstoffe

	kcal	EW	F	KH	Bst
Frühstück					
75 g Vollkornbrot-Weizenvollkornbrot	159 g	5,8 g	1	31	4,8
5 g Butter	37 g	0,0 g	4	0	0,0
25 g Brombeere Konfitüre	67 g	0,1 g	0	16	0,6
30 g Camembert Halbfettstufe	52 g	7,3 g	3	0	0,0
200 g Joghurt entrahmt	76 g	8,6 g	0	8	0,0
20 g Haferkleie	34 g	3,0 g	1	3	9,1
125 g Obst frisch	65 g	0,4 g	0	14	2,5
Mittagessen					
100 g Rindfleisch mager (ma)	121 g	20,6 g	4	0	0,0
150 g Reis ungeschält gegart	168 g	3,8 g	1	35	1,2
300 g Gemüsemischung gegart	102 g	8,0 g	1	14	11,2
10 g Rüböl (Rapsöl)	88 g	0,0 g	10	0	0,0
150 g Kefir teilentrahmt	75 g	5,1 g	2	6	0,0
Abendessen					
75 g Vollkornbrot	141 g	4,9 g	1	28	6,5
10 g Margarine pflanzlich Linolsäure 30–50%	71 g	0,0 g	8	0	0,0
35 g Schnittkäse halbfest	102 g	7,3 g	8	0	0,0
200 g Salatgemüse frisch	24 g	2,5 g	0	2	3,2
5 g Olivenöl	44 g	0,0 g	5	0	0,0
150 g Obst frisch	78 g	0,5 g	1	17	3,0
Gesamtsumme: Ist	**1504 g**	**77,9 g**	**51**	**176**	**42,1**
Gesamtsumme: Soll	**1500 g**	**68 g**			**40 g**

Eiweiß 77,92 g (21%)
Fett 50,78 g (31%) £ 30%
Kohlenhydrate 176,14 g (48%)

kcal = Kilokalorien, EW = Eiweiß, F = Fett, KH = Kohlenhydrate, Bst = Ballaststoffe gesamt, kcal = Kilokalorien, Ca = Kalzium, Fe = Eisen, Fols = Folsäure, J = Jodid

◨ Tab. 6.16   Tagesplan 1500 kcal mit Fleisch: Mineralstoffe

	kcal	Ca	Fe	Fols	J
Frühstück					
75 g Vollkornbrot-Weizen-vollkornbrot	159	22 mg	2,0 mg	26 µg	2 µg
5 g Butter	37	1 mg	0,0 mg	0 µg	0 µg
25 g Brombeere Konfitüre	67	4 mg	0,1 mg	0 µg	0 µg
30 g Camembert Halbfett-stufe	52	180 mg	0,1 mg	15 µg	6 µg
200 g Joghurt entrahmt	76	280 mg	0,1 mg	20 µg	15 µg
20 g Haferkleie	34	15 mg	2,6 mg	66 µg	0 µg
125 g Obst frisch	65	9 mg	0,6 mg	9 µg	2 µg
Mittagessen					
100 g Rindfleisch mager (ma)	121	6 mg	2,2 mg	3 µg	0 µg
150 g Reis ungeschält gegart	168	14 mg	1,5 mg	6 µg	1 µg
300 g Gemüsemischung gegart	102	75 mg	3,4 mg	48 µg	16 µg
10 g Rüböl (Rapsöl)	88	0 mg	0,0 mg	0 µg	0 µg
150 g Kefir teilentrahmt	75	180 mg	0,1 mg	8 µg	11 µg
Abendessen					
75 g Vollkornbrot	141	16 mg	2,0 mg	27 µg	3 µg
10 g Margarine pflanzlich Linolsäure 30–50%	71	1 mg	0,0 mg	0 µg	0 µg
35 g Schnittkäse halbfest	102	140 mg	0,1 mg	6 µg	7 µg
200 g Salatgemüse frisch	24	74 mg	2,0 mg	74 µg	7 µg
5 g Olivenöl	44	0 mg	0,0 mg	0 µg	0 µg
150 g Obst frisch	78	10 mg	0,7 mg	10 µg	3 µg
Gesamtsumme: Ist	**1504**	**1027 mg**	**17,5 mg**	**318 mµg**	**75 µg**
Gesamtsumme: SOLL	**1500**	**1000 mg**	**15,0 mg**	**600 µg**	**200 µg**

Eiweiß 77,92 g (21%)
Fett 50,78 g (31%) £ 30%
Kohlenhydrate 176,14 g (48%)
Alkohol 0,75 g (0%)

kcal = Kilokalorien, Ca = Kalzium, Fe = Eisen, Fols = Folsäure, J = Jodid

◘ Tab. 6.17 Tagesplan 1500 kcal mit Fisch: Hauptnährstoffe

	kcal	EW	F	KH	Bst
Frühstück					
75 g Vollkornbrot	141	4,9 g	1 g	28 g	6,5 g
10 g Butter	74	0,1 g	8 g	0 g	0,0 g
25 g Brombeere Konfitüre	67	0,1 g	0 g	16 g	0,6 g
30 g Camembert Halbfettstufe	52	7,3 g	3 g	0 g	0,0 g
200 g Joghurt entrahmt	76	8,6 g	0 g	8 g	0,0 g
20 g Haferkleie	34	3,0 g	1 g	3 g	9,1 g
125 g Obst frisch	65	0,4 g	0 g	14 g	2,5 g
Mittagessen					
120 g Fische frisch	98	22,0 g	1 g	0 g	0,0 g
150 g Reis ungeschält gegart	168	3,8 g	1 g	35 g	1,2 g
300 g Gemüsemischung frisch	111	8,4 g	1 g	17 g	11,3 g
10 g Rüböl (Rapsöl)	88	0,0 g	10 g	0 g	0,0 g
150 g Kefir teilentrahmt	75	5,1 g	2 g	6 g	0,0 g
Abendessen					
75 g Vollkornbrot	141	4,9 g	1 g	28 g	6,5 g
10 g Margarine gehärtet	71	0,0 g	8 g	0 g	0,0 g
35 g Schnittkäse halbfest	102	7,3 g	8 g	0 g	0,0 g
200 g Salatgemüse frisch	24	2,5 g	0 g	2 g	3,2 g
5 g Olivenöl	44	0,0 g	5 g	0 g	0,0 g
150 g Obst frisch	78	0,5 g	1 g	17 g	3,0 g
Gesamtsumme Ist	**1509**	**78,7 g**	**51 g**	**176 g**	**43,9 g**
Gesamtsumme Soll	**1500**	**68 g**			**40 g**

Eiweiß 78,75 g (21%)
Fett 51,42 g (31%) ≤ 30%
Kohlenhydrate 175,78 g (48%)
Alkohol 0,75 g (0%)

kcal = Kilokalorien, EW = Eiweiß, F = Fett, KH = Kohlenhydrate, Bst = Ballaststoffe gesamt

6

◨ **Tab. 6.18**   Tagesplan 1500 kcal mit Fisch: Mineralstoffe

	kcal	Ca	Fe	Fols	J
Frühstück					
75 g Vollkornbrot	141	16 mg	2,0 mg	27 µg	3 µg
10 g Butter	74	1 mg	0,0 mg	0 µg	0 µg
25 g Brombeere Konfitüre	67	4 mg	0,1 mg	0 µg	0 µg
30 g Camembert Halbfettstufe	52	180 mg	0,1 mg	15 µg	6 µg
200 g Joghurt entrahmt	76	280 mg	0,1 mg	20 µg	15 µg
20 g Haferkleie	34	15 mg	2,6 mg	66 µg	0 µg
125 g Obst frisch	65	9 mg	0,6 mg	9 µg	2 µg
Mittagessen					
120 g Fische frisch	98	17 mg	0,6 mg	12 µg	240 µg
150 g Reis ungeschält gegart	168	14 mg	1,5 mg	6 µg	1 µg
300 g Gemüsemischung frisch	111	72 mg	4,0 mg	90 µg	16 µg
10 g Rüböl (Rapsöl)	88	0 mg	0,0 mg	0 µg	0 µg
150 g Kefir teilentrahmt	75	180 mg	0,1 mg	8 µg	11 µg
Abendessen					
75 g Vollkornbrot	141	16 mg	2,0 mg	27 µg	3 µg
10 g Margarine gehärtet	71	1 mg	0,0 mg	0 µg	0 µg
35 g Schnittkäse halbfest	102	140 mg	0,1 mg	6 µg	7 µg
200 g Salatgemüse frisch	24	74 mg	2,0 mg	74 µg	7 µg
5 g Olivenöl	44	0 mg	0,0 mg	0 µg	0 µg
150 g Obst frisch	78	10 mg	0,7 mg	10 µg	3 µg
Gesamtsumme Ist	**1509**	**1029 mg**	**16,6 mg**	**371 µg**	**317 µg**
Gesamtsumme Soll	**1500**	**1000 mg**	**15,0 mg**	**600 µg**	**230 µg**

Eiweiß 78,75 g (21%)
Fett 51,42 g (31%) ≤30%
Kohlenhydrate 175,78 g (48%)
Alkohol 0,75 g (0%)

kcal = Kilokalorien, Ca = Kalzium, Fe = Eisen, Fols = Folsäure, J = Jodid

Wie die Tagespläne zeigen, besteht ein ausgewogenes Verhältnis zwischen Eiweiß, Fett und Kohlenhydraten, auch wenn die Zufuhr an Eiweiß etwas höher liegt. Die wünschenswerten < 30% Fett werden knapp über schritten. Die gewünschte Kalzium-Zufuhr von 1000 mg wird erreicht. Die wünschenswerte Folsäure-Zufuhr von 600 mg und 30 mg Eisen kann nicht erreicht werden. Die Jodzufuhr von 230 µg kann nur durch drei Fischmahlzeiten in der Woche erreicht werden. Es ist deshalb eine Sublimierung notwendig.

■ ■ **Beispiel-Tagespläne 1800 kcal**
◘ Tab. 6.19, ◘ Tab. 6.20, ◘ Tab. 6.21, ◘ Tab. 6.22
Für insulinpflichtigen Gestationsdiabetes (► Abschn. 6.3.2.1)
Ziel: Postprandiale Blutzuckerwerte nach dem Frühstück, die im Normbereich liegen. Das ist nur zu erreichen durch ein 1. und 2. Frühstück mit geringen Kohlenhydratmengen.

6

◘ Tab. 6.19 Tagesplan 1800 kcal mit Fleisch: Hauptnährstoffe

	kcal	EW	F	KH	Bst
Frühstück					
30 g Vollkornbrot	56 g	1,9 g	0	11	2,6
5 g Butter	37 g	0,0 g	4	0	0,0
35 g Camembert Halbfettstufe	61 g	8,5 g	3	0	0,0
2. Frühstück					
30 g Vollkornbrot	56 g	1,9 g	0	11	2,6
5 g Margarine pflanzlich Linolsäure 30–50%	35 g	0,0 g	4	0	0,0
35 g Schnittkäse halbfest	102 g	7,3 g	8	0	0,0
150 g Joghurt entrahmt	57 g	6,4 g	0	6	0,0
125 g Obst frisch	65 g	0,4 g	0	14	2,5
20 g Haferkleie	34 g	3,0 g	1	3	9,1
Mittagessen					
100 g Rindfleisch mager (ma)	121 g	20,6 g	4 g	0 g	0,0 g
220 g Reis ungeschält gegart	246 g	5,6 g	2 g	51 g	1,8 g
200 g Ggemüsemischung frisch	74 g	5,6 g	1 g	11 g	7,6 g
10 g Rüböl (Rapsöl)	88 g	0,0 g	10 g	0 g	0,0 g
200 g Obst frisch	104 g	0,7 g	1 g	23 g	4,0 g
150 g Kefir teilentrahmt	75 g	5,1 g	2 g	6 g	0,0 g
Abendessen					
120 g Vollkornbrot	226 g	7,8 g	1 g	45 g	10,4 g
10 g Margarine pflanzlich Linolsäure 30–50%	71 g	0,0 g	8 g	0 g	0,0 g
30 g Vegetarische Pasteten mit Pilzen	57 g	1,7 g	4 g	5 g	0,8 g
35 g Camembert Halbfettstufe	61 g	8,5 g	3 g	0 g	0,0 g
200 g Salatgemüse frisch	24 g	2,5 g	0 g	2 g	3,2 g
5 g Olivenöl	44 g	0,0 g	5 g	0 g	0,0 g
200 g Obst frisch	104 g	0,7 g	1 g	23 g	4,0 g
Gesamtsumme Ist	**1800 g**	**88,3 g**	**63 g**	**213 g**	**48,5 g**
Gesamtsumme Soll	**1800 g**	**68 g**	**40 g**		

Eiweiß 88,35 g (20%)
Fett 62,85 g (32%) ≤ 30%
Kohlenhydrate 212,78 g (48%)
Alkohol 0,75 g (0%)

kcal = Kilokalorien, EW = Eiweiß, F = Fett, KH = Kohlenhydrate, Bst = Ballaststoffe gesamt

Tab. 6.20 Tagesplan 1800 kcal mit Fleisch: Mineralst

	kcal	Ca	Fe	Fols	J
Frühstück					
30 g Vollkornbrot	56 mg	6 mg	0,8 mg	11 mg	1 mg
5 g Butter	37 mg	1 mg	0,0 mg	0 mg	0 mg
35 g Camembert Halbfettstufe	61 mg	210 mg	0,1 mg	18 mg	7 mg
2. Frühstück					
30 g Vollkornbrot	56 mg	6 mg	0,8 mg	11 mg	1 mg
5 g Margarine pflanzlich Linolsäure 30–50%	35 mg	0 mg	0,0 mg	0 mg	0 mg
35 g Schnittkäse halbfest	102 mg	140 mg	0,1 mg	6 mg	7 mg
150 g Joghurt entrahmt	57 mg	210 mg	0,1 mg	15 mg	11 mg
125 g Obst frisch	65 mg	9 mg	0,6 mg	9 mg	2 mg
20 g Haferkleie	34 mg	15 mg	2,6 mg	66 mg	0 mg
Mittagessen					
100 g Rindfleisch mager (ma)	121 mg	6 mg	2,2 mg	3 mg	0 mg
220 g Reis ungeschält gegart	246 mg	20 mg	2,2 mg	9 mg	2 mg
200 g Gemüsemischung frisch	74 mg	48 mg	2,7 mg	60 mg	11 mg
10 g Rüböl (Rapsöl)	88 mg	0 mg	0,0 mg	0 mg	0 mg
200 g Obst frisch	104 mg	14 mg	1,0 mg	14 mg	4 mg
150 g Kefir teilentrahmt	75 mg	180 mg	0,1 mg	8 mg	11 mg
Abendessen					
120 g Vollkornbrot	226 mg	25 mg	3,2 mg	43 mg	5 mg
10 g Margarine pflanzlich Linolsäure 30–50%	71 mg	1 mg	0,0 mg	0 mg	0 mg
30 g Vegetarische Pasteten mit Pilzen	57 mg	44 mg	0,2 mg	5 mg	7 mg
35 g Camembert Halbfettstufe	61 mg	210 mg	0,1 mg	18 mg	7 mg
200 g Salatgemüse frisch	24 mg	74 mg	2,0 mg	74 mg	7 mg
5 g Olivenöl	44 mg	0 mg	0,0 mg	0 mg	0 mg
200 g Obst frisch	104 mg	14 mg	1,0 mg	14 mg	4 mg
Gesamtsumme: Ist	1800 mg	1234 mg	19,7 mg	383 mg	89 mg
Gesamtsumme: Soll	1800 mg	1000 mg	30 mg	600 mg	230 mg

Eiweiß 88,35 g (20%)
Fett 62,85 g (32%) ≤ 30%
Kohlenhydrate 212,78 g (48%)
Alkohol 0,75 g (0%)

kcal = Kilokalorien, Ca = Kalzium, Fe = Eisen, Fols = Folsäure, J = Jodid

◨ Tab. 6.21 Tagesplan 1800 kcal mit Fisch: Hauptnährstoffe

	kcal	EW	F	KH	Bst
1. Frühstück					
30 g Vollkornbrot	56 g	1,9 g	0 g	11 g	2,6 g
5 g Butter	37 g	0,0 g	4 g	0 g	0,0 g
35 g Camembert Halbfettstufe	61 g	8,5 g	3 g	0 g	0,0 g
2. Frühstück					
30 g Vollkornbrot	56 g	1,9 g	0 g	11 g	2,6 g
5 g Margarine pflanzlich Linolsäure 30–50%	35 g	0,0 g	4 g	0 g	0,0 g
35 g Schnittkäse halbfest	102 g	7,3 g	8 g	0 g	0,0 g
150 g Joghurt entrahmt	57 g	6,4 g	0 g	6 g	0,0 g
125 g Obst frisch	65 g	0,4 g	0 g	14 g	2,5 g
20 g Haferkleie	34 g	3,0 g	1 g	3 g	9,1 g
Mittagessen					
120 g Kabeljau (Dorsch) gegart	108 g	24,4 g	1 g	0 g	0,0 g
220 g Reis ungeschält gegart	246 g	5,6 g	2 g	51 g	1,8 g
200 g Gemüsemischung frisch	74 g	5,6 g	1 g	11 g	7,6 g
10 g Rüböl (Rapsöl)	88 g	0,0 g	10 g	0 g	0,0 g
200 g Obst frisch	104 g	0,7 g	1 g	23 g	4,0 g
150 g Kefir teilentrahmt	75 g	5,1 g	2 g	6 g	0,0 g
Abendessen					
120 Vollkornbrot	226 g	7,8 g	1 g	45 g	10,4 g
10 g Margarine pflanzlich Linolsäure 30–50%	71 g	0,0 g	8 g	0 g	0,0 g
30 g Vegetarische Pasteten mit Pilzen	57 g	1,7 g	4 g	5 g	0,8 g
35 g Camembert Halbfettstufe	61 g	8,5 g	3 g	0 g	0,0 g
5 g Olivenöl	44 g	0,0 g	5 g	0 g	0,0 g
200 g Obst frisch	104 g	0,7 g	1 g	23 g	4,0 g
Gesamtsumme: Ist	**1763 g**	**89,6 g**	**59 g**	**211 g**	**45,3 g**
Gesamtsumme: Soll	**1800 g**	**68 g**			**40 g**

Eiweiß 89,62 g (21%)
Fett 59,12 g (30%) ≤ 30%
Kohlenhydrate 210,66 g (49%)
Alkohol 0,75 g (0%)

kcal = Kilokalorien, EW = Eiweiß, F = Fett, KH = Kohlenhydrate, Bst = Ballaststoffe gesamt

◘ Tab. 6.22 Tagesplan 1800 kcal mit Fisch: Mineralstoffe

	kcal	Ca	Fe	Fols	J
1. Frühstück					
30 g Vollkornbrot	56	6 mg	0,8 mg	11 µg	1 µg
5 g Butter	37	1 mg	0,0 mg	0 µg	0 µg
35 g Camembert Halbfettstufe	61	210 mg	0,1 mg	18 µg	7 µg
2. Frühstück					
30 g Vollkornbrot	56	6 mg	0,8 mg	11 µg	1 µg
5 g Margarine pflanzlich Linolsäure 30–50%	35	0 mg	0,0 mg	0 µg	0 µg
35 g Schnittkäse halbfest	102	140 mg	0,1 mg	6 µg	7 µg
150 g Joghurt entrahmt	57	210 mg	0,1 mg	15 µg	11 µg
125 g Obst frisch	65	9 mg	0,6 mg	9 µg	2 µg
20 g Haferkleie	34	15 mg	2,6 mg	66 µg	0 µg
Mittagessen					
120 g Kabeljau (Dorsch) gegart	108	23 mg	0,5 mg	12 µg	160 µg
220 g Reis ungeschält gegart	246	20 mg	2,2 mg	9 µg	2 µg
200 g Gemüsemischung frisch	74	48 mg	2,7 mg	60 µg	11 µg
10 g Rüböl (Rapsöl)	88	0 mg	0,0 mg	0 µg	0 µg
200 g Obst frisch	104	14 mg	1,0 mg	14 µg	4 µg
150 g Kefir teilentrahmt	75	180 mg	0,1 mg	8 µg	1 µg
Abendessen					
120 g Vollkornbrot	226	25 mg	3,2 mg	43 µg	5 µg
10 g Margarine pflanzlich Linolsäure 30–50%	71	1 mg	0,0 mg	0 µg	0 µg
30 g Vegetarische Pasteten mit Pilzen	57	44 mg	0,2 mg	5 µg	7 µg
35 g Camembert Halbfettstufe	61	210 mg	0,1 mg	18 µg	7 µg
5 g Olivenöl	44	0 mg	0,0 mg	0 µg	0 µg
200 g Obst frisch	104	14 mg	1,0 mg	14 µg	4 µg
Gesamtsumme: Ist	**1763**	**1177 mg**	**16,1 mg**	**318 µg**	**242 µg**
Gesamtsumme: Soll	**1800**	**1000 mg**	**30 mg**	**600 µg**	**230 µg**

Eiweiß 89,62 g (21%)
Fett 59,12 g (30%) ≤ 30%
Kohlenhydrate 210,66 g (49%)
Alkohol 0,75 g (0%)

kcal = Kilokalorien, Ca = Kalzium, Fe = Eisen, Fols = Folsäure, J = Jodid

■■   **Beispiel-Tagespläne 2000 kcal**

◘ Tab. 6.23, ◘ Tab. 6.24, ◘ Tab. 6.25, ◘ Tab. 6.26

Für werdende Mütter mit Typ-1-Diabetes-mellitus (▶ Abschn. 6.3.2.2)

Ziel: Kohlenhydrat-Verteilung nach Plan (1. Frühstück und 2. Frühstück mit geringer Kohlenhydratmenge, damit die postprandialen Blutzuckerwerte im Normbereich liegen)

◘ Tab. 6.23   Tagesplan 2000 kcal Fleisch: Hauptnährstoffe

	Kcal	EW	F	KH	Bst
1. Frühstück					
30 g Vollkornbrot	56 g	1,9 g	0 g	11 g	2,6 g
10 g Butter	74 g	0,1 g	8 g	0 g	0,0 g
35 g Camembert Halbfettstufe	61 g	8,5 g	3 g	0 g	0,0 g
2. Frühstück					
30 g Vollkornbrot	56 g	1,9 g	0 g	11 g	2,6 g
40 g Schnittkäse halbfest	116 g	8,3 g	9 g	0 g	0,0 g
5 g Margarine pflanzlich Linolsäure 30–50%	35 g	0,0 g	4 g	0 g	0,0 g
150 g Joghurt entrahmt	57 g	6,4 g	0 g	6 g	0,0 g
125 g Obst frisch	65 g	0,4 g	0 g	14 g	2,5 g
20 g Haferkleie	34 g	3,0 g	1 g	3 g	9,1 g
Mittagessen					
150 g Rindfleisch mager (ma)	182 g	30,9 g	6 g	0 g	0,0 g
220 g Reis ungeschält gegart	246 g	5,6 g	2 g	51 g	1,8 g
300 g Gemüsemischung frisch	111 g	8,4 g	1 g	17 g	11,3 g
10 g Rüböl (Rapsöl)	88 g	0,0 g	10 g	0 g	0,0 g
Zwischenmahlzeit					
200 g Quark mit Früchten Halbfettstufe	224 g	9,9 g	5 g	35 g	1,6 g
Abendessen					
120 g Vollkornbrot	226 g	7,8 g	1 g	45 g	10,4 g
5 g Margarine pflanzlich Linolsäure 30–50%	35 g	0,0 g	4 g	0 g	0,0 g
60 g Schwein Schinken gekocht ungeräuchert	68 g	11,1 g	2 g	1 g	0,0 g
40 g Frischkäsezubereitung Halbfettstufe	42 g	4,3 g	2 g	1 g	0,0 g
200 g Salatgemüse frisch	24 g	2,5 g	0 g	2 g	3,2 g
5 g Olivenöl	44 g	0,0 g	5 g	0 g	0,0 g
200 g Obst frisch	104 g	0,7 g	1 g	23 g	4,0 g
Gesamtsumme: Ist	**1950 g**	**111,7 g**	**66 g**	**221 g**	**49,1 g**
Gesamtsumme: Soll	**2000 g**	**68 g**			**40 g**

Eiweiß 111,71 g (23%)
Fett 65,89 g (30%) ≤30%
Kohlenhydrate 221,48 g (46%)

kcal = Kilokalorien, EW = Eiweiß, F = Fett, KH = Kohlenhydrate, Bst = Ballaststoffe gesamt

◘ Tab. 6.24   Tagesplan 2000 kcal Fleisch: Mineralstoffe

	kcal	Ca	Fe	Fols	J
1. Frühstück					
30 g Vollkornbrot	56	6 mg	0,8 mg	11 µg	1 µg
10 g Butter	74	1 mg	0,0 mg	0 µg	0 µg
35 g Camembert Halbfettstufe	61	210 mg	0,1 mg	18 µg	7 µg
2. Frühstück					
30 g Vollkornbrot	56	6 mg	0,8 mg	11 µg	1 µg
40 g Schnittkäse halbfest	116	160 mg	0,2 mg	7 µg	8 µg
5 g Margarine pflanzlich Linolsäure 30–50%	35	0 mg	0,0 mg	0 µg	0 µg
150 g Joghurt entrahmt	57	210 mg	0,1 mg	15 µg	11 µg
125 g Obst frisch	65	9 mg	0,6 mg	9 µg	2 µg
20 g Haferkleie	34	15 mg	2,6 mg	66 µg	0 µg
Mittagessen					
150 g Rindfleisch mager (ma)	182	9 mg	3,2 mg	4 µg	0 µg
220 g Reis ungeschält gegart	246	20 mg	2,2 mg	9 µg	2 µg
300 g Gemüsemischung frisch	111	72 mg	4,0 mg	90 µg	16 µg
10 g Rüböl (Rapsöl)	88	0 mg	0,0 mg	0 µg	0 µg
Zwischenmahlzeit					
200 g Quark mit Früchten Halbfettstufe	224	142 mg	0,5 mg	36 µg	12 µg
Abendessen					
120 g Vollkornbrot	226	25 mg	3,2 mg	43 µg	5 µg
5 g Margarine pflanzlich Linolsäure 30–50%	35	0 mg	0,0 mg	0 µg	0 µg
60 g Schweineschinken gekocht ungeräuchert	68	11 mg	0,6 mg	1 µg	2 µg
40 g Frischkäsezubereitung Halbfettstufe	42	48 mg	0,0 mg	12 µg	4 µg
200 g Salatgemüse frisch	24	74 mg	2,0 mg	74 µg	7 µg
5 g Olivenöl	44	0 mg	0,0 mg	0 µg	0 µg
200 g Obst frisch	104	14 mg	1,0 mg	14 µg	4 µg
Gesamtsumme: Ist	**1950**	**1034 mg**	**21,9 mg**	**420 µg**	**85 µg**
Gesamtsumme: Soll	**2000**	**1000 mg**	**30 mg**	**600 µg**	**230 µg**

Eiweiß 111,71 g (23%)
Fett 65,89 g (30%) ≤ 30%
Kohlenhydrate 221,48 g (46%)

kcal = Kilokalorien, Ca = Kalzium, Fe = Eisen, Fols = Folsäure, J = Jodid

▣ Tab. 6.25 Tagesplan 2000 kcal mit Fisch: Hauptnährstoffe

	kcal	EW	F	KH	Bst
1. Frühstück					
30 g Vollkornbrot	56 g	1,9 g	0 g	11 g	2,6 g
10 g Butter	74 g	0,1 g	8 g	0 g	0,0 g
35 g Camembert Halbfettstufe	61 g	8,5 g	3 g	0 g	0,0 g
2. Frühstück					
30 g Vollkornbrot	56 g	1,9 g	0 g	11 g	2,6 g
5 g Margarine Linolsäure >50%	35 g	0,0 g	4 g	0 g	0,0 g
40 g Schnittkäse halbfest	116 g	8,3 g	9 g	0 g	0,0 g
150 g Joghurt entrahmt	57 g	6,4 g	0 g	6 g	0,0 g
125 g Obst frisch	65 g	0,4 g	0 g	14 g	2,5 g
20 g Haferkleie	34 g	3,0 g	1 g	3 g	9,1 g
Mittagessen					
150 g Kabeljau (Dorsch) gegart	135 g	30,5 g	1 g	0 g	0,0 g
220 g Reis ungeschält gegart	246 g	5,6 g	2 g	51 g	1,8 g
300 g Gemüsemischung frisch	111 g	8,4 g	1 g	17 g	11,3 g
10 g Rüböl (Rapsöl)	88 g	0,0 g	10 g	0 g	0,0 g
Zwischenmahlzeit					
200 g Quark mit Früchten Halb-fettstufe	224 g	9,9 g	5 g	35 g	1,6 g
Abendessen					
120 g Vollkornbrot	226 g	7,8 g	1 g	45 g	10,4 g
10 g Margarine Linolsäure >50%	71 g	0,0 g	8 g	0 g	0,0 g
60 g Schweineschinken gekocht ungeräuchert	68 g	11,1 g	2 g	1 g	0,0 g
40 g Frischkäsezubereitung Halb-fettstufe	42 g	4,3 g	2 g	1 g	0,0 g
200 g Salatgemüse frisch	24 g	2,5 g	0 g	2 g	3,2 g
5 g Olivenöl	44 g	0,0 g	5 g	0 g	0,0 g
200 g Obst frisch	104 g	0,7 g	1 g	23 g	4,0 g
Gesamtsumme: Ist	**1939 g**	**111, 3 g**	**65 g**	**221 g**	**49,1 g**
Gesamtsumme: Soll	**2000 g**	**68 g**			**40 g**

Eiweiß 111,71 g (23%)
Fett 65,89 g (30%) ≤ 30%
Kohlenhydrate 221,48 g (46%)

kcal = Kilokalorien, Ca = Kalzium, Fe = Eisen, Fols = Folsäure, J = Jodid

◻ **Tab. 6.26** Tagesplan 2000 kcal mit Fisch: Mineralstoffe

	kcal	Ca	Fe	Fols	J
1. Frühstück					
30 g Vollkornbrot	56	6 mg	0,8 mg	11 µg	1 µg
10 g Butter	74	1 mg	0,0 mg	0 µg	0 µg
35 g Camembert Halbfettstufe	61	210 mg	0,1 mg	18 µg	7 µg
2. Frühstück					
30 g Vollkornbrot	56	6 mg	0,8 mg	11 µg	1 µg
5 g Margarine Linolsäure >50%	35	0 mg	0,0 mg	0 µg	0 µg
40 g Schnittkäse halbfest	116	160 mg	0,2 mg	7 µg	8 µg
150 g Joghurt entrahmt	57	210 mg	0,1 mg	15 µg	11 µg
125 g Obst frisch	65	9 mg	0,6 mg	9 µg	2 µg
20 g Haferkleie	34	15 mg	2,6 mg	66 µg	0 µg
Mittagessen					
150 g Kabeljau (Dorsch) gegart	135	28 mg	0,7 mg	15 µg	200 µg
220 g Reis ungeschält gegart	246	20 mg	2,2 mg	9 µg	2 µg
300 g Gemüsemischung frisch	111	72 mg	4,0 mg	90 µg	16 µg
10 g Rüböl (Rapsöl)	88	0 mg	0,0 mg	0 µg	0 µg
Zwischenmahlzeit					
200 g Quark mit Früchten Halbfett-stufe	224	142 mg	0,5 mg	36 µg	12 µg
Abendessen					
120 g Vollkornbrot	226	25 mg	3,2 mg	43 µg	5 µg
10 g Margarine Linolsäure >50%	71	1 mg	0,0 mg	0 µg	0 µg
60 g Schweineschinken gekocht un-geräuchert	68	11 mg	0,6 mg	1 µg	2 µg
40 g Frischkäsezubereitung Halbfett-stufe	42	48 mg	0,0 mg	12 µg	4 µg
200 g Salatgemüse frisch	24	74 mg	2,0 mg	74 µg	7 µg
5 g Olivenöl	44	0 mg	0,0 mg	0 µg	0 µg
200 g Obst frisch	104	14 mg	1,0 mg	14 µg	4 µg
Gesamtsumme: Ist	**1939**	**1054 mg**	**19,3 mg**	**431 µg**	**285 µg**
Gesamtsumme: Soll	**2000**	**1000 mg**	**30 mg**	**600 µg**	**230 µg**

Eiweiß 111,29 g (23%)
Fett 64,71 g (30%) ≤ 30%
Kohlenhydrate 221,47 g (47%)

kcal = Kilokalorien, Ca = Kalzium, Fe = Eisen, Fols = Folsäure, J = Jodid

Wie der Tagesplan zeigt, besteht ein ausgewogenes Verhältnis zwischen Eiweiß, Fett und Kohlenhydraten. Die gewünschte Kalzium-Zufuhr von 1000 mg wird gut erreicht. Auch bei 2000 kcal Energieaufnahme kann eine wünschenswerte Folsäure-Zufuhr von 600 mg und 30 mg Eisen nicht erreicht werden. Es ist deshalb eine Sublimierung notwendig. Die empfohlene Jod-Zufuhr kann nur durch eine tägliche Portion Fisch erreicht werden. Wenn nicht täglich Fisch gegessen wird, ist hier ebenfalls eine Sublimierung notwendig.

Literatur

Arbeitsgemeinschaft Diabetes und Schwangerschaft der Deutschen Diabetes Gesellschaft: Diagnostik und Therapie des Gestationsdiabetes. Richtlinie der Deutschen Diabetes-Gesellschaft 2008

Deutsche Gesellschaft für Ernährung: Beratungs-Standards in der Schwangerschaft 2001

Deutsche Gesellschaft für Ernährung: Beratungs-Standards in der Stillzeit 2009

Deutsche Diabetes-Gesellschaft: Ernährung bei Diabetes, Evidenzbasierte Leitlinien 2009

Ernährungsprogramm PRODI 1996

Elmadfa I, Aign W, Muskat E, Fritzsche D. Die große GU Nährwert Kalorien Tabelle 2010/11

JNC 7. Complete Report: The Seventh Report of the Joint National Comittee on Prevention, Detection, Evaluation, and Treatment of High Blood Pressure. Complete Version of the Guidelines for Hypertension.

Lancet 2010 Sept 18;37(9745):984–90. Epub 2010 Aug 4

Lancet 2010 Jul 24;3776(9737):259–66. Epub 2010 Jun 26

Leitzmann C (1996) Ernährung bei Krebs. Gräfe und Unzer, München

Schweizer Gesellschaft für Ernährung

Schweizerische Gesellschaft für Ernährung: Ernährung während der Schwangerschaft 2008

The Endocrin Society's Cinical Guidelines 2008

Unterrichtsunterlagen Schule für Diätassistenz, Universitätsklinikum Ulm, Ärztliche Leitung Prof. Dr. B. Böhm, Ulm

Bedeutung von Supplements

In der Schwangerschaft müssen eine Vielzahl von sog. Mikronährstoffen kontinuierlich auf den Feten übertragen werden. In besonderem Maße werden dabei Schwangere belastet, die bereits präkonzeptionell ein Defizit aufweisen. Hierzu gehören z. B. Schwangere mit einem Typ-1-Diabetes mellitus und solche, die eine verminderte Knochendichte oder einen bereits präkonzeptionell bestehenden Jodmangel aufweisen.

Dies macht deutlich, wie notwendig die präkonzeptionelle Optimierung des Stoffwechsels ist. Deshalb gehört die Planung einer Schwangerschaft in das Beratungskonzept für Typ-1-Diabetikerinnen. Zugleich sollte es immer auch ein wichtiges Schulungsthema sein.

Neben der grundsätzlichen Bedeutung von **Makronährstoffen** ist die Versorgung mit **Mikronährstoffen** wie Vitaminen, Mineralien und Spurenelementen sowohl in der Schwangerschaft als auch in der Stillzeit wichtig (◘ Abb. 7.1).

▪ **Jod**

Eine Unterversorgung mit Jod und damit eine besondere strumigene Neigung finden sich gehäuft bei Mädchen und jungen Frauen. Folgen eines Jodmangels können sein:
- Struma diffusa,
- Schilddrüsen-Funktionsstörungen mit herabgesetzter Fertilität,
- erhöhtes Abortrisiko und
- erhöhte Gefahr von Früh- und Totgeburten.

Beim Kind besteht ein erhöhtes Risiko für eine Struma congenita. Die in den Mutterschaftsrichtlinien empfohlene tägliche Jodprophylaxe von 150–200 μg für die Schwangere sollte daher insbesondere während der sich anschließenden Stillzeit konsequent fortgesetzt werden.

> **Eine autoimmune Schilddrüsenerkrankung bedeutet keine Kontraindikation für eine Jodgabe.**

▪ **Folsäure**

Dieses Vitamin ist für eine normale Zellteilung unerlässlich, besonders für die Lebensphasen mit verstärktem Wachstum. Eine perikonzeptionelle Folsäuresubstitution mit 0,4 mg täglich, die bereits vier Wochen vor der Empfängnis begonnen wird, beugt ohne jeden Zweifel Neuralrohrdefekten vor. Obwohl dies bekannt ist, werden mehr als 300 Kinder pro Jahr mit diesem eigentlich leicht zu vermeidenden Defekt geboren. Außerdem kommt es jährlich zu mehr als 500 Schwangerschaftsabbrüchen, weil beim Feten ein Neuralrohrdefekt diagnostiziert wurde. Eine schwangere Patientin sollte daher bei einer gynäkologischen oder hausärztlichen Vorstellung routinemäßig über vorbeugende Maßnahmen aufgeklärt werden.

Bei Frauen, die bereits ein Kind mit einem Neuralrohrdefekt geboren haben, besteht bei einer erneuten Schwangerschaft ein erhöhtes Risiko, ein Kind mit dem gleichen Defekt auf die Welt zu bringen. Diesen Frauen wird perikonzeptionell 4 mg Folsäure pro Tag empfohlen. Damit kann das Risiko um 70% reduziert werden. Eine deutliche Risikominderung durch Folsäure lässt sich auch bei Frauen erreichen, die Antikonvulsiva einnehmen müssen.

▪ **Eisen**

Der Eisenbedarf steigt in der Schwangerschaft um das Doppelte. Ursachen hierfür sind der vermehrte Verbrauch an Sauerstoff und Sauerstoffträgern sowie das Wachstum des Feten.

Das Nahrungsangebot an Eisen liegt bei einer durchschnittlichen Mischkost bei 11–15 mg/dl. Ohne zusätzliche Substitution sinkt das Ferritin im 2. Trimenon unter die Grenze von 20 mg/l ab. Eine Eisensubstitution ist besonders bei vegetarischer bzw. ballaststoffreicher Ernährung, die inhibitorische Faktoren beinhalten kann, erforderlich. Auch bei übermäßigem Genuss von schwarzem Tee (Gerbstoffe) wird zur Einnahme von Eisenpräparaten geraten.

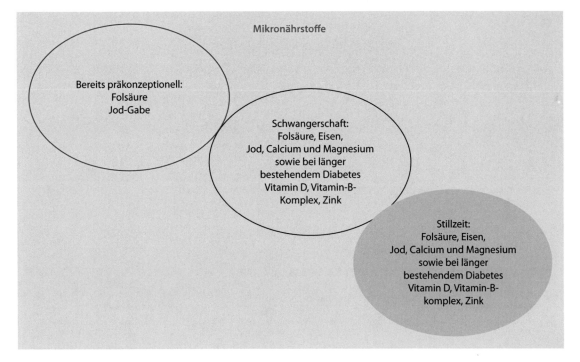

Mikronährstoffe

Bereits präkonzeptionell:
Folsäure
Jod-Gabe

Schwangerschaft:
Folsäure, Eisen,
Jod, Calcium und Magnesium
sowie bei länger
bestehendem Diabetes
Vitamin D, Vitamin-B-
Komplex, Zink

Stillzeit:
Folsäure, Eisen,
Jod, Calcium und Magnesium
sowie bei länger
bestehendem Diabetes
Vitamin D, Vitamin-B-
komplex, Zink

□ **Abb. 7.1**   Mikronährstoffe

■ **Kalzium**

Der Bedarf an Kalzium liegt im 2. Trimenon bei 1200 mg täglich und damit 20% über der normalen Tagesration. Die mütterliche Versorgung an Kalzium geht zugunsten des Feten, sodass bei einem Kalziummangel ein mütterlicher Knochenabbau besonders begünstigt wird. In gleicher Weise gilt dies für die Stillzeit. Typ-1-Diabetikerinnen haben per se eine verminderte Knochenmasse und sind deswegen besonders auf eine ausreichende Kalziumzufuhr angewiesen. Außerdem verbessert eine zusätzliche Vitamin-D-Gabe (500–1000 IE) an Vitamin D_3 die intestinale Kalziumaufnahme; bei schwerem Vitamin-D-Mangel kann vorübergehend auch eine höhere Dosierung notwendig werden.

■ **Vitamin D**

Vitamin D zeigt eine Reihe von Effekten. Es steigert sowohl die Kalziumaufnahme als auch die Muskelkraft. Diabetikerinnen haben häufig einen niedrigeren Vitamin-D_3-Spiegel als Nichtdiabetikerinnen. Eine Substitution ist daher in

der Schwangerschaft und in der Stillperiode notwendig. Der Bedarf beträgt etwa 500–1000 IE/Tag.

■ **Zink**

Menschen mit einem vorbekannten Diabetes haben meistens einen niedrigen Zinkserumspiegel. Ein verminderter Zinkspiegel ist ein Hinweis auf eine Malabsorption im Bereich des Dünndarms. Während der Schwangerschaft und in der Stillzeit steigt der Zinkbedarf auf 15–25 mg/Tag. Dieser zusätzliche Bedarf kann in Form von Zinkorotat, Zinksulfat, Zinkhistidin oder -glukonat gedeckt werden. Zink besitzt weitere positive Eigenschaften. So hilft es u.a. sowohl die Infektabwehr als auch die Hauttrophik zu verbessern.

■ **Vitamin-B-Komplex**

Ein isolierter Vitamin-B-Mangel ist selten. Gleichwohl neigen Diabetes-Patienten zu einem verminderten Niveau der Vitamin-B-Vitamine – mit biochemischen Folgen. So kann es z. B. zu

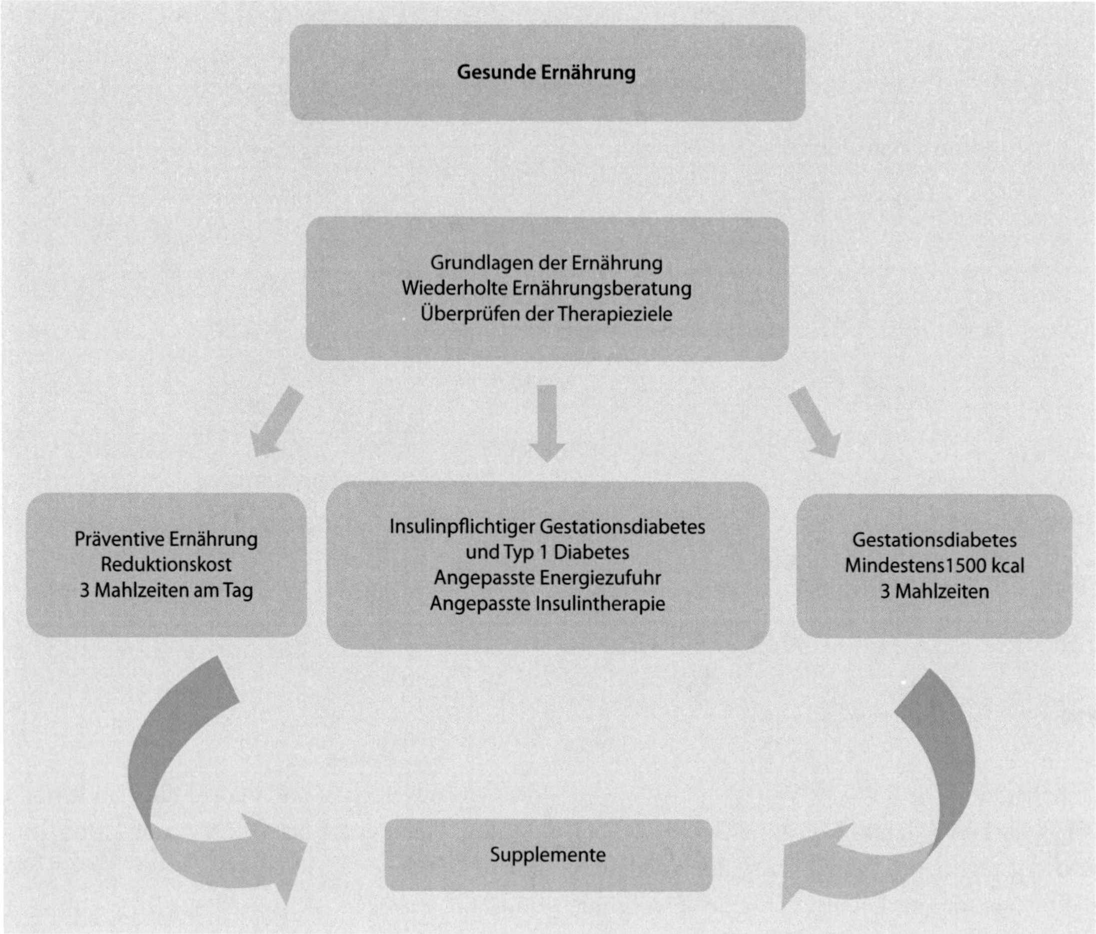

Abb. 7.2 Gesunde Ernährung

einem Anstieg des Homocystein-Niveaus kommen.

Die Autoren empfehlen Schwangeren mit lange bestehendem Diabetes mellitus Multivitaminpräparate als Supplement. Das Präparat sollte die Vitamine B1 (Thiamin), B2 (Riboflavin), B3 (Niacin), B5 (Panthothensäure), B6 (Pyridoxin) und B12 (Cobalamin) sowie Folsäure enthalten.

❯ **Zwingend erforderlich ist eine parenterale Vitamin-B12-Gabe, wenn eine Typ-A-Gastritis mit niedrig-normalem Vitamin-B12-Spiegel oder gar entsprechenden Mangelsymptomen vorliegt.**

▪ Magnesium

Magnesium spielt eine wichtige Rolle in der neuromuskulären Übertragung. In der Schwangerschaft liegt der Bedarf bei 400 mg täglich. Besteht ein Diabetes, wird vermehrt Magnesium renal ausgeschieden, sodass besonders auf die Gabe von Magnesium zu achten ist. Nicht immer wird ein (latenter) Magnesiummangel durch eine Plasmaspiegel-Bestimmung erfasst, sodass grundsätzlich in der Sondersituation Schwangerschaft bei Diabetes eine Gabe ratsam scheint. Magnesium wird auch in der Behandlung von Wadenkrämpfen, Obstipation, vorzeitigen uterinen Kontraktionen oder hochdosiert bei der Eklampsie eingesetzt.

- **Selen**

Selen ist ein lebenswichtiges Spurenelement. Der tägliche Selenbedarf liegt bei etwa 55 μg für erwachsene Frauen, für Männer bei 70 μg. In der Schwangerschaft und in der Stillphase ist der Selenbedarf deutlich höher. Selen hat wichtige Funktionen im Stoffwechsel und im Immunsystem. Zahlreiche Gesundheitsstörungen sind mit einem Selendefizit assoziiert; hierzu gehören Herz-Kreislauf-Erkrankungen, entzündliche Erkrankungen sowie der Diabetes mellitus. Charakteristisch für einen Selenmangel ist z. B. eine verminderte Konversion von L-Thyroxin (LT4) zu Trijodthyronin (LT3) durch die selenabhängige Typ-I-Jod-Thyronin-5'-Deiodase. Insbesondere im 1. Schwangerschaftstrimenon ist eine ausreichende Menge an metabolisch wirksamem LT3 für die fetale ZNS-Entwicklung unverzichtbar. Grundsätzlich ist jedoch anzumerken, dass ein Selenmangel relativ selten auftritt, meist in Folge einer Malabsorption (▶ Abschn. 7.6). Bevor Selen substituiert wird, sollten als Hinweise für eine Malabsorption sowohl der Zinkspiegel als auch der Selenspiegel bestimmt werden. Besteht ein Selenmangel, dann sollte eine Substitution von 100–200 μg Selen pro Tag erfolgen. Idealerweise sollte mit der Substitutionstherapie bereits vor der Schwangerschaft begonnen werden (◨ Abb. 7.2).

Fazit

Jod und Folsäure sollten zwingend bereits präkonzeptionell substituiert werden. Bei Diabetes-Patientinnen empfiehlt sich zudem der Einsatz von weiteren Mikronährstoffen während der Schwangerschaft und in der Stillzeit.

Körperliche Aktivität und Sport in der Schwangerschaft

Sportliche Aktivität in der Schwangerschaft ist lange Zeit auch von den Betroffenen kritisch betrachtet worden (Clarke u. Gross 2004; Duncombe et al. 2009). Während in den meisten Kulturen eine schlanke Figur als Ideal gesehen wird, ist für einige Kulturen die opulente Figur Zeichen von Reichtum und Gesundheit. »Fattening rooms«, in denen die werdende Mutter gemästet wird, sind in diesen Kulturen verbreitet. Auch bei uns ist häufig die Reaktion auf die Frage nach Sport in der Schwangerschaft mit Angst und Unsicherheit verbunden.

Sport in der Schwangerschaft wird jedoch in den letzten Jahren als beste Präventionsmaßnahme für den Gestationsdiabetes und zur Verbesserung der Insulinsensitivität und insbesondere der postprandialen Blutzuckerwerte angesehen (Chuang et al. 2010; Hillemeier et al. 2008; Healy et al. 2007). Insbesondere für Hochrisiko-Personen eines GDM ist die körperliche Aktivität ein entscheidendes und allgemein bewährtes Präventionskonzept (Ekelund et al. 2007). Körperliches Training, strukturierte Bewegungsprogramme senken die LGA-Rate sowie notwendige Insulinbehandlungen und helfen, die tägliche Insulindosis einzusparen (Brankston et al. 2004). Eine sorgfältige Abwägung der Risiken (internistisch wie gynäkologisch) sollte jedoch erfolgen, wenn eine Empfehlung zur vermehrten körperlichen Aktivität oder auch sportlichen Aktivität ausgesprochen wird. Aktuelle Studien zeigen, dass Sport in der Schwangerschaft gesund und sicher für Mutter wie auch Kind ist.

So werden in den Leitlinien des American Congress of Obstetricians and Gynecologists (ACOG) folgende Punkte empfohlen:

> **Empfehlungen des American Congress of Obstetricians and Gynecologists (ACOG)**
> - Alle Frauen sollten in der Schwangerschaft zur sportlichen Aktivität als wichtiger Teil einer gesunden Lebensweise motiviert werden.
> - Die Schwangere sollte aufgeklärt werden, dass Sport keine Gefahr für Kind oder Schwangerschaftsverlauf darstellt.
> - Ziel der Übungen im aeroben Bereich sollte ein Erhalt einer guten Fitness sein.
> - Die Schwangere sollte Sportarten mit Sturzgefahr meiden.
> - Beckenbodengymnastik im Wochenbett ist sinnvoll zur Prävention der späteren Harninkontinenz.
> - Eine moderate Bewegung beeinflusst weder die Milchbildung noch das Stillen ungünstig.

Physiologische Anpassungsprozesse während der Schwangerschaft, wie z. B. erhöhte Flexibilität der Gelenke, müssen berücksichtigt werden und stellen mögliche Verletzungsgefahren dar. Hyperthermie und Hypoglykämie während des Trainings können durch reichliche Flüssigkeitszufuhr, Aufenthalt in klimatisierten Räumen sowie Limitieren der Übungen auf 45 Minuten vermieden werden.

Ab der 16. SSW sind Übungen in Rückenlage aufgrund der Gefahr des Vena-cava-Kompressionssyndroms und konsekutiver Hypotension nicht sinnvoll. Wegen der Gefahr der fetalen Hypoxie sollten schwangere Frauen zudem längere Aufenthalte in Höhen von über 2500 m meiden.

Den Geburtsverlauf toleriert der Fet der sportlich aktiven Mutter im Vergleich zu der Mutter, die keinen Sport betrieben hat, besser – gemessen an APGAR-Score, fetaler Herzfrequenz und Mekoniumabgang (Clapp 1990). Für die werdende Mutter bessern sich unter regelmäßiger körperlicher Aktivität und auch sportlicher Aktivität Symptome wie Ödeme, Schwellungen, Angstzustände und Schlafstörungen.

Dauer und Intensität der Übungen hängen vom Trainingszustand der Frau vor der Schwangerschaft ab. Es sollte zunächst mit einer 15-minütigen Trainingseinheit begonnen werden, die auf maximal 30 Minuten täglich (ca. 4- bis 5-mal die Woche) gesteigert werden kann. Die dabei zu erreichende maximale Herzfrequenz sollte zwischen 125–145 Schlägen/min liegen und ist wiederum abhängig vom Trainingszustand und Alter der Schwangeren. Sportliche Einheiten bestehen aus moderaten Übungen, die eine allzu starke Belastung der Bauchmuskulatur vermeiden. Vorwiegend sollten die Arme trainiert werden.

Grundsätzlich geeignet sind Belastungen wie Aquajogging, Nordic Walking, Wandern, Skilanglauf, Jogging, Radfahren, Tennis, Aerobic, Schwimmen, Krafttraining (jedoch nicht die Bauchmuskulatur).

Grundsätzlich vermieden werden sollten Aktivitäten wie Reiten, Mannschaftsspiele (Handball, Basketball), Tauchen, Skifahren, Snowboarden, Inlineskating. Zu beachten ist die besondere Gefährdung der Schwangeren durch Verletzungen des Bandapparates.

- Morbide Adipositas, Adipositas Grad III, BMI >40
- Untergewicht, BMI <18,5
- Gestörtes fetales Wachstum
- Unkontrollierte Hypertonie
- Muskuloskeletale Probleme
- Nikotinabusus

Klinische Zeichen, die zur sofortigen Unterbrechung der sportlichen Aktivität mit sofortiger gynäkologischer oder internistisch-diabetologischer Evaluation führen sollten
- Starke BZ-Schwankungen nach Belastungen
- Unterzuckerungen oder deutliche Hyperglykämien nach Belastungen
- Vaginale Blutungen
- Dyspnoe, Schwindelattacken
- Druckgefühl thorakal
- Muskelschwäche
- Vorzeitige Wehentätigkeit
- Verminderte fetale Bewegungen
- Austritt von Amnionflüssigkeit

Kontraindikation einer sportlichen Betätigung (Mod. nach American College of Obstetricians and Gynecologists 2003)
Absolute Kontraindikationen
- Herzfehler
- Restriktive Lungenerkrankung
- Cervix/Cerclage
- Mehrlingsschwangerschaft
- Wiederholte vaginale Blutungen im 2. oder 3. Trimenon
- Präeklampsie
- Schwangerschaftsassoziierte Hypertonie

Relative Kontraindikationen
- Mittelschwere bis schwere Anämie (Hb <9,5 g/dl)
- Rhythmusstörungen
- Chronische Bronchitis
- Schlechte Stoffwechselkontrolle

Empfehlungen zur körperlichen Aktivität
Bisher keine körperliche Aktivität
- Häufigkeit: mindestens 3-mal pro Woche
- Herzfrequenz: Empfindung, dass eine mittlere Belastungsstufe erreicht wird, entsprechend 65– 75% der maximalen Pulsfrequenz
- Bewegungsarten: z. B. Walking, Fahrradfahren, Schwimmen, Aerobic, Step-Aerobic, Wasser-Aerobic
- Dauer: jeweils 30 Minuten

Vor der Schwangerschaft wurde bereits regelmäßige körperliche Aktivität ausgeübt
- Häufigkeit: 3- bis 5-mal pro Woche
- Herzfrequenz: Empfindung, dass eine deutliche Belastungsstufe erreicht wird,

8

entsprechend 65–80% der maximalen Pulsfrequenz
- Bewegungsarten: z. B. Walking, Fahrradfahren, Schwimmen, Aerobic, Step-Aerobic, Wasser-Aerobic sowie Jogging, Tennis, Skilanglauf
- Dauer: jeweils 30–60 Minuten

In Einzelfällen hat es sich bewährt, mittels Ziel einer spiroergometrischen Untersuchung, die Funktion von Herz, Kreislauf, Atmung und muskulärem Stoffwechsel in Ruhe und unter ansteigender körperlicher Belastung bis hin zur Ausbelastung zu beurteilen, um für die Betroffene eine bessere Dosierung und damit Einschätzung der geplanten regelmäßigen Belastung zu finden.

Zusammenfassend kann man Folgendes festhalten: Die bisherigen Studien über Sport in der Schwangerschaft haben keine nachteiligen Effekte gezeigt, weder für die Mutter noch das Kind gezeigt (Kramer u. McDonald 2006). Daher sollte jede werdende Mutter beim Erstgespräch über die Bedeutung der sportlichen Aktivität während der Schwangerschaft aufgeklärt werden, insbesondere über die Bedeutung für die Gesundheit der Mutter und auch des Kindes.

Die ACOG empfiehlt in der Schwangerschaft regelmäßigen Ausdauersport über 30 Minuten mit einer maximalen mütterlichen Herzfrequenz von 140/min, und zwar ca. 4- bis 5-mal in der Woche. Dies gilt ebenso für die Schwangere mit Diabetes und sollte ein wichtiger Punkt im ärztlichen Aufklärungsgespräch sein. Nach sorgfältiger Abwägung der Risiken von gynäkologischer wie auch internistischer Seite ist Sport die beste Präventionsmaßnahme für den Gestationsdiabetes bzw. zur Optimierung der Insulinsensitivität.

Fazit
Sportliche Aktivität sollte jeder Schwangeren auch der schwangeren Diabetikerin empfohlen werden, es ist ein wichtiger Bestandteil eines ganzheitlichen Behandlungsprogramms.

Literatur

American College of Obstetricians and Gynecologists (2003) Exercise during pregnancy. http://www.acog.org/publications/patient_education/bp119.cfm

Brankston G, Mitchell B, Ryan E (2004) Resistance exercise decreases the need for insulin in overweight women with gestational diabetes mellitus. Am J Obstet Gynecol 190:188–193

Chuang CH, Weisman CS, Hillemeier MM, Schwarz EB, Camacho FT, Dyer AM (2010) Pregnancy intention and health behaviors: results from the Central Pennsylvania Women's Health Study cohort. Matern Child Health J 4(4):501–510

Clapp JF (1990) The course of labour after endurance exercise during pregnancy. Am J Obstest Gynecol 163;1799–1805

Clarke PE, Gross H (2004) Women's behaviour, beliefs and information sources about physical exercise in pregnancy. Midwifery 20(2):133–141

Duncombe D, Wertheim EH, Skouteris H, Paxton SJ, Kelly L (2009) Factors related to exercise over the course of pregnancy including women's beliefs about the safety of exercise during pregnancy. Midwifery 25(4):430–438

Ekelund U, Griffin SJ, Wareham NJ (2007) Physical activity and metabolic risk in individuals with a family history of type 2 diabetes. Diabetes Care 30(2):337–342

Healy GN, Dunstan DW, Salmon J, Cerin E, Shaw JE, Zimmet PZ, Owen N (2007) Objectively measured light-intensity physical activity is independently associated with 2-h plasma glucose. Diabetes Care 30(6):1384–1389

Hillemeier MM, Downs DS, Feinberg ME, Weisman CS, Chuang CH, Parrott R, Velott D, Francis LA, Baker SA, Dyer AM, Chinchilli VM (2008) Improving women's preconceptional health: findings from a randomized trial of the Strong Healthy Women intervention in the Central Pennsylvania women's health study. Women's Health Issues 18(6 Suppl):S87–96

Kramer MS, McDonald SW (2006) Aerobic exercise for women during pregnancy. Cochrane Database Syst Rev 3:CD000180

Paisly TS, Joy EA, Price RJ (2003) Exercise during pregnancy: A practical approach. Curr Sports Med Rep 2(6):325–330

Mütterliche Folgeerkrankungen des Diabetes mellitus

Die Betreuung und Behandlung der schwangeren Diabetikerin ist eng verbunden mit dem Namen Priscilla White. Priscilla White prägte dieses Gebiet länger als 50 Jahre. Die heutigen Möglichkeiten sind nicht mehr vergleichbar mit denen der Zeit von 1924 bis 1974, in der White an der Joslin-Klinik in Boston klinisch tätig war. Aber die von ihr erarbeiteten Konzepte zur Risikoklassifikation sind nicht nur ein bemerkenswertes medizinhistorisches Dokument, sondern auch heute noch von klinischer Bedeutung.

Heute verstehen wir die Risikoklassen nach dem »White-Schema« (Hare u. White 1980) nicht mehr nur als unveränderlichen Ist-Zustand. Denn mit den Erfahrungen von DCCT, UKPDS und weiteren großen Interventionsstudien steht das Risikomanagement als Sekundär- und Tertiärprävention inzwischen im Vordergrund (◘ Abb. 9.1).

9.1   Revidierte Risikoklassifikation

Maternales und fetales Outcome ist vergleichbar in den Risikoklassen B–D, während es ab Klasse F signifikant ansteigt, insbesondere das Risiko für die Entwicklung einer Präeklampsie, wenn in den Klassen B, C, D und R zusätzlich eine Mikroalbuminurie vorliegt.

Revidierte Risikoklassifikation, mod. nach White (1980)
Gestationsdiabetes (GDM)
- Klasse A: Blutzuckerkontrolle gelingt mit diabetesgerechter Kost
- Klasse B: Manifester Diabetes mellitus. Diabetesbeginn nach dem 20. Lebensjahr, Diabetesdauer <10 Jahre
- Klasse C: Manifester Diabetes mellitus. Beginn zwischen >10. bis <20. Lebensjahr und/oder Krankheitsdauer 10–19 Jahre. Eine vaskuläre Erkrankung besteht nicht

---

- Klasse D: Manifester Diabetes mellitus. Diabetesbeginn <10. Lebensjahr und/oder Diabetesdauer ≥20 Jahre. Komplikationen liegen vor, z. B. arterielle Hypertonie (keine Präeklampsie), nichtproliferative Retinopathie
- Klasse R: Proliferative Retinopathie, Z.n. Glaskörperblutung
- Klasse F: Nephropathie mit Proteinurie >500 mg/dl
- Klasse RF: Gleichzeitiges Bestehen von Klasse-R- und -F-Kriterien
- Klasse H: Bestehen einer klinisch manifesten koronaren Herzerkrankung
- Klasse T: Status vor Nierentransplantation

9.2   Klassifikation

Zu den Folgeerkrankungen gehören mikrovaskuläre und makrovaskuläre Komplikationen sowie eine Vielzahl komplexer Syndrome:
Makroangiopathie mit:
- koronarer Herzerkrankung und Herzinfarkt,
- zerebrovaskulärer Sklerose und zerebralen Insulten,
- peripherer arterieller Verschlusskrankheit (pAVK) mit Claudicatio intermittens mit und ohne Schmerzsymptomatik und diabetischer Gangrän.

Mikroangiopathie mit:
- diabetischer Retinopathie und auch Makulopathie,
- diabetischer Nephropathie und
- diabetischer Neuropathie, mit sensomotorischer und autonomer Neuropathie, peripher und autonom.

Zu den **komplexen Syndromen** gehören:
- diabetisches Fußsyndrom, mit der Kombination aus makro-, mikrovaskulären

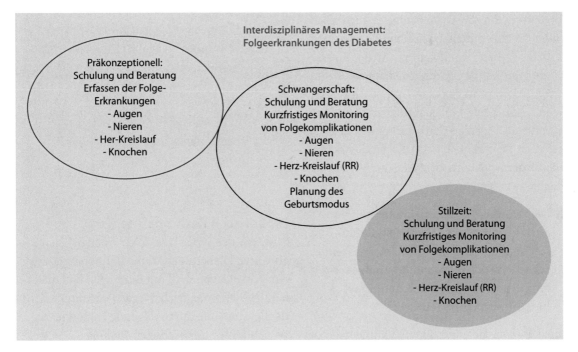

Interdisziplinäres Management:
Folgeerkrankungen des Diabetes

Präkonzeptionell:
Schulung und Beratung
Erfassen der Folge-
Erkrankungen
- Augen
- Nieren
- Her-Kreislauf
- Knochen

Schwangerschaft:
Schulung und Beratung
Kurzfristiges Monitoring
von Folgekomplikationen
- Augen
- Nieren
- Herz-Kreislauf (RR)
- Knochen
Planung des
Geburtsmodus

Stillzeit:
Schulung und Beratung
Kurzfristiges Monitoring
von Folgekomplikationen
- Augen
- Nieren
- Herz-Kreislauf (RR)
- Knochen

Abb. 9.1 Interdisziplinäres Management: Folgeerkrankungen des Diabetes mellitus

Störungen und der peripheren diabetischen Neuropathie,
- arterielle Hypertonie als Ausdruck einer gestörten Endothelfunktion,
- Dyslipidämie des Diabetes-Patienten und
- Osteopathie.

9.2.1 Krankheitsbilder der diabetischen Makroangiopathie

Fatalerweise wird Veränderungen an großen Gefäßen bei jüngeren Diabetes-Patienten keine große klinische Bedeutung beigemessen. Systematische Untersuchungen dokumentieren jedoch, dass solche Veränderungen ab einer Laufzeit des Diabetes mellitus von mehr als 15–20 Jahren signifikant auch bei Menschen mit einem Typ-1-Diabetes gehäuft vorliegen können.

Während für Männer das Leitsymptom der koronaren Herzkrankheit (KHK) mehrheitlich die Angina pectoris ist, findet sich bei Frauen häufiger ein »atypisches« Bild, z. B. mit Dyspnoe.

Zudem kann das klinische Bild bei Vorliegen einer Neuropathie nahezu vollkommen maskiert werden und sich sehr indirekt mit Herzrhythmusstörungen zeigen. Vor diesem Hintergrund ist bei länger bestehendem Diabetes mellitus oder entsprechendem kardiovaskulärem Risikoprofil eine zielgerichtete Evaluation sinnvoll.

Die Krankheitsbilder der diabetischen Makroangiopathie sind:
- periphere arterielle Verschlusskrankheit mit Claudicatio intermittens und diabetischer Gangrän,
- Zerebralsklerose und zerebrale Insulte,
- koronare Herzkrankheit (KHK) und Herzinfarkt, oft als stiller Infarkt bei autonomer Neuropathie,
- Arteriosklerose, z. B. der Nierenarterien, Mesenterialarterien,
- Makroangiopathie und Neuropathie ursächlich.

Apparativ kann die Diagnostik der hirnzuführenden Gefäße mittels Ultraschall durchgeführt werden. Neben signifikanten Strömungsveränderungen können so die Mediadicke, beginnende Sklerosierungen der Intima und flache Plaques, die beide ein quantifizierendes Kriterium für das Ausmaß der bestehenden arteriellen Verschlusskrankheit (AVK) sind, erkannt, quantifiziert, dokumentiert und im Verlauf beobachtet werden.

> ❯ Die arterielle Verschlusskrankheit wie auch die der hirnzuführenden Gefäße sind Markererkrankungen einer systemischen Arteriosklerose und haben somit eine über den regionalen Befundort hinausgehende Bedeutung.

Eine koronare Herzerkrankung kann gerade bei Diabetes-Patienten mit autonomer Neuropathie des Herzens über lange Zeit asymptomatisch sein. Bei Diabetikern muss man doppelt so häufig wie sonst, also in ca. 10% der Fälle, mit einem stummen Herzinfarkt rechnen. Insbesondere die klinische Symptomatik ist bei Diabetes-Patientinnen sehr variabel. Luftnot statt Angina pectoris kann ein klinischer Hinweis auf das Vorliegen einer relevanten Ischämie sein. Eine weiterführende vaskuläre Diagnostik ist gerade bei Frauen mit Diabetes mellitus durch das gehäufte Vorkommen mehrerer Risikofaktoren in besonderem Maße angezeigt.

Faktoren für eine weiterführende vaskuläre Diagnostik
- Typische und atypische Angina pectoris (atypisch: Luftnot statt Angina pectoris bei KHK)
- Auffälligkeiten im Ruhe-EKG
- Periphere arterielle Verschlusskrankheit
- Arteriosklerotische Veränderungen der extrakraniellen Hirngefäße
- Beginn eines intensiven sportlichen Trainingsprogramms

- Erhöhtes kardiovaskuläres Risiko durch:
  - Dyslipoproteinämie (LDL erhöht, HDL vermindert)
  - Arterielle Hypertonie
  - Rauchen
  - Familienanamnese: vorzeitige KHK
  - Vorliegen einer Mikroalbuminurie
- Diabetesdauer >15 Jahre

Diabetische Retinopathie

Etwa 85% der Typ-1-Diabetikerinnen haben nach 20 Jahren Diabetesdauer eine Retinopathie, etwa ein Drittel davon wird mit Blutungen und Makulaödem symptomatisch. Negativ beeinflusst wird die Retinopathie durch folgende Faktoren:
- schlechte Stoffwechseleinstellung,
- lange Dauer der Diabeteserkrankung,
- begleitende Nephropathie,
- Hypertonie und
- Rauchen.

In DCCT (2000) zeigte sich ferner, dass eine Schwangerschaft das Risiko zur Progression einer bestehenden Retinopathie erhöht. Interessant war, dass die Bereitschaft zur Befundprogression auch noch ein Jahr nach der Entbindung erhöht war.

Eine Verbesserung der Stoffwechsellage sollte bei schlecht eingestellten Patientinnen (HbA$_{1c}$ >8%) mit bestehender proliferativer Retinopathie schrittweise über 2–6 Monate erfolgen, sodass sich in dieser Situation die präkonzeptionelle Einstellungsphase deutlich vergrößert. Blutzuckerwerte von bis zu 150–250 mg/dl werden zunächst akzeptiert, niedrige BZ-Werte (<100 mg/dl) oder Unterzuckerungen sollten möglichst vermieden werden.

> ❯ Zu rasche Veränderungen der Blutzuckereinstellung können das Fortschreiten der Retinopathie verstärken. Dies kann dann insbesondere bei der

schwangeren, bislang schlecht eingestellten Typ-1-Diabetikerin problematisch werden.

> **Stadien der diabetischen Retinopathie**
> - **Nichtproliferative diabetische Retinopathie**
>   Die nichtproliferative diabetische Retinopathie (NPDR), allgemein auch als Hintergrundsretinopathie bekannt, ist ein Frühstadium der diabetischen Retinopathie. Sie gliedert sich in eine milde, eine mäßige und schließlich eine schwere nichtproliferative diabetische Retinopathie.
> - **Proliferative diabetische Retinopathie**
>   Eine proliferative diabetische Retinopathie (PDR) liegt vor, wenn sich krankhafte neue Gefäße (Neovaskularisation) auf der Oberfläche der Netzhaut oder am Sehnervenkopf bilden.

Diabetische Makulapathie

Ein Makulaödem ist eine Schwellung oder Verdickung der Makula. Die Schwellung wird durch Flüssigkeit verursacht, die aus Blutgefäßen in der Netzhaut heraustritt. Man spricht vom *fokalen* Makulaödem, wenn umschriebene Ödemzonen mit intraretinalen Blutungen und harten Exsudaten kombiniert sind. Beim *klinisch signifikanten* Makulaödem handelt es sich um ein visusbedrohendes Stadium. Hierbei liegen die Veränderungen ganz oder teilweise innerhalb eines Papillendurchmessers von der Foveola (Sehgrube) entfernt. In diesem Fall ist eine Laserbehandlung am hinteren Pol durchzuführen (zentrale Laserkoagulation). Beim *diffusen* Makulaödem handelt es sich um ein Ödem und harte Exsudate am gesamten hinteren Augenpol mit massiver Leckage. Der Visus ist in der Regel deutlich herabgesetzt.

Eine sog. *makuläre Ischämie* entsteht, wenn die kleinen Blutgefäße (Kapillare) im Bereich der Makula aufgrund des Diabetes okkludieren. Dies führt zu einem Sauerstoffmangel im Bereich der Makula, der zu einem Visusverlust führt.

Grundsätzlich wird die Häufigkeit von Makulaveränderungen bei Patienten mit einem Typ-1-Diabetes unterschätzt.

Im Rahmen der regelmäßigen Verlaufsbeobachtungen von Diabetes-Patienten sind folgende Untersuchungen sowie ein standardisierter Befundbericht entsprechend den Empfehlungen der Fachgesellschaften zu fordern:
- Sehschärfe,
- vorderer Augenabschnitt,
- Augendruck (bei schwerer nichtproliferativer oder proliferativer Retinopathie, bei Rubeosis iridis),
- Augenhintergrund mit binokular-biomikroskopischer Funduskopie (bei erweiterter Pupille).

Indikationen zur Laserbehandlung Die Laserbehandlung hat zum Ziel, das Risiko eines Visusverlustes bei proliferativer diabetischer Retinopathie und bei fokaler diabetischer Makulopathie signifikant zu senken. Es handelt sich um eine destruierende Therapie, die als Nebenwirkungen eine Einschränkung des Gesichtsfeldes, Störungen der Dunkeladaptation sowie eine Verschlechterung des Farbsehens im Blau-Gelb-Bereich mit sich bringen kann. Indiziert ist die Laserbehandlung bei:
- *klinisch signifikantem Makulaödem:* gezielte zentrale Laserkogulation (sog. »grid pattern«);
- *schwerer NPDR bei Risikopatienten:* Typ-1-Diabetikerinnen vor geplanter Schwangerschaft oder in der Schwangerschaft.

Diabetische Nephropathie

Die Nephropathie ist eine typische Folgekomplikation des Diabetes. Bei etwa 50% der Typ-1- und

Typ-2-Diabetiker kommt es nach 25 Jahren zur Proteinurie und in der Folge meist innerhalb von zehn Jahren zur terminalen Niereninsuffizienz. Die Entwicklung der diabetischen Nephropathie ist eng an die Blutdruck- und Blutzuckereinstellung geknüpft.

❯ **Eine intensivierte Insulintherapie mit normoglykämischer Einstellung reduziert das Risiko, eine Nephropathie zu entwickeln, um etwa 60%.**

Die Progredienz der Nephropathie zum Nierenversagen wird durch eine intensivierte Insulintherapie, verbunden mit einer optimierten Blutdrucktherapie, gebremst oder zumindest deutlich verlangsamt. Diabetiker mit einer transplantierten Niere beispielsweise entwickeln bei schlechter Stoffwechseleinstellung innerhalb von fünf Jahren wieder eine Nephropathie. Die Geschwindigkeit der Progredienz einer diabetischen Nephropathie hängt von der Blutzuckereinstellung und vom Blutdruck ab (Therapieziel: RR systol 120–125 mmHg; RR diastol 80–85 mmHg bei jungen Betroffenen). Antihypertensiva und besonders ACE-Hemmer (Kontraindikationen in der Schwangerschaft beachten) sind frühzeitig einzusetzen. Allerdings muss im Vorfeld einer geplanten Schwangerschaft ein Großteil der bekanntermaßen als nephroprotektiv eingestuften Medikationen umgestellt werden. Einen (nephro-)protektiven Effekt üben auch Lipidsenker (Kontraindikationen in der Schwangerschaft beachten) aus.

Der Verlauf der diabetischen Nephropathie ist charakterisiert durch:

- Veränderungen der Albuminausscheidung im Urin,
- Abnahme der glomerulären Filtrationsleistung,
- Entwicklung oder Verstärkung von Hypertonie, Dyslipoproteinämie und weiterer diabetestypischer Komplikationen.

Die Diagnose »Diabetische Nephropathie« kann mit hoher Wahrscheinlichkeit angenommen werden, wenn eine persistierende Albuminurie besteht, d.h. in zwei Proben in 2- bis 4-wöchigem Abstand Urin-Albuminkonzentrationen >20 mg/l gemessen werden.

Stadieneinteilung der diabetischen Nephropathie

Nierenschädigung mit normaler Nierenfunktion

- Mikroalbuminurie: Albuminausscheidung 20–200 mg/l; Kreatinin-Clearance (ml/min) >90 ml/min
- Makroalbuminurie: Albuminausscheidung >200 mg/l; Kreatinin-Clearance (ml/min) >90 ml/min

Nierenschädigung mit Niereninsuffizienz

- Leichtgradig: Albuminausscheidung >200 mg/l Kreatinin-Clearance 60–89 ml/min
- Mittelgradig: Albuminausscheidung >200 mg/l; Kreatinin-Clearance 30–59 ml/min – Bestimmung und Behandlung von Komplikationen wie Anämie, sekundärer Hyperparthyreoidismus
- Hochgradig: Albuminausscheidung >200 mg/l; Kreatinin-Clearance 15–29 ml/min – Vorbereitung auf eine Nierenersatztherapie
- Terminal: Albuminausscheidung >200 mg/l oder abnehmend; Kreatinin-Clearance <15 ml/min – Nierenersatztherapie

Neuropathie

Man unterscheidet:

- symmetrische Polyneuropathie mit sensibler sensomotorischer Polyneuropathie,
- autonome Neuropathie,

- symmetrische proximale Neuropathie der unteren Extremitäten,
- fokale und multifokale Polyneuropathie mit kranialer Neuropathie,
- Mononeuropathie des Stamms und der Extremitäten,
- asymmetrische proximale Neuropathie der unteren Extremitäten sowie
- Mischformen der diabetischen Nervenstörung.

Von großer klinischer Bedeutung für die Schwangere ist u.a. die Gastroparese, die typischerweise 30 Minuten postprandial zu Hypoglykämien und Stunden nach dem Essen zu Blutzuckerentgleisungen führen kann. Bei Appetitlosigkeit, Völlegefühl, Sodbrennen und Übelkeit sowie Erbrechen nach dem Essen sollte man an eine Gastroparese denken. In der Schwangerschaft kommt es häufig zum Erbrechen, verstärkt bei Vorliegen einer Gastroparese. Vor allem fette, aber auch eiweißreiche Mahlzeiten sollten gemieden werden, da sie die Magenpassage und Resorptionsgeschwindigkeit der Kohlenhydrate verlangsamen. Flüssigkeit vor dem und zum Essen kann sich bei Patienten mit einer Gastroparese günstig auswirken.

Insbesondere bei der angestrebten normnahen Blutzuckereinstellung vor und während der Schwangerschaft kann die Einstellung durch eine Beeinträchtigung des neuroendokrinen Systems Hypoglykämie-assoziierte autonome Dysfunktionen – fehlende hormonelle Gegenregulation/Hypoglykämie-Wahrnehmungsstörung – erheblich erschwert werden.

> ❯ Bei einer Wahrnehmungsstörung von Unterzuckerungen sollten die Therapieziele für die Nüchtern- und postcibalen Blutzuckerwerte entsprechend angepasst werden.

9.3 Komplikationen durch eine Schwangerschaft

Die Häufigkeit mütterlicher, besonders aber kindlicher Komplikationen steht in einem direkten Zusammenhang mit den mütterlichen Blutglukosewerten. Ein Schwellenwert existiert nicht. Jedoch sollte nach Stand des Wissens eine Schwangerschaft nicht das Argument für eine aggressive Blutzuckersenkung bei vorbekanntem Diabetes mellitus liefern, da einer Gefahr von häufigen Unterzuckerungen kein besseres klinisches Ergebnis für die Mutter und das werdende Kind gegenübersteht (Middleton et al. 2010).

9.3.1 Akute Folgen für die Mutter

Schwangere mit GDM haben im Vergleich zu Schwangeren mit normaler Glukosetoleranz ein erhöhtes Risiko für:
- Harnwegsinfekte,
- schwangerschaftsinduzierte Hypertonie,
- Präeklampsie/Eklampsie,
- Frühgeburtlichkeit.

Bei der Geburt stehen als Folge der Makrosomie des Kindes erhöhte Raten an Kaiserschnitt-Entbindungen und an vaginal-operativen Entbindungen im Vordergrund.

9.3.2 Langzeitfolgen für die Mutter

Durch eine Schwangerschaft kann es zu einer Progression der bestehenden diabetischen Komplikationen kommen (Hawthorne 2011). Während und auch nach Schwangerschaften kann eine bestehende Retinopathie weiter fortschreiten. Unter der Voraussetzung einer guten Blutzucker- und Blutdruckkontrolle ist dies für eine diabetische Nephropathie nicht zu erwarten.

Besonderheiten bei Schwangeren mit vorbestehendem Diabetes mellitus

- Folgeerkrankungen: Das Ausmaß der bereits bestehenden diabetischen Folgeerkrankungen muss vor dem Beginn der Schwangerschaft vollständig erfasst werden.
- Retinopathie: Bei fortgeschrittener Retinopathie ist eine dem augenärztlichen Befund entsprechende Laserkoagulation anzuraten, ansonsten engmaschige Verlaufskontrollen, und zwar alle 1–3 Monate während der Schwangerschaft und mindestens für ein Jahr nach Ende der Schwangerschaft. Bei etwa einem Drittel der Patientinnen verschlechtern sich die Augen während und nach der Schwangerschaft, bei zwei Dritteln bleibt der Befund konstant.
- Nephropathie: Eine vorbestehende Nephropathie erfordert alle 2–4 Wochen die Bestimmung von Urinstatus, Mikroalbuminurie, Körpergewicht und Blutdruck, um eine Verschlechterung oder die Entwicklung einer EPH-Gestose rechtzeitig feststellen zu können. Bei hohem Blutdruck verordnet man der Patientin initial körperliche Ruhe. Falls sich kein Erfolg einstellt (RR >140/90 mmHg), wird z. B. mit Alpha-Methyldopa therapiert; ACE-Inhibitoren oder AT-II- Blocker oder Reninantagonisten werden präkonzeptionell abgesetzt.
- Neuropathie: Neben einer optimalen Diabetestherapie gibt es in der Schwangerschaft außer Vitamin-Supplements (► Kap. 7) keine weiteren spezifischen Therapieoptionen. Das Vorliegen einer Neuropathie, mit z. B. einer diabetischen Gastroparese (häufiges Erbrechen, Blutzuckerschwankungen) oder einer kardialen Neuropathie (Tachykardien, Herzrhythmusstörungen), führt während der Schwangerschaft zu einer Vielzahl von unerwünschten Komplikationen.

Eine exakte Statuserhebung eventueller diabetesbedingter Folgeerkrankungen gehört zum allgemeinen Behandlungsstandard einer guten Diabetesbetreuung. Bei Planung einer Schwangerschaft kommt der Stadieneinteilung von Folgeproblemen eine große Bedeutung zu, da in besonderem Maße – auch schon präkonzeptionell – die zu erwartenden Risiken für Mutter und Kind erkannt und zumindest in Teilen durch spezifische Interventionen gemindert werden können. Wichtig für das weitere Management ist die Erkenntnis, dass sich diabetische Folgeerkrankungen in der Schwangerschaft bis zu einem Jahr auch nach der Entbindung weiter verschlechtern können. Dies gilt insbesondere für eine manifeste diabetische Augenerkrankung.

Literatur

Hare JW, White P (1980) Gestational diabetes and the White Classification. Diabetes Care 3:394

Hawthorne G (2011) Maternal complications in diabetic pregnancy. Best Pract Res Clin Obstet Gynaecol 25(1):77–90

Middleton P, Crowther CA, Simmonds L, Muller P (2010) Different intensities of glycaemic control for pregnant women with pre-existing diabetes. Cochrane Database Syst Rev (9):CD008540

The Diabetes Control and Complications Trial Research Group Diabetes Care (2000) Effect of pregnancy on microvascular complications in the diabetes control and complications trial. Diabetes Care 23:1084–1091

Medikamentöse Therapie in Schwangerschaft und Stillzeit

10

10.1 Grundregeln der Pränataltoxikologie

Die Empfindlichkeit des Embryos gegenüber toxischen Einflüssen hängt von seinem Entwicklungsstadium ab. Zellen sind pluripotent, d. h. fähig, eventuelle Schäden in den ersten beiden Wochen nach Konzeption zu reparieren. Bei einer ausgeprägten Noxe hingegen stirbt die Frucht völlig ab. Das Fehlbildungsrisiko wird in dieser Phase für gering gehalten (Alles-oder-Nichts-Prinzip). Während der Organogenese (Tag 15 bis 56 nach Konzeption) besteht die größte Sensibilität gegenüber exogenen Noxen. In dieser Phase werden die meisten Fehlbildungen ausgelöst. In der anschließenden Fetalperiode nimmt die Empfindlichkeit der Frucht gegenüber exogenen Noxen zwar ab, doch können auch in dieser Zeit schwerwiegende Funktionsstörungen der kindlichen Organe entstehen. Die Störung der embryonalen Differenzierung nimmt proportional zur Dosis des embryotoxischen Faktors zu.

10.2 Arzneimittelstoffwechsel in der Schwangerschaft

Durch Zunahme des interstitiellen Flüssigkeitsvolumens muss man von einem deutlich vergrößerten Verteilungsraum für exogen zugeführte Substanzen ausgehen. Wird eine Dauertherapie notwendig, sollte der Plasmaspiegel des Wirkstoffs während der Schwangerschaft wiederholt kontrolliert werden. Da sich Serumeiweißmuster verändern, variiert bei Substanzen mit Proteinbindung der frei verfügbare wirksame Anteil. Die Aktivierung mütterlicher Leberenzyme durch die ansteigenden Sexualsteroide kann zusätzlich zu einer beschleunigten Inaktivierung von Arzneimitteln führen.

Die meisten Arzneimittel erreichen über die Plazenta den Feten, wobei meist eine Konzentrationsabnahme von Mutter zu Kind festzustellen ist. Lipophile Substanzen passieren im Gegensatz zu hydrophilen Substanzen die Plazenta relativ leicht. Bei einer Molekularmasse über 1000 ist mit einer geringen Plazentagängigkeit zu rechnen (z. B. Insulin, Heparin). Sind Wirkstoffe stark an das mütterliche Plasmaeiweiß gebunden, ist ebenfalls nur ein geringer diaplazentarer Transfer zu erwarten.

Bereits im 3. Schwangerschaftsmonat beginnt die kindliche Leber, Fremdstoffe zu metabolisieren. Dies kann ebenfalls zu einer Konzentrationsabnahme eines Arzneimittels im fetalen Organismus beitragen. Andererseits sind manche Enzymsysteme (vor allem bei Frühgeborenen) noch so wenig ausgereift, dass sich gewisse peripartal verabreichte Medikamente anreichern können.

10.3 Beurteilung des teratogenen Risikos

Vor der Zulassung eines Präparates werden von der pharmazeutischen Industrie reproduktionstoxikologische Tierexperimente durchgeführt. Leider sind diese Daten nur bedingt auf den Menschen übertragbar. Aufgrund einer unterschiedlichen genetischen Ausstattung führen exogene Noxen beim Menschen nicht zwangsläufig zu gleichen Resultaten. Darüber hinaus werden in den Tierversuchen meist extrem hohe Dosierungen verabreicht, welche die humantherapeutischen Größenordnungen um viele Potenzen übersteigen.

Kontrollierte Studien an schwangeren Patientinnen verbieten sich meist aus ethischen Gründen, sodass – im Gegensatz zu den sonst überwiegend gut dokumentierten Wirkungen und Nebenwirkungen von Arzneimitteln – relativ wenig fundiertes Datenmaterial aus kontrollierten Studien in der Schwangerschaft vorliegt.

Erkenntnisse über die Teratogenität von Arzneimitteln beim Menschen lassen sich somit fast nur durch die Sammlung von Fällen nach Exposition in Unkenntnis der Gravidität gewinnen.

Einen idealen Zugang zu diesem Kollektiv besitzen teratologische Beratungsstellen.

10.4 Risikoklassifizierung von Arzneimitteln

> Das Wohlergehen von Mutter und Kind hat Vorrang. Deshalb dürfen Arzneimittel in der Schwangerschaft und Stillzeit grundsätzlich nur bei strenger Indikationsstellung verabreicht werden.

Eine Kontraindikation oder Anwendungsbeschränkung (strenge Indikationsstellung) in Schwangerschaft bzw. Stillzeit lässt den behandelnden Arzt im Unklaren darüber, wie schwerwiegend diese Angabe sein kann. So können dieser Aussage Erkenntnisse über eine Schädigung der Frucht bzw. des Säuglings zugrunde liegen; sie kann aber auch aus Vorsichtsgründen angegeben sein, ohne dass sich bei langjähriger Anwendung ein Verdacht auf eine Fruchtschädigung ergeben hat.

Von verschiedenen Institutionen wurde versucht, die pränatale Toxizität von Arzneimitteln in Risikogruppen einzustufen. Da es sich insbesondere in Anbetracht des häufig begrenzten Kenntnisstandes nur um eine grobe Kategorisierung handelt, sind diese Schemata für die individuelle Risikobeurteilung oft nur von begrenztem Nutzen. Die in Deutschland gebräuchliche Klassifizierung in elf Kategorien (s. »Rote Liste®«) lässt keine klare Unterscheidung zwischen Therapieempfehlung einerseits und zurückliegender Exposition andererseits zu.

10.5 Vorsichtsmaßnahmen bei Frauen im fertilen Alter

Bei Verordnungen an Frauen im fertilen Alter sollte man immer auch an eine Schwangerschaft denken. Eine Neuverordnung sollte daher u.a. auch zu einem Gespräch über die Familienplanung genutzt werden. Die Anwendung von erprobten Präparaten ist bei Frauen im fertilen Alter vorzuziehen. Ist eine Behandlung mit erwiesenen Teratogenen unumgänglich, sollte für eine sichere Kontrazeption gesorgt werden.

10.6 Empfehlungen bei Kinderwunsch bzw. eingetretener Gravidität

Bei chronisch kranken Patientinnen mit Kinderwunsch sollte man frühzeitig eine in der Schwangerschaft erprobte Medikation anstreben (❐ Tab. 10.1). Für die meisten Erkrankungen existieren Therapieoptionen, die kein teratogenes Risiko mit sich bringen.

Grundsätzlich sind Monotherapien mit einer möglichst moderaten Dosierung anzustreben. Dies gilt insbesondere für die sensible Zeit der Organogenese im ersten Schwangerschaftsdrittel.

❶ Cave

Auf keinen Fall sollte bei Patientinnen mit chronischen Erkrankungen wie arterieller Hypertonie aus Angst vor Fehlbildungen auf jegliche Medikation verzichtet werden. Ein abruptes Absetzen kann zu einer Exazerbation der Grunderkrankung mit schwerwiegenden Folgen für Mutter und Kind führen.

10.7 Risikoabschätzung nach Exposition

Oft nehmen Patientinnen in Unkenntnis ihrer Gravidität Medikamente ein. Die aus juristischen Gründen sehr vorsichtig formulierten Angaben der Beipackzettel führen dann sowohl bei Schwangeren als auch bei betreuenden Ärzten zu großer, aber meist unbegründeter Besorgnis.

◻ **Tab. 10.1**   Umstellung der Medikation mit Eintreten der Schwangerschaft oder vor einer geplanten Schwangerschaft

Medikation	Alternative in der Schwangerschaft
Cabergolin	Bromocriptin
Metformin	Insulin
ACE-Hemmer	ß-Blocker
Antiepileptika	Erprobte Präparate (Cave: Valproat!) Folsäuregabe angezeigt
Kortikosteroid	Bei systemischer Gabe möglichst Prednisolon
Topische Glukokortikoide	Weiterhin möglich
Lipidsenker	Gesunde Ernährung, Colestyramin/Colestipol
Marcumar	Heparin
Thyreostatika und LT4	Monotherapie mit Thyreostatikum

Denn eine Indikation zum Schwangerschaftsabbruch lässt sich nur bei wenigen Präparaten ableiten, sofern diese in der sensiblen Phase der Organogenese verabreicht worden sind.

10.8   Abklärung durch Pränataldiagnostik

Mit den Möglichkeiten der modernen Pränataldiagnostik lässt sich bei vielen Medikamentenexpositionen, die ein teratogenes Risiko besitzen, ein zuverlässiger Fehlbildungsausschluss durchführen (▶ Kap. 13). Neuralrohrdefekte, Herzfehler oder Extremitätendefekte sind typische Beispiele für Anomalien, die einer Diagnostik mit hochauflösenden Ultraschallgeräten gut zugänglich sind. Eine optimale Beurteilung ist in den Schwangerschaftswochen (SSW) 20 bis 22 möglich. Häufig werden Patientinnen nach Medikamentenexposition um die Konzeption bzw. im Embryonalstadium Fruchtwasserpunktionen (Amniozentese) angeboten, um eine eventuelle Schädigung abzuklären. Da jedoch nur in wenigen Fällen damit zu rechnen ist, dass das Medikament einen Einfluss auf den Karyotyp hat,

kann man eine invasive Diagnostik wie die Amniozentese nicht rechtfertigen.

10.9   Inzidenz kongenitaler Fehlbildungen

In der Allgemeinbevölkerung ist ein Hintergrundrisiko für schwere kongenitale Anomalien von 3–5% anzunehmen. Die Inzidenz von Fehlbildungen bei Kindern von insulinpflichtigen Diabetikerinnen ist bei unzureichender Stoffwechselkontrolle 2- bis 4-fach erhöht. Als charakteristische Anomalie ist das kaudale Regressionssyndrom beschrieben (200- bis 400-faches Risiko). Fehlbildungen des Zentralnervensystems, einschließlich Neuralrohrdefekten und Holoprosenzephalie, kommen 10-mal häufiger vor. Auch Herzvitien wie Ventrikelseptumdefekt oder Transposition der großen Gefäße treten 5-mal häufiger auf (▶ Kap. 13).

❯ **Das Risiko für Fehlbildungen oder Spontanaborte korreliert direkt mit dem Grad der mütterlichen Hyperglykämie.**

10.10 Syndrom der polyzystischen Ovarien (PCO-Syndrom)

Das polyzystische Ovarsyndrom (PCOS) ist mit einer Prävalenz von 5–10% die bedeutendste endokrine Erkrankung der prämenopausalen Frau. Neben den charakteristischen, für die Reproduktion entscheidenden Fehlfunktionen wie Amenorrhoe oder Oligomenorrhoe, Hyperandrogenämie und Infertilität zeigen PCO-Patientinnen häufig eine Insulinresistenz.

Bei der Behandlung eines PCO-Syndroms traten in den letzten Jahren antidiabetogene Medikamente in den Mittelpunkt des Interesses. Diese Therapiestrategie wird nach wie vor kontrovers diskutiert. Die Studienlage zeigt insgesamt jedoch einen Vorteil hinsichtlich der klinischen Symptome und des oft unerfüllten Kinderwunsches. Nach wie vor erfolgt der Einsatz dieser für die Indikation PCO-Syndrom nicht zugelassenen Medikamente als »off label use«. Insbesondere Metformin wurde bislang in Studien beim PCO-Syndrom erfolgreich eingesetzt. In verschiedenen Studien konnte mit einer Tagesdosis von 1,5 g Metformin die Insulinsensitivität bei adipösen PCO-Patientinnen signifikant verbessert werden.

Keine Richtlinien gibt es bislang zu der Frage, ob Metformin bei Eintreten einer Schwangerschaft sofort abgesetzt werden muss. Metformin wurde zur Therapie des Diabetes im 2. und 3. Trimenon ohne Erhöhung der perinatalen Morbidität verwendet. Darüber hinaus konnte es die spontane Abortrate bei schwangeren PCO-Patientinnen senken, die in der Literatur mit 30–50% als deutlich erhöht beschrieben ist. Einen positiven Einfluss hatte die Fortführung der Metformintherapie auch auf die Entwicklung eines Gestationsdiabetes (GDM). Allerdings fehlen zum gegenwärtigen Zeitpunkt Studien zum Outcome in späteren Lebensjahren, sodass die Empfehlung, in der Schwangerschaft eine Metformintherapie fortzusetzen, noch nicht gegeben werden kann (Checa et al. 2005).

10.11 Antidiabetika

10.11.1 Insulin/Insulinanaloga

Lässt sich eine diabetische Stoffwechsellage durch Diät nicht ausgleichen, gilt Insulin als Mittel der Wahl in der Schwangerschaft (▶ Kap. 15). Insulin passiert im Gegensatz zu den oralen Antidiabetika nicht die Plazenta und ermöglicht eine stabilere Einstellung des Blutzuckerhaushaltes. Da Hyperglykämien in der Frühgravidität mit einem erhöhten Fehlbildungsrisiko verbunden sind, wird bei Diabetikerinnen grundsätzlich eine sehr konsequente und normnahe Blutzuckereinstellung mit Insulin empfohlen.

Neben Humaninsulin sind heute ein Vielzahl von Insulinanaloga im Einsatz, wie z. B. die kurz wirksamen Analoga Insulin lispro, Insulinglargin und Insulin Aspart. Immer mehr Frauen im fertilen Alter werden unter diesen Präparaten schwanger. Die bisherigen Erfahrungen mit **Insulin lispro** zeigten, dass dieses Analogon offenbar nicht mit einer erhöhten Fehlbildungsrate assoziiert ist. Zwar liegen für Insulinglargin bislang noch weniger Daten in der menschlichen Schwangerschaft vor, doch sind ähnliche Resultate zu erwarten. Bei guter Einstellung des Diabetes mit diesen Insulinanaloga muss also nicht unbedingt auf konventionelles Insulin umgestellt werden, da die größten Risiken für kindliche Komplikationen durch mütterliche Hyperglykämien bedingt sind. Wir empfehlen jedoch auch aus formellen Gründen, eine spezifische Aufklärung bei Verwendung von Insulinanaloga durchzuführen und diese entsprechend schriftlich zu dokumentieren.

In einer großen Multizenterstudie wurden 496 Typ-1-Diabetikerinnen erfasst, die zumindest einen Monat vor Konzeption und während des ersten Schwangerschaftsdrittels mit Insulin lispro behandelt worden waren. Unter 542 Schwangerschaftsausgängen wurden 31 Spontanaborte, 7 Schwangerschaftsabbrüche, 4 Totgeburten und 500 Lebendgeburten registriert. 96%

der Schwangeren setzten die Anwendung von Insulin lispro auch im 2. und 3. Trimenon fort. Schwere kongenitale Anomalien fanden sich bei 5,4% der Nachkommen, kleinere Störungen bei 0,4%. Im Vergleich zu aktuellen Daten mit Fehlbildungsraten zwischen 2,1% und 10,9% unter konventionellem Insulin ergibt sich daraus keine Abweichung von der diabetestypischen Fehlbildungsinzidenz.

Bei **Insulinglargin** handelt es sich um ein rekombinantes Humaninsulin mit verlängerter Wirkdauer. Studien an Ratten und Kaninchen haben keine direkt schädigenden Wirkungen in Bezug auf Schwangerschaft, intrauterine Entwicklung, Geburtsverlauf oder postnatale Entwicklung gezeigt. Um die Sicherheit und Wirksamkeit von Insulinglargin in der Schwangerschaft zu bestätigen, sind noch weitere Daten erforderlich.

Die klinische Erfahrung mit **Insulin Aspart** während einer Schwangerschaft ist gegenüber Insulin lispro geringer. Fortpflanzungsstudien beim Tier zeigten keine Unterschiede zwischen Insulin Aspart und Humaninsulin hinsichtlich Embryotoxizität und Teratogenität. In einer Studie mit 15 Gestationsdiabetikerinnnen, die mit Insulin Aspart behandelt wurden, konnte man eine effiziente postprandiale Blutzuckerkontrolle mit unkompliziertem Schwangerschaftsausgang beobachten (Pettitt et al. 2003). In einer größeren kontrollierten Studie (▶ Kap. 5) ergab sich keine im Vergleich zu Humaninsulin erhöhte Fehlbildungsinzidenz.

10.11.2 Orale Antidiabetika

Acarbose

Bei Tierversuchen mit Kaninchen und Ratten konnte man unter 9- bzw. 32-facher humantherapeutischer Dosis keinen Anhalt für eine Teratogenität finden. Größere Untersuchungen zum Einsatz der Acarbose in der menschlichen Schwangerschaft liegen nicht vor.

Glibenclamid

In-vitro-Experimente mit Sulfonylharnstoffen an menschlichen Plazenten ergaben einen diaplazentaren Transfer zwischen 3,9% bei Glibenclamid und 21,5% bei Tolbutamid. Eine Studie (Towner et al. 1995) zum Fehlbildungsrisiko bei mütterlichem Typ-2-Diabetes untersuchte Neugeborene über einen Zeitraum von sechs Jahren (bei 332 Neugeborenen hatten 16,9% Fehlbildungen, darunter 11,7% mit schwerwiegenden Defekten). Zwischen verschiedenen therapeutischen Ansätzen zeigte sich dabei kein statistischer Unterschied: Bei 125 Kindern mit diätetischer Einstellung der Mutter fanden sich 18 (14,4%) schwere und 6 (4,8%) leichtere Anomalien. Nach intrauteriner Exposition mit oralen Antidiabetika wurden unter 147 Kindern 14 (9,5%) schwere und 9 (6,1%) leichtere Fehlbildungen registriert. Bei den 60 Kindern von Schwangeren unter Insulintherapie fanden sich 7 (11,7%) schwere und 2 (3,3%) leichtere Defekte. 6 Ohranomalien wurden bei den 147 Kindern aus der Gruppe der oralen Antidiabetikatherapie beobachtet, während unter den übrigen 185 Kindern nur 4 derartige Fälle erfasst wurden. In dieser Studie zeigte sich vor allem ein Zusammenhang zwischen schweren Anomalien und der Qualität der Blutzuckereinstellung sowie dem mütterlichen Alter bei Beginn des Diabetes mellitus.

Wegen der Gefahr kindlicher und maternaler Komplikationen in der Schwangerschaft und Stillzeit war eine Therapie mit Glibenclamid und anderen Sulfonylharnstoffpräparaten bei GDM/ Typ-2-Diabetes-mellitus bislang grundsätzlich kontraindiziert. Eine kürzlich durchgeführte randomisierte Studie kam zu dem Ergebnis, dass zwischen einer Therapie mit Glibenclamid und einer Insulintherapie keine signifikanten Unterschiede in Blutzuckereinstellung, fetaler Makrosomie, Fehlbildungsrate und postpartalen Anpassungsstörungen bestehen. Demzufolge ist Glibenclamid eine wirksame und sichere Alternative zu Insulin. Es müssen jedoch weitere Studien mit größeren Patientinnenzahlen durchgeführt werden, um die Teratogenität von Glibenclamid und das Risiko protrahierter Hypoglykämien der Mutter sowie das Risiko eines fetalen Hyperinsulinismus (**Cave:** iatrogene Fetopathia diabetica, neonatale Hypoglykämien) unter einer Glibenclamidtherapie besser beurteilen zu können. Außerhalb kontrollierter Studien muss weiterhin davon abgeraten werden, Glibenclamid bei Schwangeren mit GDM anzuwenden (Langer et al. 2005).

Nach Abschluss des 1. Trimenons mag ein Einsatz von Sulfonylharnstoffen bei mäßiger Entgleisung des Blutzuckers akzeptabel erscheinen. Im Gegensatz zu den Sulfonylharnstoffen passiert Insulin nicht die Plazenta. Außerdem ist Insulin in der Phase der Organogenese erprobt und erlaubt in ausgeprägten Fällen von Diabetes mellitus eine suffiziente Einstellung. Aus diesen Gründen ist Insulin weiterhin als Mittel der 1. Wahl in der Schwangerschaft zu betrachten.

Metformin

Das orale Antidiabetikum Metformin unterscheidet sich in seiner Wirkungsweise grundlegend von den Sulfonylharnstoffen. Tierversuche an Ratten und Kaninchen ergaben für Metformin in Dosen bis zur doppelten humantherapeutischen Maximaldosis keinen Hinweis auf Teratogenität.

In einer prospektiv kontrollierten Studie wurden 126 Neugeborene erfasst, deren Mütter wegen PCO-Syndroms bereits vor Konzeption und während der gesamten Schwangerschaft Metformin (1,5–2,55 g/d) eingenommen hatten (Glueck et al. 2004). Kongenitale Anomalien traten bei 1,6% auf. Das Kollektiv der behandelten PCO-Patientinnen wies im Vergleich zu einem Kontrollkollektiv weder einen Unterschied in der Prävalenz von GDM oder Präeklampsie noch in Bezug auf das Geburtsgewicht bzw. die Körpergröße des Neugeborenen auf. Bei einer Nachuntersuchung bis zum Alter von 18 Monaten zeigten die Kinder in Körpergröße und psychomotorischer Entwicklung keine Auffälligkeiten.

Eine Behandlung der Hyperinsulinämie mit Metformin (z. B. im Rahmen des PCO-Syndroms) erscheint unproblematisch, falls während der Medikation eine Schwangerschaft eintreten sollte. Allerdings sind die Erfahrungen mit längerer Anwendung von Metformin im 1. Trimenon nicht umfangreich genug. Darum auch ist eine großzügige Verabreichung außerhalb von Studien nicht zu empfehlen. Eine publizierte Übersichtsarbeit konnte keinen Nachweis für eine erhöhte Abortrate allein aufgrund eines PCO-Syndroms feststellen. Demnach gibt es keine ausreichende Begründung für eine langfristige Medikation mit Metformin in der Schwangerschaft. Es liegen zwar Hinweise auf positive Effekte von Metformin zur Behandlung eines GDM in der Schwangerschaftsmitte vor. Eine Empfehlung zur Medikation lässt sich daraus jedoch nicht ableiten (Norman et al. 2004).

Nateglinid

Nateglinid ist ein neueres orales Antidiabetikum. Es liegen bislang noch keine publizierten Daten zur Anwendung von Nateglinid bei Schwangeren vor. In Tierversuchen mit Ratten verhielt sich Nateglinid nicht teratogen. Bei Kaninchen wurde in maternal toxischer Dosierung eine erhöhte Inzidenz für Feten ohne Gallenblase beobachtet.

Repaglinid

Der Wirkstoff Repaglinid ist ein neuartiges, kurz wirksames orales Sekretagogum. Repaglinid zeigte bisher keine teratogene Wirkung in Tierstudien. An Ratten wurden bei hoher Dosis im letzten Stadium der Schwangerschaft und während der Stillzeit Embryotoxizität, eine abnorme Entwicklung der Extremitäten im Fetus und an Neugeborenen beobachtet. Studien an schwangeren oder stillenden Frauen mit Repaglinid wurden nicht durchgeführt. Ob eine Anwendung von Repaglinid in der Schwangerschaft unbedenklich ist, kann deshalb nicht beurteilt werden.

Thiazolidindion-Derivate

Inzwischen sind die Thiazolidindion-Derivate grundsätzlich von untergeordneter Bedeutung in der Diabetestherapie bzw. können auch nicht mehr verordnet werden. Bei **Rosiglitazon** und **Pioglitazon** handelt es sich um orale Antidiabetika, die die Insulinsensitivität an unterschiedlichen Geweben erhöhen. In Tierversuchen mit Rosiglitazon an Ratten und Kaninchen trat in 20- bzw. 75-facher humantherapeutischer Dosis kein Anstieg kongenitaler Anomalien auf. Diese Dosen waren jedoch begleitet von vermehrten Aborten und Wachstumsretardierungen. Tierversuche mit Pioglitazon an graviden Ratten und Kaninchen zeigten unter 17- bzw. 40-facher humantherapeutischer Maximaldosis keine Zunahme kongenitaler Anomalien. In höheren Dosen wurden Entwicklungsverzögerungen, Aborte und Wachstumsretardierungen beobachtet. Es liegen keine ausreichenden Daten zur Anwendung von Rosiglitazon und Pioglitazon bei schwangeren Frauen vor.

Dipeptidyl Peptidase-4 Inhibitoren

Diese neue Substanzklasse oraler Antidiabetika ist in der Schwangerschaft nicht zugelassen.

10.12 Antihypertensive Therapie

Bei Planung einer Schwangerschaft sollte eine arterielle Hypertonie bevorzugt mit Methyldopa, Dihydralazin oder bewährten β-Blockern eingestellt werden (Guideline Development Group 2008; Visintin et al. 2010). In der Frühschwangerschaft beobachtet man physiologischerweise oft einen Blutdruckabfall, sodass ein Auslassversuch zu erwägen ist. Tritt eine Hypertonie im Verlauf der Schwangerschaft erneut auf, sollte bevorzugt Methyldopa eingesetzt werden.

Kardioselektive β-Blocker (z. B. Metoprolol) sind Mittel der 2. Wahl. Ihre Anwendung ist in der Schwangerschaft grundsätzlich möglich. Doch werden sie zunehmend – vor allem bei intrauteriner Wachstumsretardierung – kritisch bewertet. Nach dem 1. Trimenon kommen als Mittel der 2. Wahl Nifedipin, Clonidin, Prazosin oder Urapidil in Frage. Bei einer ausgeprägten schwangerschaftsinduzierten Hypertonie steht das antikonvulsiv wirksame Magnesium zur Verfügung.

Tritt eine Schwangerschaft unter Dauermedikation mit ACE-Hemmern bzw. AT-II-Rezeptor-Antagonisten oder Reininantagonisten ein (Aliskiren, ein Reninhemmer der sich an Renin bindet, dadurch wird die Umwandlung von Angiotensinogen in Angiotensin I eingestellt), sollte umgehend auf eines der bewährten Antihypertensiva umgestellt werden (Visintin et al. 2010). Durch die Anwendung von ACE-Hemmern und AT-II-Rezeptor-Antagonisten traten im 2. und 3.Trimenon folgende Komplikationen auf:
- Oligohydramnion,
- Hypoplasie der Schädelknochen,
- Niereninsuffizienz,
- intrauteriner Fruchttod.

> **Die nicht für eine Dauertherapie in der Schwangerschaft geeigneten Antihypertensiva rechtfertigen jedoch keinen Schwangerschaftsabbruch, wenn die Medikation nach Feststellung der Schwangerschaft im 1. Trimenon auf die bewährten Präparate umgestellt wird.**

10.12.1 Methyldopa

Methyldopa kann in einer Dosierung bis 2000 mg/Tag (verteilt auf 3–4 Einzeldosen) in allen Phasen der Schwangerschaft verabreicht werden.

10.12.2 β-Blocker

Unter den β-Blockern sollten vorrangig die bewährten ß₁-spezifischen Präparate wie Metoprolol – Tagesdosis: bis 200 mg/d – verordnet werden. Berichte über eine intrauterine Wachstumsretardierung unter der Therapie mit β-Blockern sind nicht abschließend zu bewerten, da eine Wachstumsretardierung auch durch die Stoffwechselerkrankung bedingt sein kann. β-Blocker sind plazentagängig. Sie können daher bei einem Neugeborenen Bradykardie, Hypotonie und Hypoglykämie auslösen. Wegen der meist nur milden Symptome, die innerhalb der ersten 48 h post partum verschwinden, sollte das Neugeborene lediglich aufmerksam überwacht werden. Die Medikation muss nicht 24–48 h vor der Entbindung abgesetzt werden. Ist eine Schwangerschaft unter einem weniger erprobten β-Blocker eingetreten, ist nicht mit einem erhöhten Fehlbildungsrisiko zu rechnen. Allerdings sollte die Umstellung auf ein älteres Präparat erwogen werden.

10.12.3 Dihydralazin

Dihydralazin gehört zu den am längsten eingesetzten Medikamenten gegen Schwangerschaftshypertonie (orale Tagesdosis: bis 100 mg/d), ohne dass sich bisher ein Anhalt für Teratogenität ergeben hätte. Bei Hochdruckkrisen im Rahmen einer Präeklampsie kann es auch intravenös verabreicht werden.

10.12.4 Clonidin

Eine Behandlung von Schwangeren mit dem überwiegend zentral wirksamen Antihypertensivum Clonidin zeigte keine Häufung morphologischer Anomalien bei Neugeborenen. In einem kleineren Kollektiv fielen bei einer Nachuntersuchung im Alter von 6 Jahren hyperaktives Verhalten der Kinder und Schlafstörungen auf. Dies deckt sich mit ähnlichen Beobachtungen in Tierversuchen. Clonidin sollte daher als Antihypertensivum der 2. Wahl in der Schwangerschaft betrachtet werden.

10.12.5 Kalziumantagonisten

Unter den Kalziumantagonisten sind Nifedipin und Verapamil bei Schwangeren noch am besten untersucht. Allerdings konzentrieren sich die Erfahrungen auf die Anwendung im 2. und 3. Trimenon.

Unter Nifedipin und Verapamil liegen weniger als 200 publizierte Expositionen im 1. Trimenon vor. Da sich bei Tierversuchen teilweise Extremitätendefekte ergaben, ist man mit einem Einsatz in der Frühgravidität zurückhaltend. Weil viele embryonale Differenzierungsprozesse kalziumabhängig sind, wäre eine Störung durch Kalziumantagonisten denkbar. Auf eine Anwendung der neueren Präparate Amlodipin, Diltiazem, Felodipin, Gallopamil, Isradipin, Nilvadipin, Nimodipin, Nisoldipin und Nitrendipin sollte gänzlich verzichtet werden. Solange keine größeren Erfahrungen beim Menschen vorliegen, sollte nach Eintritt einer Schwangerschaft unter Kalziumantagonisten eine ausführliche Ultraschalldiagnostik durchgeführt werden, insbesondere zum Ausschluss von Extremitätendefekten.

10.12.6 Magnesiumsulfat

In der Spätschwangerschaft hat sich der Einsatz von Magnesium unter verschiedenen Indikationen bewährt. Neben der Wehenhemmung dient es als Infusionslösung auch zur Behandlung der Präeklampsie bzw. Eklampsie. Es senkt nicht nur den Blutdruck, sondern auch die Krampfneigung der Mutter.

10

10.12.7 ACE-Hemmer/Angiotension-II-Rezeptor-Antagonisten

Unter den Antihypertensiva, die das Angiotensin-konvertierende Enzymsystem hemmen, sind Captopril und Enalapril am besten untersucht. Probleme traten nur bei Fortsetzung der Medikation im 2. und 3. Trimenon auf. Dabei wurden folgende Fälle beobachtet:

- Oligohydramnion,
- Hypoplasie der Schädelknochen,
- Niereninsuffizienz bis hin zur dialysepflichtigen Anurie sowie
- intrauterine Fruchttode.

Ähnliche Auffälligkeiten lassen sich auch im Tierversuch erkennen. Entsprechendes gilt für die neuere Substanzklasse der **Angiotension-II-Rezeptor-Antagonisten** (Candesartan, Losartan, Irbesartan, Valsartan, Telmisartan, Eprosartan). Nach Behandlung der Mutter mit den Wirkstoffen Candesartan, Losartan oder Valsartan kam es in der Spätschwangerschaft zu:

- Oligohydramnion,
- Anhydramnion,
- dialysepflichtige Anurie des Neugeborenen,
- Verknöcherungsstörungen der Schädelkalotte,
- Lungenhypoplasie und
- Extremitätenkontrakturen.

> Tritt eine Schwangerschaft unter Dauermedikation mit ACE-Hemmern oder Angiotension-II-Rezeptor-Antagonisten ein, sollte umgehend auf eines der bewährten Antihypertensiva umgestellt werden. Eine Indikation zum Schwangerschaftsabbruch besteht nicht; eine ausführliche sonographische Diagnostik ist anzuraten.

10.12.8 Diuretika

Bei Eintritt einer Schwangerschaft unter Furosemid, Hydrochlorothiazid, Chlortalidon, Spironolacton, Amilorid oder Triamteren konnte bislang keine erhöhte Fehlbildungsrate festgestellt werden. Bei Diuretika besteht jedoch in der Schwangerschaft das Risiko einer uteroplazentaren Minderperfusion mit konsekutiver Wachstumsretardierung. Darum gelten Diuretika als kontraindiziert. Nach Feststellung der Schwangerschaft sollte auf erprobtere Alternativen umgestellt werden.

10.12.9 Lipidsenker

Da die Langzeitprognose der Hyperlipidämie durch eine Unterbrechung der Therapie während Schwangerschaft und Stillzeit nicht wesentlich beeinträchtigt wird, ist von einer Fortführung der Therapie mit Lipidsenkern in der Schwangerschaft grundsätzlich abzuraten.

10.12.10 Fibrat

Bei hochdosierten Tierversuchen mit graviden Ratten und Kaninchen zeigte sich unter **Bezafibrat** bei Tagesdosen bis 300 mg/kg Körpergewicht keine Häufung von Anomalien. Im humantherapeutischen Dosierungsbereich ließ sich bisher unter Bezafibrat bei begrenzten Erfahrungen keine Teratogenität erkennen.

Experimente mit **Clofibrat** an graviden Ratten ergaben keinen Anhalt für Teratogenität. Allerdings wurde bei Ratten und Kaninchen unter Langzeitanwendung von Clofibrat eine Zunahme von Aborten und Wachstumsretardierungen festgestellt. Veröffentlichungen zur Anwendung von Clofibrat in der menschlichen Schwangerschaft liegen bisher nicht vor.

Fenofibrat verursachte bei graviden Ratten und Kaninchen keine Fruchtschädigung, jedoch eine Zunahme von Aborten und Wachstumsretardierungen in sehr hohen Dosen. Leider wurden bisher keine Expositionen in der menschlichen Schwangerschaft publiziert. Ein gezielter Einsatz von Fenofibrat in der Schwangerschaft sollte daher unterbleiben.

In Tierversuchen mit dem Lipidsenker **Gemfibrozil** an Ratten und Kaninchen fand sich unter 3- bis 17-facher bzw. 2- bis 8-facher humantherapeutischer Dosis keine Zunahme der Fehlbildungsrate. Das Michigan Medicaid Project (Briggs et al. 2005) untersuchte Schwangere, die den Lipidsenker Gemfibrozil eingenommen hatten. Dabei hatte bei insgesamt 15 Neugeborenen ein Kind einen strukturellen Gehirndefekt. Von einer Medikation mit Gemfibrozil in der Schwangerschaft ist abzuraten. Bei akzidenteller Exposition in der Frühgravidität ist eine sonographische Feindiagnostik in SSW 20 bis 22 ratsam.

10.12.11 Colestyramin/Colestipol

Colestipol und Colestyramin sind Anionenaustauscher, die Gallensäure im Gastrointestinaltrakt binden und dadurch die Cholesterin- und Triglyzeridspiegel senken. Die systemische Absorption der Wirkstoffe aus dem Gastrointestinaltrakt ist gering. Allerdings behindern Colestipol und Colestyramin auch die Aufnahme fettlöslicher Nährstoffe einschließlich der entsprechenden Vitamine. Falls die Medikation in der Schwangerschaft fortgesetzt wird, sollte auf eine ausreichende Versorgung mit den fettlöslichen Vitaminen A, D, E und K geachtet werden.

10.12.12 HMG-CoA-Reduktasehemmer (Statine)

Die HMG-CoA-Reduktasehemmer blockieren die Biosynthese von Cholesterin, das als Bestandteil der Zellmembran für viele embryonale/fetale Entwicklungsprozesse von großer Bedeutung ist.

Eine Analyse der bisherigen Fallberichte über den Einsatz von HMG-CoA-Reduktasehemmern – Atorvastatin, Fluvastatin, Pravastatin, Simvastatin – zeigte keinen Anstieg der kongenitalen Anomalien. Manson et al. (1996) fanden nach Exposition mit dem HMG-CoA-Reduktase-Hemmer Simvastatin fünf kongenitale Anomalien bei Neugeborenen:

- Polydaktylie,
- Gaumenspalte,
- Hypospadie,
- Trisomie 18,
- Klumpfuß.

Eine Analyse von prospektiv erfassten Schwangerschaften unter Simvastatin und Lovastatin wich mit einer Fehlbildungsrate von 3,8% nicht vom üblichen Hintergrundrisiko ab (Pollack et al. 2005). Allerdings ist von einem geplanten Einsatz der meist noch recht mangelhaft in der Schwangerschaft dokumentierten Wirkstoffe nach wie vor abzusehen. Eine Indikation zum Schwangerschaftsabbruch nach akzidenteller Exposition in der Frühgravidität besteht nicht. Eine sonographische Feindiagnostik zum Fehlbildungsausschluss um die 20. SSW ist anzuraten.

10.13 Medikation in der Stillzeit

Fast alle Arzneimittel gehen in die Muttermilch über. Im Einzelfall muss geprüft werden, in welchem Umfang das betreffende Arzneimittel in die Milch übertritt, in welchem Maße es vom Säugling aufgenommen wird und inwieweit Störungen des kindlichen Befindens möglich sind. Die meisten Medikamente erreichen in der Muttermilch Konzentrationen, die für den Säugling weit unter dem therapeutischen Bereich liegen. Dies gilt u.a. auch für Thyreostatika (Thiamazol, Carbimazol), die als Monotherapie während der Schwangerschaft und in der Stillperiode verabreicht werden sollten. Unter Dauermedikation können jedoch durch Kumulation Symptome nicht ausgeschlossen werden. Daher muss die wiederholte Gabe eines Präparates grundsätzlich kritischer betrachtet werden als eine Einzeldosis. Neugeborene reagieren im Allgemeinen empfindlicher auf Arzneimittel als ältere Säuglinge, Frühgeborene sind gefährdeter als Reifgeborene.

10.13.1 Antihypertensiva

Methyldopa und **Dihydralazin** gelten als Mittel der Wahl in der Stillzeit. Unter den β-Blockern ist in der Stillzeit die kindliche Belastung unter Metoprolol, Oxprenolol und Propranolol am geringsten. Unter den Kalziumantagonisten Nifedipin, Nitrendipin und Verapamil werden beim Säugling weniger als 5% einer therapeutischen Dosis erreicht. Im Gegensatz zur Gravidität erscheinen die ACE-Hemmer Captopril und Enalapril in der Stillzeit akzeptabel, da vom Säugling weniger als 1% einer therapeutischen Erwachsenendosis aufgenommen wird.

10.13.2 ACE-Hemmer

Captopril geht in geringen Mengen in die Muttermilch über (Milch/Plasma-Quotient 0,012). Negative Auswirkungen dieser geringen Exposition auf den Säugling wurden nicht beobachtet. Bei **Enalapril** konnten unter einer Tagesdosis von 10 mg in der Muttermilch keine Spiegel über der Nachweisgrenze von 0,02 ng/ml ermittelt werden. Die American Academy of Pediatrics betrachtet die Gabe von Captopril und Enalapril als mit dem Stillen vereinbar (Committee on Drugs 1994).

10.13.3 β-Blocker

Atenolol geht in erheblichem Umfang in die Muttermilch über. Da es sich bei Atenolol um eine schwache Base handelt, kann der Wirkstoff in der Muttermilch kumulieren. Daher muss bei Säuglingen auf Symptome wie Bradykardie geachtet werden. Andere β-Blocker wie Metoprolol, Oxprenolol oder Propranolol sollten bevorzugt werden. **Metoprolol** erreicht in der Muttermilch etwa den 3-fachen Spiegel gegenüber dem mütterlichen Serum. Dennoch fanden sich bei den Säuglingen keine schwerwiegenden Komplikationen. Unter einer mütterlichen Tagesdosis von 200 mg Metoprolol würde ein Säugling mit 1000 ml Muttermilch 225 µg des Wirkstoffs erhalten. Dies entspricht ca. 1,5% einer Säuglingsdosis. Um die Exposition zu reduzieren, wird ein Anlegen 3–4 Stunden nach der Medikamenteneinnahme empfohlen. Insbesondere bei hohen Dosen sollte der Säugling auf typische Nebenwirkungen der β-Blocker wie z. B. Bradykardie überwacht werden. **Propranolol** geht in kleinen Mengen in die Muttermilch über, sodass ein Säugling zwischen 0,3 und 0,4% der gewichtsbezogenen mütterlichen Dosis aufnimmt. Die American Academy of Pediatrics betrachtet Metoprolol und Propranolol als mit dem Stillen vereinbar (Committee on Drugs 1994).

10.13.4 Dihydralazin

Hydralazin bzw. Dihydralazin geht nur im Umfang von ca. 1% einer Säuglingsdosis in die Muttermilch über. Die American Academy of Pediatrics hat keine Vorbehalte gegen den Einsatz von Hydralazin bzw. Dihydralazin in der Stillzeit (Committee on Drugs 1994).

10.13.5 Kalziumantagonisten

Bei **Nifedipin** gehen weniger als 5% einer therapeutischen Dosis auf den Säugling über. Eine Gefährdung des Säuglings ist dadurch nicht zu befürchten. Eine deutliche Reduktion der kindlichen Exposition kann durch ein Zeitintervall von 3–4 Stunden zwischen Einnahme von Nifedipin und der nächsten Stillmahlzeit erreicht werden. Die American Academy of Pediatrics betrachtet Nifedipin als akzeptabel in der Stillzeit (Committee on Drugs 1994). Von **Nitrendipin** einschließlich seiner Metaboliten erreichen maximal 0,6% den Säugling über die Muttermilch. **Verapamil** geht in geringen Mengen in die Muttermilch über. Unter 3-mal 80 mg Tagesdosis konnte eine Aufnahme von weniger als 0,01% der mütterlichen Dosis durch den Säugling festgestellt werden. Die American Academy of Pediatrics betrachtet daher Verapamil als mit dem Stillen vereinbar (Committee on Drugs 1994).

10.13.6 α-Methyldopa

Methyldopa geht nur in einem Ausmaß von ca. 3% der mütterlichen gewichtsbezogenen Dosis auf den Säugling über. Die American Academy of Pediatrics sieht keine Einwände gegen den Einsatz von Methyldopa in der Stillzeit (Committee on Drugs 1994).

10.13.7 Lipidsenker

Über die **HMG-CoA-Reduktasehemmer** liegen kaum Angaben zur Stillzeit vor. Da größere Erfahrungen beim Menschen fehlen, wird von einer Anwendung der HMG-CoA-Reduktasehemmer in der Stillzeit abgeraten. Bei **Colestyramin** handelt es sich um ein nicht resorbierbares Harz. Ein Übergang in die Muttermilch ist daher nicht zu befürchten. Allerdings ist die verminderte Resorption fettlöslicher Vitamine unter Anwendung von Colestyramin zu berücksichtigen. Auf eine ausreichende Versorgung von Mutter und Säugling mit diesen Vitaminen (Vitamin A, D, E, K) sollte geachtet werden.

10.14 Informationsquellen

In vielen Ländern wurden teratologische Informationszentren mit dem Ziel gegründet, reproduktionstoxikologische Risiken besser abschätzen zu können. Um Daten über embryonaltoxikologische Substanzen zu sammeln, auszuwerten und für die Prävention kindlicher Schädigungen einzusetzen, schlossen sich diese Institutionen wiederum zum European Network of Teratology Information Services (ENTIS) zusammen. Durch prospektive Studien werden Verlauf der Schwangerschaft und Befinden des Neugeborenen nach Exposition mit einem potenziellen Teratogen verfolgt. Das seit 1976 in Kooperation mit der Universität Ulm in Forschung und Beratung tätige Institut für Reproduktionstoxikologie gibt als deutsches Pharmakovigilanz- und Beratungszentrum Auskunft über das teratogene Potenzial von Medikamenten, Strahlenexpositionen, Infektionserkrankungen, Umwelt- und Industriechemikalien (Paulus u. Lauritzen 2005) (▶ Anhang: Internetanschriften).

Fazit

Die Empfindlichkeit des Embryos gegenüber toxischen Einflüssen ist abhängig vom Entwicklungsstadium. Das Fehlbildungsrisiko ist besonders erhöht während der Organogenese (Tag 15 bis 56 nach Konzeption), während in der anschließenden Fetalperiode die Empfindlichkeit gegenüber exogenen Noxen abnimmt. Jedoch können auch in dieser Phase schwerwiegende Funktionsstörungen der kindlichen Organe entstehen. Somit kommt der bereits präkonzeptionellen Beratung bei Einsatz von Medikamenten im reproduktionsfähigen Alter eine besondere Rolle zu. Bei chronischen Erkrankungen sollte bereits in der Phase der Familienplanung eine Beratung und entsprechende Umstellung der Medikamente erfolgen.

Literatur

Briggs GG, Freeman RK, Yaffe SJ (2005) Drugs in pregnancy and lactation, Vol. 7. Lippincott Williams & Wilkins, Philadelphia

Checa MA, Requena A, Salvador C, Tur R, Callejo J, Espinos JJ, Fabregues F, Herrero J (2005) Insulin-sensitizing agents: use in pregnancy and as therapy in polycystic ovary syndrome. Hum Reprod Update 11:375–390

Committee on Drugs, American Academy of Pediatrics (1994) The transfer of drugs and other chemicals into human milk. Pediatrics 93:137–150

Glueck CJ, Goldenberg N, Pranikoff J, Loftspring M, Sieve L, Wang P (2004) Height, weight, and motor-social development during the first 18 months of life in 126 infants born to 109 mothers with polycystic ovary syndrome who conceived on and continued metformin through pregnancy. Hum Reprod 19:1323–1330

Langer O, Yogev Y, Xenakis EM, Rosenn B (2005) Insulin and glyburide therapy: dosage, severity level of gestational diabetes, and pregnancy outcome. Am J Obstet Gynecol 192:134–139

Manson JM, Freyssinges C, Ducrocq MB, Stephenson WP (1996) Postmarketing surveillance of lovastatin and simvastatin exposure during pregnancy. Reprod Toxicol 10:439–446

Norman RJ, Wang JX, Hague W (2004) Should we continue or stop insulin sensitizing drugs during pregnancy? Curr Opin Obstet Gynecol 16:245–250

Paulus WE, Lauritzen C (2005) Medikamente und Schadstoffe in Schwangerschaft und Stillzeit. Spitta, Balingen

Pettitt DJ, Ospina P, Kolaczynski JW, Jovanovic L (2003) Comparison of an insulin analog, insulin aspart, and regular human insulin with no insulin in gestational diabetes mellitus. Diabetes Care 26:183–186

Pollack PS, Shields KE, Burnett DM, Osborne MJ, Cunningham ML, Stepanavage ME (2005) Pregnancy outcomes after maternal exposure to simvastatin and lovastatin. Birth Defects Res A Clin Mol Teratol 73:888–896

Towner D, Kjos SL, Leung B, Montoro MM, Xiang A, Mestman, JH, Buchanan TA (1995) Congenital malformations in pregnancies complicated by NIDDM. Diabetes Care 18:1446–1451

Visintin C, Mugglestone MA, Almerie MQ, Nherera LM, James D, Walkinshaw S; Guideline Development Group (2010). Management of hypertensive disorders during pregnancy: summary of NICE guidance. BMJ. 341:c2207. DOI: 10.1136/bmj.c2207

Guideline Development Group (2008) Management of diabetes from preconception to the postnatal period: summary of NICE guidance. BMJ. 336(7646):714–717

Wyatt JW, Frias JL, Hoyme HE, Jovanovic L, Kaaja R, Brown F, Garg S, Lee-Parritz A, Seely EW, Kerr L, Mattoo V, Tan M; IONS study group (2005) Congenital anomaly rate in offspring of mothers with diabetes treated with insulin lispro during pregnancy. Diabet Med 22:803–807

10

Organspezifische Autoimmunität

Liegt ein Typ-1-Diabetes-mellitus vor, hat das für die Betroffenen und die Therapeuten eine unmittelbare klinische Konsequenz. Ein Typ-1-Diabetes-mellitus als Folge einer chronisch verlaufenden immunmediierten Erkrankung ist vergesellschaftet mit dem gehäuften Auftreten weiterer Autoimmunopathien (◘ Abb. 11.1) wie:

- Hashimoto-Thyreoiditis,
- Typ-A-Gastritis,
- glutensensitive Enteropathie,
- Vitiligo und
- Morbus Addison.

Bereits die präklinischen Formen weiterer Autoimmunopathien beeinflussen die Stoffwechseleinstellung des Blutzuckers. Sie können außerdem die Fertilität beeinträchtigen oder zu Komplikationen während des Schwangerschaftsverlaufs sowie in der Stillphase führen. Vor diesem Hintergrund sind Auto-Antikörperteste klinisch bedeutsam.

11.1 Typ-1-Diabetes-mellitus – β-Zellautoimmunität

Die Antikörperdiagnostik spielt aus prognostischer Sicht eine wichtige Rolle. Mit ihrer Hilfe kann man feststellen, ob bei einem erstmals in der Schwangerschaft aufgetretenen Diabetes mellitus ein Autoimmundiabetes vorliegt (▶ Kap. 19). Der Antikörpertest bestimmt folgende Antikörper:

- Inselzellantikörper,
- Antikörper gegen Glutamatdecarboxylase (GAD-AK),
- IA2-Tyrosin-Phosphatase (IA2-AK) und
- Insulinautoantikörper (IA-AK).

Demzufolge erlauben die Antikörperteste die ätiopathogenetische Zuordnung eines »Gestationsdiabetes« als Frühform eines Typ-1-Diabetes. In der Regel manifestiert sich ein Typ-1-Diabetes bereits im 1. Trimenon.

11.2 Schilddrüsenautoimmunität

Häufig finden sich bei Patientinnen mit Typ-1-Diabetes Autoantikörper gegen eine schilddrüsenspezifische Peroxidase (anti-TPO). TPO ist ein Schlüsselenzym in der Schilddrüsenhormonsynthese. Sind die spezifischen Antikörper vorhanden, ist von der Entwicklung einer Autoimmunopathie auszugehen. Es handelt sich vorwiegend um eine atrophe Variante der Hashimoto-Thyreoiditis. Antikörperpositivität bedeutet, dass es mit einer hohen Wahrscheinlichkeit zu einer postpartalen Thyreoiditis kommen wird. Wir empfehlen eine »frühe« Gabe von Schilddrüsenhormonen nur für die Hochrisikogruppe von Typ-1-Patientinnen – selbst wenn noch normale periphere Schilddrüsenwerte und ein TSH basal im oberen Normbereich vorliegen. Die Gaben von niedrigdosiertem Jodid (100–200 μg/Tag) sind dabei während der Schwangerschaft und in der Stillperiode auch bei Vorliegen einer Thyreoiditis nicht kontraindiziert.

11.3 Autoimmungastritis und glutensensitive Enteropathie

Parietalzellantikörper (PCA) sind ein Globalmarker für weitere Immunphänomene. Das spezifische Autoantigen die Protonenpumpe (H+K+-Adenosin-Triphosphatase). Weiterhin können Autoantikörper gegen den Instrinsic Faktor vorliegen. Sind Antikörper vorhanden, ist das ein Hinweis auf eine Typ-A-Gastritis. Die Typ-A-Gastritis ist ggf. mit einer Gastrinerhöhung sowie mit einem Vitamin-B_{12}-Mangel verbunden. Liegen Antikörper gegen Intrinsic Faktor vor, kann dieser Befund die Ätiologie eines Vitamin-B_{12}-Mangels zusätzlich klären helfen.

Bis zu 10% der Diabetes-Patienten weisen Autoantikörper der IgA- und/oder IgG-Klasse gegen das die gewebespezifische Tansglutaminase auf. Ein positives Resultat, sozusagen als eine immunologische Biopsie, lässt auf eine glu-

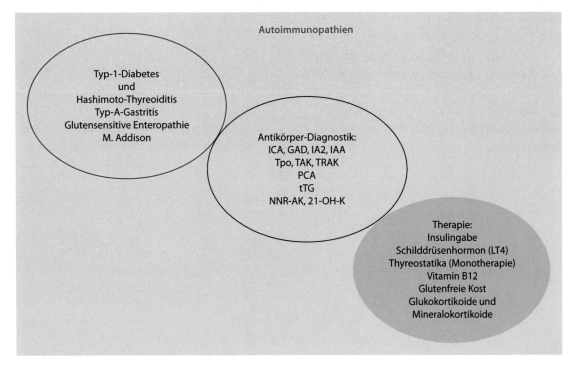

Autoimmunopathien

Typ-1-Diabetes
und
Hashimoto-Thyreoiditis
Typ-A-Gastritis
Glutensensitive Enteropathie
M. Addison

Antikörper-Diagnostik:
ICA, GAD, IA2, IAA
Tpo, TAK, TRAK
PCA
tTG
NNR-AK, 21-OH-K

Therapie:
Insulingabe
Schilddrüsenhormon (LT4)
Thyreostatika (Monotherapie)
Vitamin B12
Glutenfreie Kost
Glukokortikoide und
Mineralokortikoide

❑ **Abb. 11.1**   Autoimmunopathien

tensensitive Enteropathie (einheimische Sprue/ Zöliakie) schließen. Diese manifestiert sich gehäuft bei Typ-1-Diabetikerinnen ohne eine klassische klinische Symptomatik, wie z. B. eine Diarrhoe. Häufig zeigt sich bei den betroffenen Frauen ein Mangel von Mikronährstoffen (Zinkmangel, Eisenmangel, Vitaminmangel). Zwar fehlen meist die charakteristischen Durchfälle der glutensensitiven Enteropathie, es bestehen jedoch deutliche Blutzuckerschwankungen.

Die Autoantikörperdiagnostik ist sicherlich keine Routinediagnostik, aber prognostisch sehr wichtig, um die Entwicklung weiterer Autoimmunopathien frühzeitig erkennen zu können. Diese Autoimmunopathien müssen mithilfe einer Substitutionstherapie – z. B. in Form von Schilddrüsenhormon- oder Glukokortikoidgaben – konsequent therapiert werden. Durch die Autoantikörperdiagnostik können folgende Erkrankungen frühzeitig erkannt werden:

— postpartale Thyreoiditis (TPO-Positivität),

— Vitamin-B_{12}-Mangelsyndrom (PCA- und Intrinsic-Faktor-AK-Positivität),
— atypisch verlaufende glutensensitive Enteropathie (tTG-Positivität – IgA/IgG).

Sehr selten findet sich dagegen ein Morbus Addison. Wird eine postpartale Thyreoiditis mit Antikörpertitern vom Typ TPO AK entdeckt, schließt sich eine Substitutionstherapie mit Schilddrüsenhormonen an.

Fazit

Der Typ-1-Diabetes ist häufig vergesellschaftet mit weiteren Autoimmunopathien wie Hashimoto-Thyreoiditis, Typ-A-Gastritis, glutensensitive Enteropathie, Vitiligo und Morbus Addison. Auch kann sich ein Typ-1-Diabetes-mellitus in der Schwangerschaft manifestieren. Um bereits präklinische Störungen sowie Fertilitätsstörungen erkennen zu können, hat sich die Autoantikörperdiagnostik bewährt. Frühzeitiges Erkennen und Therapieren weiterer Autoimmunopathien verbessert die Fertilität und reduziert das Auftreten von Komplikationen während und nach der Schwangerschaft. Diese Regel ist auch bei Patientinnen anzuwenden, bei denen ein Autoantikörper-positiver (z. B. ICA, GAD, IAA) »Gestationsdiabetes« als eine Erstmanifestation eines Typ-1-Diabetes in der Schwangerschaft entdeckt wurde.

11

Schwangerschaft, Entbindung und Besonderheiten bei Diabetes mellitus

Die Schwangerschaft bei Frauen mit Diabetes mellitus ist mit einem deutlich höheren Risiko an kongenitalen Anomalien, geburtshilflichen Komplikationen und kindlicher Morbidität verbunden. Die adäquate Blutzuckereinstellung, insbesondere in der präkonzeptionellen Phase, reduziert diese Komplikationen signifikant. Dieses Faktum kann nicht oft genug wiederholt werden, denn die klinischen Konsequenzen sind:

- ein regelmäßiges Screening, um die Störung frühzeitig erkennen zu können, und
- ein präventives Handeln für Mutter und Kind in der vorgeburtlichen Phase (Khan et al. 2003; Jovanovic u. Nakai 2006).

> **Eine schlechte Blutzuckereinstellung bereits während der fetalen Organogenese, die sieben Wochen postkonzeptionell abgeschlossen ist, geht mit einer erhöhten Prävalenz an Fehlbildungen und auch einer erhöhten Abortrate einher.**

Ziel in der Betreuung muss es daher sein, die Diabetikerin zu folgenden Punkten zu motivieren:

- Planung der Schwangerschaft,
- (damit verbunden) ein optimaler Zeitpunkt der Konzeption,
- Optimierung der Blutzuckereinstellung bereits 8–10 Wochen vor der Konzeption,
- Evaluation und Statuserhebung aller diabetesbedingten Komplikationen sowie
- präkonzeptionelle Folsäuresupplementation.

Diese Beratung oder sog. Prepregnancy Care sollte durch Hausarzt, Diabetologen und Gynäkologen gleichermaßen erfolgen (Barker 2006; Barker et al. 2006). Mit einem solchen interdisziplinären, vorausschauenden ärztlichen Handeln ist es möglich, das »outcome« der Schwangerschaft von Diabetikerinnen an das von Nichtdiabetikerinnen weitergehend anzunähern. Leider wird die präkonzeptionelle Beratung und Aufklärung zu selten in Anspruch genommen bzw. überhaupt angeboten. Dies belegen zahlreiche

Studien, in denen fast zwei Drittel der befragten Teenager mit Diabetes mellitus nicht wussten, dass es überhaupt eine sog. präkonzeptionelle Beratung gibt und dass ein schlecht eingestellter Blutzuckerspiegel in der Schwangerschaft mit einer höheren kindlichen Missbildungsrate einhergeht (Jovanovic u. Nakai 2006; Temple et al. 2006).

Die klinische Erfahrung lehrt, dass der klinische Ablauf in der Frühschwangerschaft nicht den Idealvorstellungen entspricht. Typischerweise wird sich eine im Themenkomplex »Diabetes und Schwangerschaft« nichtgeschulte Typ-1-Diabetikerin kurz nach Ausbleiben ihrer Menstruation beim Gynäkologen vorstellen. Durch eine Normalisierung der Blutzuckerwerte können zu diesem Zeitpunkt aber nur noch kardiale Fehlbildungen verhindert werden. Lediglich 10% der Frauen mit Typ-2-Diabetes-mellitus erhalten eine entsprechende präkonzeptionelle Beratung bzw. Vorsorgeuntersuchung. Hinzu kommen die Frauen, bei denen die Stoffwechselstörung bisher nicht erkannt worden ist. Somit verwundert es auch nicht, dass immer wieder erst bei gezielter Abklärung von gehäuften Aborten eine diabetische Stoffwechsellage entdeckt wird.

12.1 Erstuntersuchung vor der Schwangerschaft

12.1.1 Anamnese

Die präkonzeptionelle Untersuchung oder Prepregnancy Care erfasst:

- chronische Erkrankungen der Mutter,
- genetische Erkrankungen in der Familie,
- Infektionsexposition und
- Impfschutz der betreffenden Frau.

Die Schwangerschaftsanamnese erfasst die Anzahl, den Abstand, die Dauer, den Verlauf sowie den Ausgang der vorausgegangenen Schwangerschaften. Schwangerschaftserkrankungen und geburtshilfliche Komplikationen (einschließlich der Nachgeburtsperiode) geben Hinweise auf das Risiko der diagnostizierten Schwangerschaft. Auch die Geburtsgewichte der vorausgegangenen Schwangerschaften sowie die mütterlichen Gewichtszunahmen zwischen den Schwangerschaften können zur weiteren Risikostratifizierung dienen, ebenso wie vorherige Fehl- und Mangelgeburten sowie extrauterine Graviditäten.

Unbedingt dokumentiert werden müssen:
- gynäkologische Erkrankungen,
- Operationen, wie z. B. Myomenukleation, Konisation, Sectio, Tubenplastik, Salpingitiden, und
- Unfälle, wie z. B. Beckenanomalien und Beckenfrakturen.

Die Sozialanamnese erfasst weitere unabhängige Risikofaktoren der Patientin:
- Familienstand,
- Berufstätigkeit,
- Sozialstatus und
- Alter.

12.1.2 Feststellung der Frühgravidität

Unklare Zeichen einer Schwangerschaft sind:
- sekundäre Amenorrhoe,
- Brustspannen,
- morgendliche Übelkeit bzw. gelegentliches Erbrechen.

Gleichwohl können diese klinischen Zeichen auch bei einer schlechten Blutzuckereinstellung eintreten, Übelkeit oder Erbrechen hingegen bei akuten Blutzuckererhöhungen. Besonders bei einer Diabetikerin ist es äußerst wichtig, dass eine Schwangerschaft frühzeitig festgestellt wird und unbedingt nach sicheren Schwangerschaftszeichen gesucht wird. Die sicheren Zeichen lassen sich immunologisch durch das humane Choriongonadotropin (HCG) bestimmen und vaginalsonographisch diagnostizieren.

Die endokrine Diagnostik der Frühschwangerschaft beruht vorwiegend auf dem Nachweis von HCG. Ein Nachweis ist bereits bei 5 mIE/ml HCG im Blut erbracht, d. h. 8–10 Tage nach der Konzeption. Zum Zeitpunkt der erwarteten, ausgebliebenen Menstruation liegt der HCG-Wert bei 100 mIU/ml. In den ersten zwei Wochen kommt es alle zwei Tage zu einer Verdoppelung der Werte, später alle 3–4 Tage. Eine regelhaft verlaufende HCG-Verdoppelungszeit schließt zunächst eine gestörte Frühschwangerschaft weitestgehend aus. Die Herzaktion sollte ab einem Chorionhöhlendurchmesser von 20 mm und einem HCG-Wert von 50.000 mIE/ml immer positiv sein.

12.2 Untersuchungen in der Schwangerschaft

Im Verlauf der Schwangerschaft kommt es zu vielfältigen physiologischen Anpassungsvorgängen, die nahezu alle Organsysteme betreffen. Dazu gehören:
- Steigerung der Ventilation,
- Steigerung des Herzzeitminutenvolumens,
- Zunahme des renalen Blutflusses,
- Zunahme des Plasmavolumens,
- Zunahme des Gesamtkörperwassers,
- Abnahme des Gesamtgefäßwiderstandes und
- Abnahme der Plasma-Osmolalität.

Die regelmäßige Untersuchung in der Schwangerschaft hat das Ziel, beim Kind so früh wie möglich abnorme intrauterine Entwicklungen bzw. Störungen der Fruchtanlage und bei der Mutter Störungen im Schwangerschaftsverlauf zu erkennen (▶ Kap. 12).

Die diabetische Mutter sollte daher folgende Untersuchungen wahrnehmen:

- »normale Schwangerenvorsorgeuntersu-chung«,
- regelmäßige, internistisch-diabetologische Untersuchungen von Niere und Herz/Kreislauf sowie
- ophthalmologische Kontrollen.

Die regelhafte Schwangerenvorsorge dient unmittelbar der Prävention und Risikominderung für Mutter und Kind. Bei der diabetischen Schwangeren, per se als Risikoschwangerschaft definiert, ist eine Intensivierung dieser Untersuchung mit Verkürzung der Untersuchungsintervalle angezeigt. Dabei können bei intensivierter Betreuung die fetale Morbidität und Mortalität sowie die mütterliche Sterblichkeit wesentlich reduziert werden (▶ Abschn. 12.11).

12.3 Geburt

Schwangere mit Gestationsdiabetes (GDM) oder bekanntem Diabetes mellitus Typ 1/Typ 2 sind Risikoschwangere. Daher sollte die Entbindungsklinik über spezielle diabetologische Erfahrungen und über eine neonatologische Abteilung verfügen (▶ Anhang: Leitlinienempfehlungen; ▶ Kap. 14).

Die Entbindung der Schwangeren mit Diabetes mellitus sollte zum Zeitpunkt des errechneten Termins angestrebt werden. Der Entbindungsmodus unterscheidet sich nicht von der stoffwechselgesunden Frau und hängt grundsätzlich von der geburtshilflichen Situation ab. Bei der Geburt sollte ein Neonatologe anwesend sein. Normalerweise verbleibt das Kind in der Frauenklinik (mit diabetologischer Erfahrung) und wird mittels Blutzuckerkontrollen kurzfristig überwacht. Eine Verlegung in die Kinderklinik ist indiziert bei:

- Infektionen,
- Atemnotsyndrom,
- Hyperbilirubinämie oder
- Hypoglykämien.

Die normale Geburtsdauer beträgt bei Erstgebärenden etwa 12 Stunden, bei Mehrgebärenden etwa 8 Stunden. Eine zulässige Angabe für die maximale Dauer einer Geburt ist schwierig. Entscheidend ist die ständige Kontrolle des Geburtsfortschritts. Im sog. Partogramm werden die Weite des Muttermundes, der Höhenstand des vorangehenden Teils und der Verlauf der Pfeilnaht dokumentiert. Bei der Mutter werden Vitalparameter wie Blutdruck, Puls und Temperatur regelmäßig geprüft.

Zusätzlich misst die Diabetikerin engmaschig, mindestens 1- bis 2-stündlich ihren Blutzucker: Der Blutzuckerverlauf sollte im Protokoll dokumentiert werden. Die Häufigkeit der Blutzuckermessung richtet sich danach, ob die Patientin etwas essen kann oder ggf. nüchtern bleiben muss, weil eine operative Entbindung notwendig werden könnte. Eine Umstellung von einem Verzögerungsinsulin auf ein Normalinsulin während der Entbindung ist nicht notwendig. Bei Insulinpumpenträgerinnen ist es sinnvoll, dass die betreuende Hebamme bzw. Geburtshelfer mit der Technik vertraut sind.

❶ **Cave**
Die peripartale Normoglykämie der Mutter ist essenziell für den normalen Blutzuckerwert des Neugeborenen. Eine peripartale Hyperglykämie der Mutter erhöht die Gefahr einer Hypoglykämie des Neugeborenen.

Prinzipiell fällt in der Geburtsphase und in der unmittelbaren postpartalen Phase der Insulinbedarf deutlich ab. Er kann sich selbst bei einer Typ-1-Diabetikerin kurzfristig auf wenige Insulineinheiten pro Tag reduzieren, um dann wieder auf das Ausgangsniveau vor der Schwangerschaft zurückzukehren.

❯ **Engmaschige Blutzuckerkontrollen und Insulin-Dosisanpassungen sind zwingend erforderlich.**

Da der Fetus einen subpartalen Sauerstoffmangel erleiden kann, muss er unter der Geburt engmaschig überwacht werden. Dies geschieht mittels Aufzeichnung der fetalen Herzschlagfrequenz (Kardiotokographie), Erfassen der Fruchtwasserfarbe und ggf. über eine Fetalblutanalyse. Über die Bestimmung von pH-Wert und Basenüberschuss (BE) kann im fetalen Blut eine Störung des Säure-Basen-Haushaltes erkannt werden. Die Fetalblutanalyse wird endoskopisch über die sog. Saling-Technik entnommen. Indikationen zur Fetalblutanalyse sind:

- suspektes CTG wie Bradykardien zwischen 100–110/min von mehr als 10 min,
- Bradykardie unter 100/min und
- variable bzw. späte Dezelerationen.

Ursächlich für einen abgesunkenen pH-Wert können folgende Komplikationen sein:
- Nabelschnurvorfall,
- Plazentainsuffizienz,
- Dystokie,
- uterine Minderdurchblutung.

Geburtsphasen und ihre Besonderheiten bei Diabetes mellitus
Eröffnungsperiode
- *Definition:* Beginn mit regelmäßiger, zervixwirksamer Wehentätigkeit, Ende Muttermund vollständig (Zervixscore nach Bishop). Bei vollständig eröffnetem Muttermund kommt es in den meisten Fällen zum Blasensprung (per definitionem: rechtzeitiger Blasensprung). Ab diesem Zeitpunkt befindet sich die Schwangere unter der Geburt. Die Schwangere sollte sich wegen der Gefahr eines Nabelschnurvorfalls sofort hinlegen, Herztonkontrolle und vaginale Untersuchung folgen. Erst wenn der Kopf des Kindes sicher im Beckeneingang ist, besteht keine Gefahr mehr für einen Nabelschnurvorfall.
- Beim vorzeitigen Blasensprung, d.h. Ruptur der Fruchtblase vor der Eröff-

nungsperiode, besteht die Gefahr einer aufsteigenden Infektion mit Fieber und Amnioninfektionssyndrom. Hierauf sollte besonders bei der Diabetikerin geachtet werden – Indikation zur Antibiotikagabe unmittelbar prüfen.
- *Besonderheiten bei Diabetes mellitus:* reduzierter Insulinbedarf.

Austreibungsperiode
- *Definition:* Beginn vollständiger Muttermund, Ende Geburt des Kindes.
- Hier ist vor allem ein guter Dammschutz wichtig. Das Risiko einer Schulterdystokie ist bei Kindsgewichten von mehr als 4000 g um ein Mehrfaches erhöht. Auch hier liegt die Rate bei Diabetikerinnen höher.
- *Besonderheiten bei Diabetes mellitus:* Hypoglykämiegefahr, sicherer i.v.-Zugang für eine Glukoseapplikation zwingend erforderlich.

Nachgeburtsperiode
- *Definition:* Beginn vollständige Geburt des Kindes, Ende vollständige Geburt der Plazenta.
- Hier ist besonders auf die erhöhte Blutungsgefahr zu achten. Die Plazenta und die Eihäute müssen auf Vollständigkeit überprüft werden, Damm- bzw. innere Geburtsverletzungen müssen ausgeschlossen werden.
- *Besonderheiten bei Diabetes mellitus:* weiterhin Gefahr des Blutzuckerabfalls; bei Verletzungen ggf. erhöhte Infektgefahr.

12.4   Geburtshilflich-internistische Notfälle

Das Management geburtshilflicher Notfälle liegt grundsätzlich in den Händen der klinisch tätigen Geburtshelfer. Wenn sich jedoch ein geburtshilflicher Notfall außerhalb der Klinik ereignet, sollte jeder ärztlich Tätige die entsprechende Situation beherrschen können und unverzüglich den Transport in die Klinik effizient vorbereiten.

Prinzipiell gilt auch für geburtshilfliche Notfälle das allgemeine Schema einer Notfallbehandlung: Atemwege, Beatmung, Kreislauf. Dabei sollte jedoch daran gedacht werden, dass es sich immer um zwei Patienten handelt: die diabetische Mutter und das ungeborene Kind.

12.4.1   Vorzeitige Plazentalösung

Die vorzeitige Plazentalösung ist ein lebensbedrohlicher Notfall für Mutter und Kind. Die Ursache bleibt in den meisten Fällen ungeklärt. In 30% ist es die Gestose, der Rest sind mechanische Ursachen wie Stoß in den Unterbauch oder Folgen eines Wendungsversuchs. Klinisch dominieren starke abdominale Schmerzen, klinisches Bild eines Schocks mit vaginalen Blutungen.

Die *Therapie* besteht in einer sofortigen Sectio, wenn das Kind lebt und Überlebenschancen hat.

12.4.2   Placenta praevia

Bei der Placenta praevia hat sich die Blastozyste in das untere Uterinsegment eingenistet. Je nachdem, wie weit der innere Muttermund von der Plazenta überdeckt wird, unterscheidet man zwischen

- Placenta praevia totalis,
- Placenta partialis und
- Placenta marginalis (Plazenta-Rand reicht an den Muttermund heran).

Klinik: Schmerzlose Blutungen unterschiedlicher Stärke im letzten Schwangerschaftsdrittel oder sub partu. *Therapie:* Bei Placenta praevia totalis ist eine Sectio angezeigt, bei Placenta praevia marginalis eine vaginale Entbindung. Bei Placenta praevia partialis ist eine vaginale Entbindung immerhin in 30% der Fälle möglich.

12.4.3   Postpartale Blutung

Mit einer verstärkten Blutung in der Nachgeburtsperiode ist besonders nach protrahiertem Geburtsverlauf, Makrosomie und Polyhydramnion zu rechnen. Dabei kommt es zu einer Uterusatonie und sehr rasch zu einem massiven Blutverlust.

Die *Therapie* besteht in einem mechanischen Ausdrücken des Uterus und der Gabe von Oxytocin oder Prostaglandinen.

12.4.4   Plazentalösungsstörungen

Löst sich die Plazenta innerhalb von 30 Minuten nach der Geburt nicht, handelt es sich um eine Placenta adhaerens. Die Placenta accreta ist Folge einer verstärkten Kürettage oder eines fieberhaften Aborts.

Die *Therapie* umfasst den Einsatz von Wehenmitteln, Oxytocin und einer manuellen Plazentalösung mit anschließender Kürettage.

12.4.5   Fruchtwasserembolie – Amnioninfusionssyndrom

Die Fruchtwasserembolie stellt eine lebensbedrohliche Gefährdung dar. Die mütterliche Letalität beträgt mehr als 50%. Subpartal bzw. postpartal kommt es bei einer Verletzung des mütterlichen Genitaltrakts, auch bei Überdosierung von Wehenmittel oder partieller Plazentalösung, zum Einstrom von Fruchtwasser in das mütterliche Gefäßsystem, zur Verlegung der Lungenstrombahn und schließlich zum Schock.

Klinik: Schock ohne zunächst erkennbare Ursache, Dyspnoe. Beweisend für die Fruchtwasserembolie ist der Nachweis von Amnionzellen in der mütterlichen Lungenstrombahn.

Die *Therapie* ist symptomatisch mit einer Oxygenierung der Mutter oder, falls klinisch notwendig, mit einer Intubation. Durch die Applikation von Fresh-frozen-Plasma und Frischblut bzw. Fibrinogen kann die Gerinnungsstörung behandelt werden. Die Geburt sollte, falls möglich, auf vaginalem Wege beendet werden.

12.4.6 Vorzeitiger Blasensprung

Symptome einer drohenden Frühgeburt sind:
- vorzeitige Wehen,
- Zervixinsuffizienz und
- vorzeitiger Blasensprung vor der abgeschlossenen 37. SSW.

Die Diabetikerin mit einem erhöhten Risiko für Harnwegsinfektionen, vaginale Infektionen sowie Polyhydramnion ist auch hierdurch verstärkt gefährdet. Bekannt ist die Assoziation zwischen einer bakteriellen Vaginose und einem frühen vorzeitigen Blasensprung. Zum Teil wurde auch eine signifikante Assoziation zwischen Haemophilus spp., Bacteroides spp. und Klebsiella spp. und einem vorzeitigen Blasensprung berichtet. Das diagnostische Vorgehen beim vorzeitigen Blasensprung ist je nach Gestationsalter einheitlich:

> **Diagnostisches Vorgehen beim vorzeitigen Blasensprung**
> - Zunächst sollte der Blasensprung eindeutig nachgewiesen werden. Dabei bietet sich der Amnicheck als sensitive Nachweismethode an.

> - Anhand des Frühultraschalls wird dann das genaue Gestationsalter festgelegt.
> - Ein Amnioninfektionssyndrom wird durch Bestimmung von CRP, Leukozyten sowie Messung der mütterlichen Temperatur und der entsprechenden Klinik (übel riechendes Fruchtwasser) ausgeschlossen.
> - Untersuchung des Zervix- und Vaginalabstrichs auf Keime.

 Cave
Mütterliche und fetale Tachykardie, zunehmende Wehentätigkeit, druckschmerzhafter Uterus und Temperaturerhöhung sind bereits Zeichen einer manifesten Infektion.

Eine Lungenreife-Induktion sollte beim vorzeitigen Blasensprung zwischen der 24. und 32. SSW und nach Ausschluss eines Amnioninfektionssyndroms durchgeführt werden. Zur klinischen Effektivität einer Lungenreifeinduktion besteht zurzeit nur eine unsichere Datenlage – trotzdem herrscht Konsens, dieses Therapieverfahren einzusetzen.

Therapie: RDS-Prophylaxe 2-mal 12 mg Betamethason i.m. binnen 24 h.

Sollte gleichzeitig eine Tokolyse mit β-Mimetika durchgeführt werden, muss an die Gefahr eines Lungenödems gedacht werden. Regelmäßige Kontrollen von Blutdruck, Puls sowie Bilanzierung sind notwendig. Die absoluten und relativen Kontraindikationen der β-Mimetika sollten beachtet werden. Vor Therapiebeginn ist die Aufzeichnung eines EKGs bei der Mutter wichtig. Eine orale Therapie mit β-Mimetika ist heutzutage obsolet. Die Bolustokolyse hat im Vergleich zur kontinuierlichen i.v.-Gabe die gleiche Wirkung, verursacht jedoch deutlich weniger Komplikationen. Für die Tokolyse sollten Oxytocin- oder Kalziumantagonisten bevorzugt werden, da β-Mimetika einen Anstieg der mütterlichen BZ-Werte verursachen. Die Tokolyse sollte über 48 h bis zum Abschluss der Lungenreifung erfolgen.

Bei der Diabetikerin kann es unter der Glukokortikoidgabe vermehrt zu Blutzuckerschwankungen kommen. Daher sind engmaschige Blutzuckermessungen nötig, verbunden mit einer Adaptation der Insulindosis.

> **Allgemeine Empfehlungen zum Vorgehen bei vorzeitigem Blasensprung (Mod. nach AWMF/Deutsche Gesellschaft für Gynäkologie und Geburtshilfe DGGG)**
> ▬ Bei einem Blasensprung nach der 24. SSW bzw. vor der 34. SSW sollte die Schwangere in ein Perinatalzentrum verlegt werden.
> ▬ In der Gruppe unter 20. SSW mit vorzeitigem Blasensprung wird die Schwangerschaft bei Verdacht auf ein Amnioninfektionssyndrom unter Antibiotikagabe beendet. Ansonsten ist es vertretbar, den weiteren Verlauf eine Woche lang zu beobachten.
> ▬ In der Gruppe zwischen >20. und <24. SSW gilt das Ziel, auf den Zeitpunkt hinzuarbeiten, ab dem aktive Maßnahmen beim Kind Erfolg haben. Dies muss individuell zusammen mit den Eltern und Neonatologen entschieden werden.
> ▬ In der Gruppe zwischen >24. SSW und <34. SSW ist bei Verdacht auf ein Amnioninfektionssyndrom die operative Entbindung angezeigt. Ohne Infektion sollte die Schwangerschaft bis zur 34.+0 SSW prolongiert werden. Eine Lungenreife-Induktion wird ab der 24. SSW bis zur 32. SSW bei ausgeschlossenem Amnioninfektionssyndrom durchgeführt, ggf. zusätzlich eine prophylaktische Tokolyse über 48 h und prophylaktische Antibiotikagabe.

> ▬ In der Gruppe mit vorzeitigem Blasensprung und Gestationsalter über der 34. SSW sollte nach Ablauf von 12 Stunden die Geburt unter Antibiotikaeinsatz eingeleitet werden, falls es nicht spontan zu Wehen gekommen ist.

12.5   Schwangerschaftshypertonus, Präeklampsie, Eklampsie

Hinter dem Begriff »hypertensive Erkrankungen in der Schwangerschaft« verbirgt sich ein schwangerschaftsspezifisches Krankheitsbild. Wird es nicht rechtzeitig erkannt bzw. behandelt, kann das für die Mutter wie auch für das Kind einen lebensbedrohlichen Verlauf nehmen. Die Definition und Nomenklatur sind schwierig, da die Ätiologie unbekannt war und die Klassifikation anhand von Symptomen, Prävalenz bzw. klinischer Bedeutung erfolgte und somit Synonyme wie Gestose, EPH-Gestose bzw. Präeklampsie und Eklampsie gängig waren.

12.5.1 Prädiktion und Prävention

Einen aussagekräftigen Test zur Früherkennung der Präeklampsie gibt es bisher nicht, das Risiko kann jedoch über die Anamnese (Komorbidität wie chronische Nierenerkrankungen oder vorausgegangene Präeklampsie) sowie über die Ergebnisse der im 2. Trimenon durchgeführten Dopplersonographie kalkuliert werden. Zeigt sich ein abnormes bilaterales Dopplersonogramm der Aa.uterinae zwischen der 22. Und 24. SSW ist in mehr als 60% im Verlauf der Schwangerschaft mit einer Präeklampsie zu rechnen. Das Risiko kann über die frühzeitige Einnahme von Acetylsalicylsäure von 100 mg/Tag deutlich gemindert werden (s. Leitlinien DGGG).

Die Klassifikation durch die International Society for the Study of Hypertension in Pregnancy (ISSHP) vereinfacht die Einteilung und basiert auf den Zeichen der Hypertension und Proteinurie.

Risikogruppen (Nach ISSHP)

- Patientinnen mit Diabetes mellitus oder Gestationsdiabetes
- Patientinnen mit Bluthochdruck, der länger als vier Jahre besteht
- Junge Erstgebärende (unter 17 Jahre) bzw. Spätgebärende (älter als 35 Jahre)
- Präeklampsie in einer vorangegangenen Schwangerschaft
- Mehrlingsschwangerschaften
- Gefäßverengungen bei der Schwangeren
- Bekanntes chronisches Nierenleiden mit erhöhtem Blutdruck und Vorliegen von Gefäßschädigungen
- Adipositas
- Hypertensive Schwangerschaftserkrankung in der vorausgegangenen Schwangerschaft
- Schwangere mit angeborener und erworbener Thrombophilie
- Bei familiärer Belastung – z. B. Bluthochdruck bei erstgradig Verwandten oder wenn die Mutter der Schwangeren eine Präeklampsie hatte bzw. bereits eine Schwester davon betroffen war – kommt es häufiger zur Ausbildung des Syndroms

(Quellen: Leitlinien für die Prävention, Erkennung, Diagnostik und Therapie der arteriellen Hypertonie der Deutschen Liga zur Bekämpfung des hohen Blutdruckes e.V. (Deutsche Hochdruckliga) AWMF-Leitlinien-Register: Nr. 046/001, Stand 11/2003; Rath u. Fischer 2009)

Schwangerschaftshypertonie Systolischer Blutdruck >140 mmHg diastolischer Blutdruck >90 mmHg ohne Poteinurie bei vorher normotensiven Frauen.

Schwangerschaftsproteinurie Eiweißausscheidung >0,3 g/l im 24-h-Urin bzw. 1 g/l im Mittelstrahlurin anlässlich zweier Proben im Mindestabstand von 6 h.

Proteinurische Hypertonie oder Präeklampsie Kombination von Schwangerschaftshypertonie und Schwangerschaftsproteinurie sowie zentralnervöse Symptome wie Kopfschmerzen, Augenflimmern, Übelkeit, Hyperreflexie, motorische Unruhe.

Eklampsie Auftreten von neurologischen Symptomen, tonisch-klonischen Krampfanfällen.

HELLP Eine 1982 durch Louis Weinstein auf der Basis folgender Laborbefunde geprägte Entität: Hemolysis, »elevated liver enzymes« (Transaminasen und Bilirubin erhöht), »low platelet count« (Thrombozyten liegen bei 100 000). Schwere Verlaufsform der Präeklampsie.

Diagnostik: Laborparameter (▶ Kap. 19), Urinkultur (Ausschluss: Pfropfgestose bei Pyelonephritis), biophysikalisches Profil des Feten (Ultraschall, CTG, Kindsbewegung, Fruchtwassermenge) und Augenhintergrund.

Indikationen zur Klinikeinweisung

- Hypertonie >160 mmHg systolisch, >100 mmHg diastolisch
- Hypertonie (>140/90 mmHg) und Proteinurie (>0,3 g/l)
- Proteinurie und schnelle Ödementwicklung oder Gewichtzunahme (>1 kg/Woche)

- Zeichen einer fetalen Bedrohung (pathologisches CTG und/oder pathologisches Dopplerprofil)
- Symptome wie Oberbauchschmerzen mit Verdacht auf HELLP-Syndrom
- Zentrale Symptome mit Verdacht auf drohende Eklampsie
- Hypertonie und/oder Proteinurie und Risikofaktoren wie mütterlicher Diabetes mellitus, fetale Wachstumsretardierung, frühes Gestationsalter (<34. SSW)

Antihypertensiva Als Langzeitbehandlung:

- 1. Wahl: α-Methyldopa (Presinol) bis max. 3-mal 500 mg/Tag,
- 2. Wahl: kardioselektive β-Blocker oder in der Akuttherapie Urapidil (Ebrantil) bzw. Dihydralazin.

Ferner antikonvulsive Therapie mit:

- 1. Wahl: Magnesium,
- 2. Wahl: Diphenylhydantoin.

❱ Die Blutdrucksenkung muss unter CTG-Kontrolle erfolgen. Um eine uteroplazentare Perfusionsstörung zu vermeiden, sollte vorsichtig auf Werte zwischen 140–160/90–100 mmHg abgesenkt werden. Bei einer Präeklampsie oder beim HELLP-Syndrom vor der 32. SSW sollte ein konservatives Vorgehen angestrebt werden. Bei schwerer Eklampsie, HELLP-Syndrom oder kindlichen Komplikationen (wie schwere intrauterine Wachstumsretardierung, pathologisches CTG) sollte die Schwangerschaft so schnell wie möglich beendet werden, ggf. durch Sectio.

12.6   Thrombose und Embolie

Thromboembolische Erkrankungen treten gehäuft peripartal auf und sind eine der Hauptursachen für die mütterliche Morbidität und Mortalität. Besonders bei der adipösen Schwangeren erhöht sich das Risiko für Thrombosen und Lungenembolie durch:

- mechanische Kompression durch Uterus und Ödeme und den damit verminderten Blutrückfluss,
- hormonell bedingte allgemeine Gefäßdilatation und
- veränderte Gerinnungsaktivität.

Frühzeitig erkannt, kann eine Heparinisierung zu einer Thrombolyse führen. Besonders Risikopatientinnen sollten in der Schwangerschaft prophylaktisch unfraktioniertes Heparin erhalten.

12.7   Harnwegsinfektion

Die schwangere Diabetikerin ist durch Harnwegsinfekte und aufsteigende Infektionen besonders gefährdet. Begünstigt wird dies durch die hormonell bedingte Weitstellung des harnableitenden Systems ab der 10. SSW. In der Schwangerschaft ist meist ein Nierenaufstau rechts bis max. 2,5 cm noch normal. Bei Beschwerden und gleichzeitiger Infektion ist eine Therapie notwendig, in seltenen Fällen die Anlage eines Katheters. Eine asymptomatische Bakteriurie in der Schwangerschaft muss behandelt werden.

12.7.1 Bakterielle Vaginose

Die bakterielle Vaginose in der Schwangerschaft erhöht das Risiko für einen vorzeitigen Blasensprung, eine vorzeitige Wehentätigkeit und Frühgeburtlichkeit. Ein generelles Screening auf eine bakterielle vaginale Infektion und eine konsekutive Behandlung bei Schwangeren sind sinnvoll. Die vaginale pH-Selbstmessung durch die Schwangere ermöglicht eine frühe Erkennung von pH-Wertabweichungen und eine schnelle anschließende Therapie (systemisch oder lokal über Metronidazol oder Clindamycin). Schwangere mit einer Frühgeburtsanamnese und genitaler Infektion sollten jedoch eine systemische Therapie erhalten.

12.7.2 Prophylaxe der Neugeborenensepsis – Streptokokken der Gruppe B

Die Streptokokken der serologischen Gruppe B nach Lancefield (GBS) sind eine der häufigsten Ursachen von Neugeboreneninfektionen. GBS werden bei 10–30% der meist symptomlosen Schwangeren im Anogenitalbereich nachgewiesen.

Ein generelles Screening auf GBS zwischen der 35. und 37. SSW wird empfohlen, wobei dies noch nicht Gegenstand der bisherigen Mutterschaftsrichtlinien bzw. des Leistungskatalogs der Krankenkassen ist. Beim Nachweis einer GBS-Besiedlung wird keine sofortige Antibiose durchgeführt, sondern die subpartale Prophylaxe mit Wehenbeginn bzw. nach Blasensprung vorgeschlagen.

12.8 Terminüberschreitung, Geburtseinleitung

Im Review der Cochrane Collaboration konnte zusammenfassend gezeigt werden, dass zwar die Geburtseinleitung in der 38. SSW bei Frauen mit Typ-1-Diabetes-mellitus die Chance für ein zu großes Kind deutlich reduziert. Die zur Verfügung stehende Studienlage ergibt jedoch keinen eindeutigen Hinweis für eine elektive Entbindung bzw. vorzeitige Geburtseinleitung einer Schwangeren mit Diabetes mellitus.

12.9 Sectio caesarea

Die Rate an primärer wie auch sekundärer Sectio ist bei der Typ-1-Diabetikerin um das 4-Fache höher als bei der Nichtdiabetikerin. Gründe für eine operative Entbindung sind:

- fetale Asphyxie,
- Präeklampsie,
- fetale Makrosomie,
- frustrane Einleitungsversuche oder auch
- Geburtstillstand.

Bei 90% aller Schnittentbindungen liegt jedoch eine relative Indikation vor. Fragt die schwangere Diabetikerin nach einer primären Sectio, so sollten die Risiken besprochen und hinsichtlich einer vaginalen Entbindung sorgfältig abgewägt werden. Lange Zeit war das Hauptargument gegen eine Sectio die deutlich höhere mütterliche Sterblichkeit. Das Sterblichkeitsrisiko gesunder Frauen bei einer Sectio liegt inzwischen bei 0,04%. Auch der Risikovergleich zwischen elektiver Sectio und vaginaler Entbindung fällt deutlich günstiger für die Sectio aus.

Als Komplikationen nach der Sectio verbleiben:

- erhöhte Wahrscheinlichkeit für eine erneute Sectio,
- Gefahr einer Placenta praevia und/oder Placenta accreta und
- Gefahr der Uterusruptur.

Auch das Risiko für das Kind, besonders bei Makrosomie und Einstellungsanomalien, ist bei der vaginalen Geburt größer als bei einer elektiven Sectio, sofern sie nicht vor der 39. SSW vorgenommen wird. Nach der Sectio treten beim Kind jedoch vermehrt pulmonale Anpassungsstörungen auf.

12.10 Wochenbettdepression, -psychose

Im Wochenbett kommt es, bedingt durch die hormonelle Umstellung, besonders des Östrogenabfalls, bei manchen Frauen zu Symptomen wie innere Leere, Antriebsarmut oder zum »Baby Blues«. Als Suchmethode für eine postpartale Depression eignet sich der Befindlichkeitsbogen EPDS (Edinburgh Postnatal Depression Scale). Therapeutisch können Östrogene eingesetzt werden, oder es müssen, je nach Schweregrad, Psychopharmaka gegeben werden. Man sollte aber auch an Störungen im Schilddrüsenstoffwechsel denken; insbesondere bei Patientinnen mit einem Typ-1-Diabetes-mellitus kann es frühzeitig nach der Entbindung zu Störungen des Schilddrüsenstoffwechsels kommen, z. B. zu einer postpartalen Thyreopathie.

12.11 Mutterschaftsvorsorge

Die maternofetale Überwachung der Frau mit Gestationsdiabetes unterscheidet sich nicht von der Überwachung der Schwangeren mit Typ-1-Diabetes bzw. Typ-2-Diabetes. Ziel bleibt die normoglykämische Einstellung, um ein eutrophes Wachstum des Feten zu erreichen.

Die interdisziplinäre Zusammenarbeit von Diabetologen, Hausarzt und Gynäkologen ist dabei enorm wichtig. Die Patientin sollte sich nach Feststellung der Schwangerschaft in der Klinik vorstellen. Anschließende Maßnahmen sind:
- allgemein-internistischer Check-up,
- Ernährungsberatung und
- bei Gestationsdiabetes Unterweisung in der Blutzuckerselbstkontrolle.

Jede Schwangere mit Diabetes mellitus sollte zum Ausschluss kindlicher Fehlbildungen zwischen der 19. und 22. SSW zur Stufe-II-Ultraschalluntersuchung nach dem DEGUM-Konzept überwiesen werden. Ist eine Embryopathie ausgeschlossen, sollte die fetale Entwicklung alle zwei Wochen mittels Biometrie und Dopplersonographie überwacht werden. Zeigt sich ein Polyhydramnion oder ein makrosomes bzw. hypotrophes Wachstum des Feten als ein Hinweis auf Gefäßkomplikationen bzw. auf eine schlechte Blutzuckereinstellung, wird die Schwangere stationär eingewiesen.

> Sowohl in den Mutterschaftsrichtlinien als auch im Mutterschaftsgesetz (► Anhang) ist ein diagnostisches Routineprogramm zwingend vorgeschrieben. Die Untersuchungsergebnisse werden im Mutterpass eingetragen.

Intensivierte Mutterschaftsvorsorge (⊡ Tab. 12.1)
- Vorstellung in der gynäkologischen Praxis alle zwei Wochen
- Enge Zusammenarbeit zwischen Diabetologen, Frauenarzt, Perinatalzentrum
- Ultraschalluntersuchungen: 1. Untersuchung zwischen 8. und 12. SSW, 2. eingehende Ultraschalluntersuchung zum Ausschluss von Fehlbildungen in der 20.–22. SSW sowie in der 30.–32. SSW
- Ab der 24. SSW: Messung des fetalen AU alle 2–3 Wochen
- Tokographie vor der 28. SSW bei Verdacht auf vorzeitige Wehentätigkeit, zusätzlich sonographische Längenmessung der Zervix
- CTG ab der 32.–33. SSW 2-mal wöchentlich, ab der 35.–36. SSW 3-mal wöchentlich
- Dopplersonographie bei Hypertonie und Wachstumsretardierung

Ziel in der Betreuung von Diabetes-Patientinnen und Frauen mit erhöhtem Risiko für einen Gestationsdiabetes muss die bewusste Planung der Schwangerschaft sein. Zusätzlich sollte

Tab. 12.1	Beratung und Betreuung der Diabetikerin während der Schwangerschaft	
Schwangerschaftswoche (SSW)		**Zusätzliche Untersuchungen bei Diabetes mellitus**
4–8	Feststellung der Schwangerschaft; Untersuchung, Anlegen des Mutterpasses mit Blutentnahme – Blutgruppe, Rhesusfaktor – Antikörpersuchtest – Röteln-, Lues, HIV, CMV, ggf. Toxoplasmose, Varizellen-Serologie Chlamydienabstrich	Internistisch-diabetologische Vorstellung, Check-up-Niere (Kreatinin-Clearance), Blutdruck, Augenhintergund; Ernährungsberatung, Überprüfung der Blutzuckereinstellung, Kontrolle HbA$_{1c}$ alle 4–6 Wochen, genaue Bestimmung des Gestationsalters
9–12	Mutterschaftsvorsorgeuntersuchung; 1. Ultraschalluntersuchung	**Cave:** Hypoglykämiegefahr besonders zwischen 6. und 16. SSW
11–14		Fehlbildungsdiagnostik (Trisomie), Ultraschall- und Blutuntersuchung: PAPP-A, free-HCG Nackentransparenz nach Nikolaides
13–15	Mutterschaftsvorsorgeuntersuchung; ggf. Hb-Wert-Bestimmung	15.–16. SSW Amniozentese
18–22	Mutterschaftsvorsorgeuntersuchung; 2. Ultraschalluntersuchung, ggf. Tokogramm (Herztöne des Kindes), Dopplersonographie, ggf. Hb-Wert-Bestimmung	Stufe-II-Ultraschalluntersuchung nach DEGUM-Stufenkonzept
22–24	Mutterschaftsvorsorgeuntersuchung; Antikörpersuchtest, Tokogramm, ggf. Hb-Wert-Bestimmung	Ab 24. SSW alle 2 Wochen Biometrie und Fruchtwasserkontrolle
26–28	Mutterschaftsvorsorgeuntersuchung; CTG, ggf. Hb-Wert-Bestimmung, ggf. Anti-D-Prophylaxe	
30–32	Mutterschaftsvorsorgeuntersuchung; 3. Ultraschalluntersuchung, CTG, ggf. Hb-Wert-Bestimmung; Dopplersonographie	Vorstellung in Geburtsklinik – Neonatolgie, ggf. nochmaliges augenärztliches Konsil, ab 32. SSW 2-mal wöchentlich CTG
32–35	Mutterschaftsvorsorgeuntersuchung; CTG, ggf. Hb-Wert-Bestimmung	Ab 35. SSW 3-mal wöchentlich CTG
34–37	Mutterschaftsvorsorgeuntersuchung, CTG, ggf. Hb-Wert-Bestimmung; HbsAG-Bestimmung GBS-Screening (Abstrich Anogenitalbereich)	
40	Mutterschaftsvorsorgeuntersuchung, CTG	Einleitung am errechneten Termin

neben einer präkonzeptionellen Verbesserung der Blutzuckereinstellung ein optimaler Zeitpunkt für die Kontrazeption gewählt werden. Sowohl die präkonzeptionelle Phase als auch die Schwangerschaft sollten in einem interdisziplinären Verbund aus Hausarzt, Diabetologen und Gynäkologen erfolgen. Der Entbindungstermin sollte frühzeitig gewählt und in einer speziellen Einrichtung mit großer gynäkologischer und diabetologischer sowie neonatologischer Erfahrung durchgeführt werden.

Literatur

Barker DJ (2006) Adult consequences of fetal growth restriction. Clin Obstet Gynecol 49:270–283
Barker DJ, Bagby SP, Hanson MA (2006) Mechanisms of disease: in utero programming in the pathogenesis of hypertension. Nat Clin Pract Nephrol 2:700–707

Deutsche Gesellschaft für Hypertonie und Prävention –
   Deutsche Hochdruckliga e.V. (DHL). Behandlung der
   arteriellen Hypertonie AWMF-Leitlinien-Register: Nr.
   046/001, Stand: 01.06.2008, gültig bis 01.06.2013

Jovanovic L, Nakai Y (2006) Successful pregnancy in women
   with type 1 diabetes: from preconception through postpartum care. Endocrinol Metab Clin North Am 35:79–97

Hone J, Jovanovic L (2010). Approach to the patient with
   diabetes during pregnancy. J Clin Endocrinol Metab
   95(8):3578–3585

Khan IY, Lakasing L, Poston L, Nicolaides KH (2003) Fetal
   programming for adult disease: where next? J Matern
   Fetal Neonatal Med 13(5):292–299

Nicolaides KH (ed) (1999) Diploma in fetal medicine series.
   Parthenon Publishing, London

Leitlinien der Deutschen Gesellschaft für Gynäkologie und
   Geburtshilfe (DGGG), Arbeitsgemeinschaft Schwanger-
   schaftshochdruck/Gestosen: Diagnostik und Therapie
   hypertensiver Schwangerschaftserkrankungen. AWMF-
   Leitlinien-Register Nr. 015/018 (Stand: August 2010)

Rath W, Fischer T (2009) Diagnostik und Therapie hypertensiver Schwangerschaftserkrankungen. Deutsches
   Ärzteblatt 106:45

Sebire NJ, Nicolaides KH (1998) Screening for fetal abnor-
   malities in multiple pregnancies. Baillieres Clin Obstet
   Gynaecol 12(1):19–36

Snijders RJ, Noble P, Sebire N, Souka A, Nicolaides KH (1998)
   UK multicentre project on assessment of risk of trisomy
   21 by maternal age and fetal nuchal-translucency
   thickness at 10-14 weeks of gestation. Fetal Medicine
   Foundation First Trimester Screening Group. Lancet
   352(9125):343–346

Temple RC, Aldridge VJ, Murphy HR (2006) Prepregnancy
   care and pregnancy outcomes in women with type 1
   diabetes. Diabetes Care 29:1744–1749

12

Fetale Fehlbildungen und Entwicklungsstörungen bei Kindern diabetischer Mütter

Ultraschalldiagnostik

13.1 Ultraschalluntersuchungen gemäß Mutterschaftsrichtlinien

Zweck von Ultraschalluntersuchungen ist es, das Alter des Feten zu bestimmen, auffällige fetale Merkmale sowie Mehrlingsschwangerschaften zu erkennen und die weitere Entwicklung des Feten zu kontrollieren.

Die Mutterschaftsrichtlinien schreiben drei in der Schwangerschaft routinemäßig durchzuführende Ultraschalluntersuchungen vor:
- 1. Untersuchung: 9.–12. SSW,
- 2. Untersuchung: 19.–22. SSW,
- 3. Untersuchung: 29.–32. SSW.

Folgende Parameter werden bei der **1. Untersuchung** beurteilt.

Parameter der 1. Untersuchung
- Sitz der Schwangerschaft
- Ist der Embryo darstellbar?
- Ist eine Herzaktion wahrnehmbar?
- Liegt eine Mehrlingsschwangerschaft vor, falls ja: Wie sind die Einhautverhältnisse?
- Auffälligkeiten: Beurteilung der Nackenfalte (dorsonuchales Ödem) als möglicher Hinweis auf ein Down-Syndrom
- Zeitgerechte Entwicklung?
- Beurteilung der Ovarien
- Vitalität und Prognose
- Biometriemaß: Fruchtsackdurchmesser, Scheitel-Steiß-Länge und biparietaler Durchmesser

---

Die 2. Untersuchung erfasst eine Vielzahl an Messgrößen, dies insbesondere vor dem Hintergrund, dass sich nahezu 60% aller Auffälligkeiten in der 19.–22. SSW zeigen. Folgende Parameter werden in der **2. Untersuchung** erfasst:

Parameter in der 2. Untersuchung
- Vitalitätszeichen, Herzaktion, Bewegung
- Anzahl der Feten
- Körperumriss
- Beurteilung der Wirbelsäule
- Beurteilung und Vermessung des Schädels: mit Vermessung des Kopfumfangs und des biparietalen Durchmessers, Gesichtsprofil, Augen, Ohren, Unter- und Oberkiefer, Mund, Nase, Lippen, Ventrikelweite
- Abdomen, Abdomenumfang, Bauchwand, Magen, Harnblase, Zwerchfell, Nieren (Länge und Breite), Darm
- Darstellung aller vier Extremitäten einschließlich Hände und Füße
- Beurteilung der Herzaktion (s. oben) und der Nabelschnur (normal sind drei Gefäße)
- Herzrhythmus, Vier-Kammer-Blick
- Beurteilung der Plazenta (Ausschluss einer Placenta praevia) und der Fruchtwassermenge
- Frühe Diagnose fetaler Anomalien
- Biometrie zur Überprüfung auf proportioniertes Wachstum

Die **3. Untersuchung** im Routinemonitoring soll andere Details beurteilen:

Detailbeurteilung in der 3. Untersuchung
- Zeitgerechte Entwicklung (Biometrie)
- Kindslage
- Bestimmung der Fruchtwassermenge
- Plazenta

Das Organscreening während der Schwangerschaft wird von einem besonders hierfür ausgebildeten Arzt (DEGUM-Stufe-II) durchgeführt (DEGUM = Deutsche Gesellschaft für Ultraschall in der Medizin). Diese Qualifizierung ist regelhaft für Risikoschwangerschaften zu fordern, d. h. für alle Patientinnen mit einem bereits bekannten Diabetes mellitus und/oder einem Gestationsdiabetes. Es wird empfohlen, 16 Organe oder Organstrukturen bildlich zu dokumentieren. Die 2. Untersuchung im Rahmen der Routineuntersuchungen wird dabei um folgende weitere Messungen ergänzt:

- Messung der Augenabstände,
- Messung des Gesichtsprofils,
- Messung der Lippen,
- Messung des Kiefers,
- Messung des Zwerchfells,
- Messung aller vier Extremitäten,
- Messung aller (zwei oder drei) Nabelschnurarterien.

13.2　Untersuchungen von diabetischen Müttern

Die teratogenen Mechanismen, die zu Fehlbildungen führen, sind weitgehend unbekannt. Die wahrscheinlichste Ursache ist eine chronische Hyperglykämie. Dieser Verdacht konnte bislang nur im Tierversuch nachgewiesen werden. Diskutiert wurden auch weitere Ursachen, etwa:

- Gefäßveränderungen,
- Hypoxie,
- Keton,
- verändertes Milieu der Aminosäuren sowie
- Insulin bzw. endogenes Insulin und Proinsulin.

Bei präkonzeptioneller intensivierter Behandlung ist das Risiko für diabetische Schwangere nahezu identisch mit dem stoffwechselgesunder Frauen.

Fehlbildungen bzw. Fehlbildungssyndrome, die mit Diabetes mellitus assoziiert sind
- Kaudales Regressionssyndrom, engste Assoziation (200-fach höheres relatives Risiko)
- Situs inversus
- Ureter duplex
- Nierenagenesie
- Herz (3-fach höheres relatives Risiko)
  - Defekte der großen Gefäße
  - Fetale Aortenstenose
  - Transposition der großen Gefäße
  - »Double outlet right ventricle«, Truncus arteriosus
  - Ventrikelseptumdefekt
- Anencephalus

Aber auch Entwicklungsstörungen, die hauptsächlich im 3. Trimenon auftreten, finden sich bei der Diabetikerin häufiger.

Häufige Entwicklungsstörungen bei Diabetes
- Makrosomie
- Polyhydramnie
- Fetale Ovarialzysten

Diese besondere Phänomenologie muss bei der sonographischen Schwangerschaftsüberwachung berücksichtigt werden.

Das erhöhte Risiko der Diabetikerin für bestimmte kindliche Fehlbildungen stellt besondere Anforderungen an die Qualifikation des Untersuchers. Er muss zudem über eine entsprechende technische Ausstattung verfügen. Nicht selten herrschen hierbei auch erschwerte Untersuchungsbedingungen durch adipöse Bauchdecken. Dieser Sachverhalt schränkt eine Beurteilbarkeit zum Teil erheblich ein.

Zusätzlich zu den genannten drei Screeninguntersuchungen sind bei einer Diabetikerin weitere Ultraschallkontrollen sinnvoll:

Die Vorteile einer optimalen **perikonzeptionellen** Blutzuckerüberwachung und -einstellung sind bekannt. Daher wird man die Frühphase der Schwangerschaft nicht dem Zufall überlassen, sondern *frühestmöglich*, d. h. sofort bei Vorliegen eines positiven Schwangerschaftstests bzw. kurz nach Ausbleiben der erwarteten Regelblutung, versuchen, sonographisch die Intaktheit der Gravidität festzustellen.

Dadurch ist es möglich, das Gestationsalter genau festzulegen. Das ist gerade mit Blick auf den weiteren Schwangerschaftsverlauf wichtig, weil man so Abweichungen von den normalen biometrischen Werten feststellen kann. Eine **makrosome Entwicklung** beispielsweise wird als solche registriert. Dadurch lassen sich Terminkorrekturen hin zu einem früheren Entbindungstermin vermeiden. Das Gleiche gilt natürlich für die **Wachstumsretardierung**.

Bei der **1. Screeninguntersuchung** mit 9–12 SSW kann orientierend auf einige Fehlbildungen geachtet werden, für die eine Diabetikerin ein höheres Risiko aufweist. Mit dem Festschreiben eventueller pathologischer Befunde sollte man jedoch angesichts der geringen Organgröße zu diesem Zeitpunkt noch äußerst zurückhaltend sein. Dies betrifft vor allem Befunde, die möglicherweise das weitere Schicksal der Schwangerschaft bestimmen.

Ab der 12. SSW ist es möglich, den ossifizierten Knochenschaft der langen Extremitätenknochen darzustellen und damit ein **kaudales Regressionssyndrom** weitgehend auszuschließen. Dabei handelt es sich um ein komplexes Fehlbildungssyndrom mit schweren regressiven Veränderungen im Bereich der unteren Wirbelsäule, des Beckens und der unteren Extremität. Diese Veränderungen können sogar bis zur Fusion der Beine führen.

Fehlen Hirnschädel und Großhirn, zeigt sich eine weitere grobe Auffälligkeit des Körperum-

risses, der *Anencephalus*. Er ist die häufigste (Inzidenz 1:1000 Geburten) und schwerste Fehlbildung des Zentralnervensystems, sonographisch ist diese Fehlbildung aber zu einem frühen Zeitpunkt sicher zu diagnostizieren. Es gelingt jedoch nicht, das Kopfoval sowie das Mittelecho darzustellen.

Der sonographische Nachweis einer erweiterten (über 3 mm) Nackentransparenz (NT, »nuchal translucency«) geht zunächst einmal mit einem erhöhten Risiko für Chromosomenaberrationen, insbesondere der Trisomie 21, einher. Ergibt die Karyotypisierung jedoch einen unauffälligen Chromosomensatz, kann eine erweiterte NT auch ein erstes Hinweiszeichen sein für:
- Herzfehler,
- Zwerchfelldefekte,
- Nierenfehlbildungen und
- Bauchwanddefekte.

Eine detaillierte Beurteilung der Herzanatomie und vor allem der großen Gefäße ist in diesem Stadium der Schwangerschaft selbstverständlich noch nicht möglich. Jedoch lassen sich Lageveränderungen (Situs inversus) und grobe Veränderungen in der Darstellung des Vier-Kammer-Blicks zumindest vermuten.

Die **2. Screeninguntersuchung** wird mit ca. 20 SSW durchgeführt. Sie dient neben der Wachstumskontrolle hauptsächlich der Organbeurteilung. Zu diesem Zeitpunkt sind bei ordentlichen Schallverhältnissen Auffälligkeiten der Herzmorphologie und der Ausflussbahnen darstellbar.

Für eine degenerative doppelseitige Nierenfehlbildung oder Anlagestörung (Nierenagenesie) ist immer der Fruchtwassermangel (Oligo-Anhydramnion) richtungsweisend.

Außerdem kann zu diesem Zeitpunkt das Durchblutungsverhalten in den uterinen Gefäßen orientierend untersucht werden, um die Plazentafunktion und -reifung beurteilen zu können. Bei auffälligen Werten sind weitere Kontrollen notwendig.

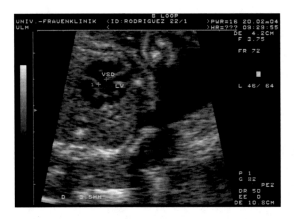

Abb. 13.1 22/1. SSW: Membranöser Ventrikelseptum-defekt von 3,6 mm (VSD) dargestellt in der Vierkammerbli-ckebene (*RV* rechter Ventrikel, *LV* linker Ventrikel, *RA* rechter Vorhof, *LA* linker Vorhof)

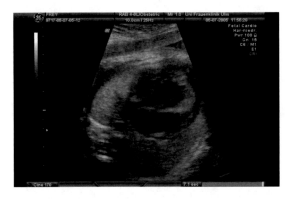

Abb. 13.2 32. SSW: Myokardhypertrophie des rechten Ventrikels, dargestellt in der Vierkammerblickebene (*RV* rechter Ventrikel, *Ao* Aorta descendens)

Die sonographische Kontrolle im 3. Tri-menon entspricht im Wesentlichen den An-forderungen des **3. Routinescreenings** mit 29–30 SSW. Es sollte dann aber im Abstand von zwei Wochen wiederholt werden, da das Risiko einer makrosomen Entwicklung oder eines Po-lyhydramnions gerade am Ende der Schwanger-schaft zunimmt. Diese Entwicklungsstörungen werden als Folge einer fetalen Hyperinsulinämie gesehen (**☐** Abb. 13.1, **☐** Abb. 13.2, **☐** Abb. 13.3).

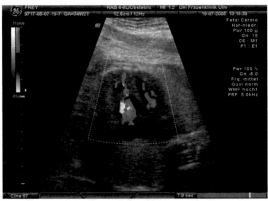

Abb. 13.3 34/2. SSW: Farbdoppleruntersuchung: Mitral-insuffizienz, darstellbar in der Systole bei Aortenstenose und dadurch erhöhtem Druck im linken Ventrikel

13.3 Qualitätssicherungsmaßnahmen

Die Deutsche Gesellschaft für Ultraschall in der Medizin (DEGUM) hat speziell für die Quali-tätssicherung von Ultraschallanwendungen in der Schwangerschaft ein **mehrstufiges Schema** zur Qualifikation entwickelt.

Stufe I In der Regel sind niedergelassene Gynä-kologen gemäß der Stufe I qualifiziert. Sie dürfen das allgemeine Ultraschallscreening durchfüh-ren. Voraussetzung ist der Nachweis einer min-destens 18 Monate währenden ärztlichen Tätig-keit in der Gynäkologie und in der Geburtshilfe. Ein Gynäkologe muss für Stufe I Basiskenntnisse in der Ultraschalldiagnostik sowie je 300 selbst durchgeführte geburtshilfliche bzw. gynäkolo-gische Ultraschalluntersuchungen nachweisen können.

Stufe II Anerkannt **nach Stufe II ist, wer** eine Facharztqualifikation und Erfahrung in der Dia-gnostik von Fehlbildungen unterschiedlicher Organsysteme hat. Die apparative Ausstattung sollte folgende Instrumente umfassen:

— Abdominal- und Vaginalsonden,
— Dopplereinrichtung, möglichst Farbdoppler,
— dynamische Dokumentationsmöglichkeit, z. B. Video,
— digitale Bilddokumentationsverfahren.

Stufe III Für die Zulassung der Stufe III bedarf es einer umfangreichen zusätzlichen Qualifikation. Die Voraussetzungen nach DEGUM-Stufe-III erfüllen meist nur hochspezialisierte Zentren. Stufe III erfordert:

- Habilitation oder habilitationsähnliche Leistung mit einem Thema der Sonographie in der Gynäkologie oder Geburtshilfe,
- Leitung oder stellvertretende Leitung einer Institution für pränatale Medizin mit verantwortlicher Schwangerschaftsbetreuung und Geburtsleitung von Risikofällen,
- eingehende Erfahrungen mit modernen apparativen und invasiven pränatalen fetalmedizinischen Techniken wie Doppler, Farbdoppler, CVS, Amniozentesen, Fetalblutgewinnung (Chordozentese), Eingriffen an Feten,
- Publikationen zum Thema und regelmäßige Durchführung von Fortbildungsveranstaltungen, aktiv wie passiv.

Fazit

Die Diabetikerin als Risikoschwangere stellt besondere Anforderungen an das Sonographie-Screening. Neben dem routinemäßigen Sonographie-Screening gemäß den Mutterschaftsrichtlinien sind weitere Untersuchungen im Rahmen der DEGUM-Stufe-II angezeigt. Bei jeder Ultraschalluntersuchung sollen folgende Fragen geklärt und im Mutterpass dokumentiert werden:

1. Untersuchung: Handelt es sich um eine intakte Ein- oder Mehrlingsschwangerschaft?
2. Untersuchung: Gibt es Hinweise auf kindliche Fehlbildungen? Notwendigkeit weiterer Untersuchungen – DEGUM-Stufe-II mit Organscreening oder Untersuchungen nach DEGUM-Stufe-III.
3. Untersuchung: Gibt es Hinweise auf Lageanomalie, Wachstumsretadierung, Makrosomie?

Der betreuende Frauenarzt kann bei Auffälligkeiten eine weiterführende Ultraschalluntersuchung durchführen oder veranlassen, um gezielt eine kindliche Missbildung auszuschließen oder zur Überprüfung des fetomaternalen Gefäßsystems.

Betreuung von Neugeborenen diabetischer Mütter

Die Versorgung von Patientinnen mit einem vor der Schwangerschaft bestehenden Diabetes mellitus (Typ 1 oder Typ 2) oder einem Gestationsdiabetes hat sich in den letzten Jahren deutlich verbessert. Nach wie vor besteht jedoch ein besonderes Risiko für das Neugeborene einer diabetischen Mutter. Für eine bevorstehende Entbindung bei Risikoschwangeren gilt äußerste Sorgfalt.

Zentren mit besonderer Erfahrung in der Betreuung diabetischer Schwangerer weisen grundsätzlich bessere klinische Ergebnisse auf. Das liegt vor allem an der dort etablierten interdisziplinären Betreuung. Dadurch lassen sich bestimmte Komplikationen besser in den Griff bekommen, wie etwa:

- Azidosen,
- Asphyxien,
- kardiopulmonale Anpassungsstörungen,
- Frühgeburtlichkeit,
- Makrosomie des Kindes,
- Fehlbildungen,
- Blutzuckerentgleisungen mit Hypoglykämien während der ersten Lebenstage,
- Polyglobulie,
- Hypokalzämie und
- Hypomagnesiämie.

> Je schlechter die Stoffwechseleinstellung während der Schwangerschaft war, desto höher ist die Morbidität der betroffenen Kinder. Bei unerkanntem oder ungenügend behandeltem Gestationsdiabetes muss daher mit einer ähnlichen Morbidität wie bei einem mangelhaft eingestellten Diabetes mellitus Typ 1 oder Typ 2 gerechnet werden.

14.1 Planung des Entbindungsortes und Ablauf der Entbindung

Aufgrund der hohen Komplikationsrate sollten alle Schwangeren mit einem bekannten Typ-

1- und Typ-2-Diabetes oder einem Gestationsdiabetes an ein Perinatalzentrum bzw. eine Einrichtung mit angeschlossener Neonatologie überwiesen werden. Empfohlen wird zudem eine frühzeitige antepartale Mitbetreuung und Geburtsplanung durch ein solches Zentrum. Idealerweise ist ein Neonatologe während der Entbindung zugegen, um bei Komplikationen umgehend die weitere Betreuung des Neugeborenen zu übernehmen.

Der Blutzucker des Neugeborenen ist hierbei von zentraler Bedeutung. Messgerätschaften müssen höchsten Anforderungen genügen und den zumeist erhöhten Hämatokritwert genau ermitteln können. Grundsätzlich gilt nach der Eichverordnung, dass nur entsprechend qualitätskontrollierte Verfahren zum Einsatz gebracht werden dürfen. Werden diese Vorgaben missachtet, liegt eine Ordnungswidrigkeit vor (Richtlinie Bundesärztekammer 2008, 2010).

Bei Blutzuckerwerten von ≤35 mg/dl wird das Neugeborene umgehend in die Neonatologie verlegt. Dies gilt auch, wenn am ersten Lebenstag mehr als 2-mal sog. grenzwertige Blutzuckerwerte (von 35–45 mg/dl [1,9–2,5 mmol/l]) gemessen werden, obwohl das Kind zwischenzeitlich gefüttert wurde. Ab dem zweiten postnatalen Tag ist bei einem Wert unter 45 mg/dl eine Verlegung in die Neonatologie angezeigt.

Schema zum postnatalen Blutzucker-Monitoring. (Mod. nach AWMF-Leitlinie)

- *Basisschema:* Glukosebestimmungen mit qualitätskontrolliertem Verfahren nach 1, 3, 6 und 12 h präprandial aus Kapillarblut
- *Bewertung der Blutzucker:* Für jeden Zeitpunkt gilt für die Bewertung und Therapieentscheidungen folgende Regel:
  1. BZ <35 mg/dl (<1,9 mmol/l) → Verlegung in Neonatologie

2. BZ 35–45 mg/dl (1,9–2,5 mmol/l) →
   Füttern, Kontrolle 1 h postprandial mit
   erneuter Entscheidung
   – BZ <35 mg/dl → Verlegung Neo-
     natologie
   – BZ 35–45 mg/dl → Füttern, erneu-
     te Kontrolle in 1 h, Entscheidungs-
     baum wie unter Punkt 2.
   – BZ >45 mg/dl → Fortführen nach
     Basisschema
3. BZ >45 mg/dl (>2,5 mmol/l) → Fort-
   führen nach Basisschema

14.2 Fütterungsregime – Stillen

Um eine Hypoglykämie zu vermeiden, wird das Neugeborene in der dritten Lebensstunde mit Maltodextrin 15% oder auch mit einer Formula-Nahrung gefüttert. Die empfohlene Mindestmenge für den ersten Lebenstag beträgt 3 ml/kg KG im 3-Stunden-Rhythmus. Die alleinigen Gaben von Glukoselösungen per os sind nicht geeignet. Werden die Fütterungsintervalle verlängert, müssen die Abstände zwischen den Blutglukosekontrollen verkürzt werden. Selbstverständlich ist auch für das Neugeborene diabetischer Mütter das Stillen über sechs Monate am besten. Für Patientinnen mit Typ-1-Diabetes wird das Stillen auch deswegen empfohlen, weil ihre Muttermilch zumindest einen gewissen Schutz vor der Entwicklung eines Typ-1-Diabetes (ggf. auch weitere Autoimmunopathien) bietet.

14.3 Antepartaler Transport von Risikoschwangeren

Die bevorstehende Entbindung bei Risikoschwangeren benötigt im Hinblick auf die Mutter oder das Kind spezialisierte Kenntnisse, Fähigkeiten und Ausrüstung, die in Kliniken der Grund- und Regelversorgung häufig nicht vorhanden sind. Sollte es vor einer Entbindung zu Komplikationen kommen, muss eine Risikoschwangere so schnell wie möglich in eine spezialisierte Klinik gebracht werden. Der Transport in eine Klinik mit Maximalversorgung birgt zwar immer auch gewisse Risiken. Bei Stoffwechselstörungen jedoch ist eine neonatologische Weiter- und Mitbehandlung gefordert. Absprachen zwischen allen Beteiligten und eine gemeinsame Beratung im Vorfeld bieten die besten Voraussetzungen für die Gesundheit von Mutter und Kind.

Indikationen der antepartalen Verlegung einer Schwangeren aus einer Klinik der Grund- und Regelversorgung in eine Klinik der Maximalversorgung. (Mod. nach AWMF-Leitlinien)
Vorliegen von Stoffwechselstörungen:
– Insulinbedürftiger Diabetes mellitus
– Chronische Erkrankungen der Mutter, wenn sie den Feten bedrohen (z. B. schwere Organerkrankungen, PKU, Hypo-/Hyperthyreose, Zustand nach Transplantation, Autoimmunopathien [z. B. Morbus Addison, manifestes Schilddrüsenstörung auf dem Boden einer Autoimmunopathie, insbesondere Morbus Basedow])

Weitere:
– Drohende Frühgeburt <32 + 0 SSW ohne weiteres Risiko
– Frühgeburt 32 + 0 bis 34 + 0 SSW mit zusätzlichem Risiko, z. B. Amnioninfektionssyndrom
– Zwillinge <34 + 0 SSW
– Höhergradige Mehrlinge
– Intrauterine Infektion
– Morbus hämolyticus fetalis
– Fetale Brady- und Tachyarrhythmien

- Intrauterine Mangelentwicklung <5. Perzentile einer gestationsaltersabhängigen Ultraschall-Schätzgewichtskurve
- Pränatal diagnostizierte, versorgungsrelevante Fehlbildungen
- Schwere schwangerschaftsassoziierte Erkrankungen, wie schwere Präeklampsie, HELLP-Syndrom
- Chronische Infektionen der Mutter, wenn sie den Feten bedrohen (Toxoplasmose, HSV, CMV, HIV)
- Drogenabhängigkeit

Fazit

Der Entbindungsort einer Schwangeren mit Stoffwechselstörungen sollte frühzeitig geplant und festgelegt werden. Die Autoren empfehlen grundsätzlich die Entbindung in einem neonatologischen Zentrum. Dort können Neugeborene in einem interdisziplinären Verbund bestmöglich betreut werden. Die Betreuung in einer Klinik mit Maximalversorgung umfasst natürlich auch engmaschige postnatale Blutzuckermessungen mit qualitätskontrollierten Verfahren.

Literatur

Betreuung von Neugeborenen diabetischer Mütter: Leitlinie der Gesellschaft für Neonatologie und Pädiatrische Intensivmedizin, der Deutschen Gesellschaft für Perinatale Medizin, der Deutschen Diabetes-Gesellschaft, der Deutschen Gesellschaft für Kinderheilkunde und Jugendmedizin und der Dt. Ges. f. Gynäkologie und Geburtshilfe. AWMF-Leitlinien-Register Nr. 024/006

Leitlinien der Gesellschaft für Neonatologie und Pädiatrische Intensivmedizin; AWMF-Leitlinien-Register, Nr. 024/001

Richtlinie Bundesärztekammer (RiLi-BÄK) 2008 und 2010: Qualitätssicherung laboratoriumsmedizinischer Untersuchungen. Dt Ärztebl 105, A341–355; 108, A55–58

Verhalten nach Gestationsdiabetes – Möglichkeiten der Diabetesprävention

Der Typ-2-Diabetes-mellitus ist durch klinische (Risiko-)Merkmale definiert, die bereits vor einer manifesten Hyperglykämie sehr sicher zu erkennen sind. Nüchternglukosebestimmungen, ergänzt um einen Zuckerbelastungstest (oGTT), sind die diagnostischen Verfahren, um einen Diabetes mellitus Typ 2 und auch seine Vorformen wie eine gestörte Nüchternglukose (IFG) oder eine gestörte Glukosetoleranz (IGT) frühzeitig zu erkennen. Prognostisch weisen der Diabetes mellitus, aber auch seine Vorformen eine wichtige Bedeutung quoad vitam auf (◘ Abb. 15.1).

Daher sind folgende Maßnahmen anzuraten:
- Grundsätzlich ab dem 40. Lebensjahr sollte auf Störungen im Glukosestoffwechsel mithilfe einer Nüchternglukosebestimmung und/oder einem Belastungstest (oGTT) untersucht werden. Hilfreich kann auch die Verlaufskontrolle des HbA1c-Wertes sein (WHO 2010).
- Bei besonderen Diabetesrisiken (z. B. Übergewicht, Gewichtszunahme in der Schwangerschaft [BMI-Erhöhung um mehr als zwei BMI-Einheiten], GDM) sollten frühzeitig Nüchternglukosebestimmung und/oder oGTT als Screeningtests der 1. Wahl eingesetzt werden, um insbesondere mittels oGTT postprandiale Blutzuckererhöhungen frühzeitig zu erkennen.

❯ Ergeben die Suchtests initial ein regelhaftes Glukoseniveau, sind diese Tests spätestens nach drei Jahren zu wiederholen.

Eine Risikoprofilierung wird durch ein einfaches Raster ermittelt. Zur Anwendung kommen dann zwei Zuckertests (Nüchternglukose und oGTT), die sich in ihrer Aussagekraft ergänzen.

Hierzu können von den Betroffenen auch regelmäßige Selbstevaluationen mittels im Internet verfügbarer Testverfahren erfolgen (FIND RISK der Deutschen Diabetesstiftung, http://diabetes-risiko.de/diabetes-risikotest.html); dies gilt für die prä- und postpartume Situation.

> **Charakteristika der Familien- und Eigenanamnese**
> **Familienanamnese**
> - Positive Familienanamnese eines Typ-2-Diabetes-mellitus
> - Positive Familienanamnese für makrovaskuläre Erkrankungen (pAVK, KHK, Herzinfarkt, Schlaganfall)
>
> **Eigenanamnese**
> - Übergewicht (BMI ≥27) oder Gewichtszunahme während der Schwangerschaft oder Gewichtszunahme oder Persistenz der Gewichtszunahme zwischen einer weiteren Schwangerschaft (≥ + 2 BMI-Einheiten im Intervall)
> - Arterielle Hypertonie (RR systolisch >140 mmHg RR diastolisch >85 mmHg, oder Einnahme eines Blutdrucksenkers)
> - Dyslipoproteinämie
> - Hochnormaler HbA1c-Wert
> - Hochsensitiver CRP-Test >3 mg/l
> - Es bestand ein Gestationsdiabetes
> - Geburtsgewicht eines Kindes betrug mehr als 4000 g
> - Makrovaskuläre Erkrankungen wie pAVK, KHK, Herzinfarkt, Schlaganfall liegen vor
> - (Mikro-)Albuminurie liegt vor
> - Frühere IGT/IFG
> - »Stress-assoziierte« hyperglykämische Phasen, z. B. in einer periinterventionellen Phase (postoperativ, unter Gabe von Glukokortikoiden), oder bei einem Infekt (Pneumonie, andere)

Nüchternglukosebestimmungen, ergänzt um einen Zuckerbelastungstest (oGTT), sollten deshalb regelmäßig als Suchtests eingesetzt werden.

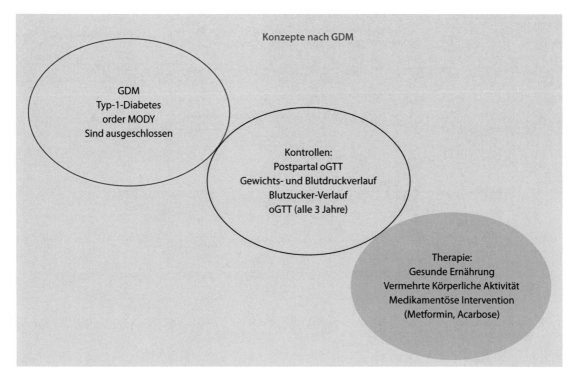

Konzepte nach GDM

GDM
Typ-1-Diabetes
order MODY
Sind ausgeschlossen

Kontrollen:
Postpartal oGTT
Gewichts- und Blutdruckverlauf
Blutzucker-Verlauf
oGTT (alle 3 Jahre)

Therapie:
Gesunde Ernährung
Vermehrte Körperliche Aktivität
Medikamentöse Intervention
(Metformin, Acarbose)

☐ Abb. 15.1 Konzepte nach Gestationsdiabetes (GDM)

Trifft bereits ein einzelnes Risikomerkmal zu, ist das Screening angezeigt (zur Risikowahrscheinlichkeiten: s. beispielsweise FINDRISK; http://diabetes-risiko.de/diabetes-risikotest.html). Diese mehr allgemeinen Regeln betreffen natürlich auch Frauen mit einem Gestationsdiabetes. Letztlich handelt es sich beim Gestationsdiabetes, wenn MODY-Typ und/oder Typ-1-Diabetes-mellitus ausgeschlossen sind, um eine frühe Manifestation eines Typ-2-Diabetes-mellitus (☐ Abb. 15.2).

Leider wird viel zu häufig vergessen, dass regelmäßig ein Zuckertest wiederholt werden muss, auch wenn beim Screening postpartal kein Diabetes oder keine gestörte Glukosetoleranz vorgelegen hat (Banerjee u. Cruickshank 2006; Löbner et al. 2006). Da auch das Alter ein eigenständiger Risikofaktor ist, sollten bei Frauen ab dem 40. Lebensjahr Zuckertests, z. B. im Rahmen der häufig wahrgenommenen Vorsorgeuntersuchungen, durchgeführt und im Dreijahresintervall wiederholt werden, selbst dann,

wenn weitere Risikomerkmale fehlen sollten (▶ Kap. 19, Nüchternglukose und oGTT).

Denkbare Szenarien beim postpartalen Screening

– **Regelhaftes Glukoseniveau:** Die Suchtests Nüchternglukose und/oder oGTT beschreiben ein regelhaftes Glukoseniveau. Dann ist auf eine Testwiederholung spätestens in 2–3 Jahren zu achten. Liegen bekannte Risiken für das Auftreten eines Diabetes mellitus vor, sollte in jedem Fall eine Intervention mit einer Ernährungsempfehlung und einer vermehrten körperlichen Aktivität in Betracht gezogen werden. Auch wenn systematische Studien zur spezifischen Situation post-GDM fehlen, kann an dieser Stelle mit hoher Berechtigung auf die spezifischen Strategien und Erfolge von Diabetespräventionsstudien ver-

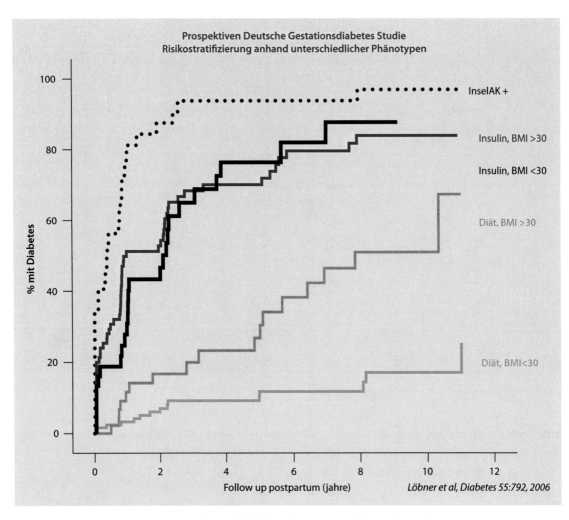

Abb. 15.2   Risikostratifizierung anhand unterschiedlicher Phänotypen. (Löbner et al. 2006)

wiesen werden (Finnische Studie/DPT USA). Ergänzt werden kann die Glukose-bestimmung durch eine Erfassung des HbA1c-Wertes; ab einem Niveau von 6,5% gilt ein Diabetes nach den WHO-Kriterien von 2010 als belegt.

- Eine **Gewichtszunahme** vor, während und nach einer Schwangerschaft sollte in jedem Fall vermieden werden (Villamor u. Cnattingius 2006; WHO-Report 2010).
- **Gestörte Nüchternglukose und/ oder eine gestörte Glukosetoleranz:**

Suchtests beschreiben eine gestörte Nüchternglukose (IFG) und/oder eine gestörte Glukosetoleranz (IGT). Eine Ernährungsberatung, verbunden mit einer regelmäßigen körperlichen Aktivität – das »Lifestyle-Konzept« aus den bekannten Diabetespräventionsstudien –, sollte auf den Weg gebracht werden. Eine zusätzliche medikamentöse Intervention mit Metformin und auch Acarbose konnte ebenfalls in klinischen Studien eindeutig die Diabetesmanifestation vermindern. Lifestyle-Intervention mit einer vollwertigen Ernährung und regelmäßiger körperlicher Aktivität (z. B. an fünf Tagen der Woche jeweils 30 Minuten lang strammes Gehen) sorgen für einen nachhaltigen Effekt. Durch eine medikamentöse Interventionen ließen sich solche positiven Effekte bisher nicht erzielen.

- **Diagnose eines Diabetes mellitus:** Ein Diabetes mellitus wird diagnostiziert. Leitliniengerecht helfen Ernährungsumstellung, konsequente, täglich auszuführende körperliche Aktivität und der gezielte Einsatz diabetesspezifischer Medikamente (an erster Stelle Metformin), um eine optimale Stoffwechselkontrolle zu erreichen. Eine Ernährungsumstellung hin zur gesunden Kost betrifft immer die gesamte Familie. Denn »Sonderrationen« für die Betroffenen sind wenig erfolgversprechend. Wichtig ist auch eine regelmäßige und gezielte Ernährungsberatung (Stillphase, Abstillen u.a.). Im Einzelfall können Kochkurse hilfreich sein. Betroffenen, die sich zuvor kaum oder gar nicht sportlich betätigt hatten, bieten auch Sportgruppen, ggf. von Sportvereinen angebotene »Koronarsportgruppen«, einen guten Einstieg. Sie sind dort mit ihren Problemen nicht allein und werden durch Trainer kompetent angeleitet.

Der Übergang von einer gestörten Glukosetoleranz zu einem manifesten Diabetes mellitus muss nicht schicksalhaft sein. Dies belegen zahlreiche Untersuchungen der letzten Jahre. In gleicher Weise gilt dies für einen Gestationsdiabetes. Die US-amerikanische Studie »Diabetes Prevention Program« (DPP) zeigte z. B., dass die »Lifestyle-Intervention« (eine gesunde Ernährung und regelmäßige körperliche Aktivität in Verbindung mit der durchschnittlichen Met-

formin-Gabe von 1700 mg/Tag) präventiv wirksam ist (Diabetes Prevention Program Research Group 2002a,b; das gesamte und sehr detaillierte Informationspaket dieser Studie mit Ernährungs- und Bewegungsempfehlungen »Lifestyle Coach Materials and Participant Handouts« ist unter folgender Website abrufbar: http://www. bsc.gwu.edu/dpp/lifestyle/dpp_acor.html). Die »Lifestyle-Änderung« war in einem Vergleich effektiver als die alleinige medikamentöse Intervention. Laut STOPP-NIDDM-Untersuchung mindert Acarbose – ähnlich wie Metformin – das Risiko für einen Diabetes mellitus Typ 2.

Letztlich zeigt sich immer wieder folgende Risikokonstellation:

- mangelnde körperliche Aktivität,
- ungesunde Ernährung (Gemüse und Obst fehlen meist auf dem Speiseplan),
- Gewichtzunahme während der Schwangerschaft und auch nach der Schwangerschaft sowie
- Nikotinabusus.

Es ist somit die Aufgabe des Arztes, in einem Beratungsgespräch auf die notwendigen Veränderungen hinzuweisen. Hierbei sollten die Vorteile der »Lifestyle-Modifikation« deutlich gemacht werden. Sie ist eine sinnvolle, risikoarme und damit unverzichtbare Basistherapie (Villamor u. Cnattingius 2006; WHO-Report 2000).

Eine gesunde Lebensweise senkt aber nicht nur das Risiko, an Diabetes mellitus zu erkranken. Auch kardiovaskuläre Komplikationen mit oder auch ohne Glukosestoffwechselstörung lassen sich dadurch reduzieren (Banerjee u. Cruickshank 2006). Mit einer »Lifestyle-Änderung« kann bereits in der Schwangerschaft begonnen werden, zumal eine schwangerschaftsassoziierte Gewichtsveränderung (ab mehr als zwei BMI-Einheiten) selbst bei normgewichtigen Frauen in der Folgezeit das Risiko für Komplikationen bei jeder weiteren Schwangerschaft dramatisch erhöht (Ceysens et al. 2006). Gemeint sind Komplikationen wie (Villamor u. Cnattingius 2006):

- Präeklampsie,
- Hypertension,
- Gestationsdiabetes,
- Notwendigkeit zum Kaiserschnitt,
- Totgeburt und
- Makrosomie.

Eine »Übertherapie« kann es aus den genannten Gründen nicht geben. Ganz im Gegenteil: Diese Interventionen haben vielmehr richtungsweisenden Charakter in der klinischen Medizin.

Fazit

Die Vorboten eines Typ-2-Diabetes-mellitus sind mannigfaltig: Gestationsdiabetes, eine Gewichtszunahme während der Schwangerschaft sowie eine Gewichtszunahme oder deren Persistenz zwischen weiteren Schwangerschaften können erste Anzeichen hierfür sein. Deshalb sollten diese Frauen im Rahmen eines interdisziplinären Betreuungskonzepts regelmäßig nachuntersucht, beraten und konsequent mit »Lifestyle-Modifikation« therapiert werden.

Literatur

Banerjee M, Cruickshank JK (2006) Pregnancy as the prodrome to vascular dysfunction and cardiovascular risk. Nat Clin Pract Cardiovasc Med 3:596–603

Ceysens G, Rouiller D, Boulvain M (2006) Exercise for diabetic pregnant women. Cochrane Database Syst Rev 3:CD004225

Diabetes Prevention Program (DPP) Research Group (2002a) Reduction in the Incidence of Type 2 Diabetes with Lifestyle Intervention or Metformin. N Engl J Med 346:393–403

Diabetes Prevention Program (DPP) Research Group (2002b) The Diabetes Prevention Program (DPP): description of lifestyle intervention. Diabetes Care 25(12):2165–2171

Diabetes Prevention Program (DPP) Research Group. The Diabetes Prevention Program (DPP) »Lifestyle Coach Materials and Participant Handouts« (abrufbar unter: http://www.bsc.gwu.edu/dpp/lifestyle/dpp_acor.html)

Löbner K, Knopff A, Baumgarten A, Mollenhauer U, Marienfeld S, Garrido-Franco M, Bonifacio E, Ziegler AG (2006) Predictors of postpartum diabetes in women with gestational diabetes mellitus. Diabetes 55(3):792–797

Villamor E, Cnattingius S (2006) Interpregnancy weight change and risk of adverse pregnancy outcomes: a population-based study. Lancet 368:1164–1170

WHO (2010) Obesity: preventing and managing the global epidemic. Report of a WHO consultation. World Health Organ Tech Rep Ser 894:1–253

Diabetes und Kinderwunsch

10–15% aller Partnerschaften bleiben ungewollt kinderlos. Davon sind unter den Frauen mit Diabetes mellitus mehr als 15% betroffen.

Tritt bei einem Paar innerhalb eines Jahres keine Konzeption ein, spricht man von **Sterilität**. Generell gilt die Formel, dass die Chance einer Schwangerschaft bei einem gesunden Paar, das nicht verhütet, zum richtigen Zeitpunkt und regelmäßig Geschlechtsverkehr hat, bei 20–25% pro Zyklus liegt. Dieser Wert wird im Einzelfall von verschiedenen Faktoren beeinflusst:

- Alter,
- Lebensführung,
- Genussgewohnheiten,
- Körpergewicht,
- Stressfaktoren,
- Vorliegen von Grunderkrankungen.

Hierzu zählt insbesondere bei der Patientin mit Diabetes mellitus die Stoffwechseloptimierung (Enzlin et al. 1998).

16.1   Pathogenese der Sterilität

Die Ursachen des unerfüllten Kinderwunsches liegen etwa zur Hälfte sowohl bei der Frau als auch beim Mann. Die Gründe bei der Frau sind zu jeweils 40–45% körperliche Störungen, beim Mann sind es in 10–20% idiopathische oder psychische Ursachen. Zu den Faktoren gehören:

- **Tubenverschluss**, bedingt durch Chlamydieninfektionen. Es handelt sich dabei um eine nicht zu unterschätzende Sterilitätsursache, gerade auch bei Diabetikerinnen. Durch Isolierung von DNA aus Urin oder Zervixsekret lässt sich mit hoher Validität die Infektion auch bei asymptomatischen Trägern nachweisen. Die Durchseuchungsrate liegt bereits im Teenageralter bei etwa 60%.
- **Neuroendokrine Folgen** von Stresssituationen auf das Menstruationsverhalten bzw. Fertilität sind seit langem bekannt.

Die hypothalamisch-hypophysär-ovarielle Achse wird direkt von Endorphinen beeinflusst. Des Weiteren sind direkte Einflüsse des Renin-Angiotensin-Aldosteron-Systems (RAAS) auf die ovarielle Steroidbiosynthese bekannt sowie direkt immunologische Effekte von Lymphozyten.

- Das **Alter** trägt ebenso zu den Sterilitätsursachen bei. Ab dem 35. Lebensjahr sinkt die Fertilität; die Ursache liegt in Veränderungen des genetischen Materials der Oozyten. Der Erfolg der assistierten Reproduktionsmedizin ist bei einer Frau zwischen 41 und 45 Jahren abhängig von einer ausreichenden funktionellen Reserve des Ovars. Die Bestimmung von FSH am 3. Zyklustag sowie Inhibin B sind hierbei prognostisch wegweisend für die Existenz stimulierbarer Follikel. Aussagekräftiger für die Fertilität ist jedoch die Bestimmung des Antimüllerhormons AMH.

> **Andere Faktoren für unerfüllten Kinderwunsch**
> - Uterusfaktoren wie Uterus myomatosus, Uterusanomalien (Uterus bicornis)
> - Endometriose
> - Zervixfaktoren
> - Gestörte Ovarfunktion

Die **Ovarfunktionsstörung** ist durch die Bestimmung von nur sechs Hormonparametern unmittelbar abklärbar:

- Prolaktin (Fragestellung: Hyperprolaktinämie),
- Testosteron (Fragestellung: Hyperandrogenämie, PCOS),
- DHEAS (Fragestellung: Hyperandrogenämie, PCOS),
- TSH basal (manifeste oder latente Schilddrüsenfunktionsstörung),
- LH- und FSH-Quotient (hypothalamisch-hypophysäre Dysfunktion).

Es besteht eine enge Korrelation zwischen einer Fekundabilität und einem hohen LH/FSH-Tonus während der Follikelphase sowie einer Endometriumsdicke am Tag der Ovulation. Ein weiterer entscheidender Faktor ist die Beschaffenheit des Zervixsekrets (Zervixindex nach Insler). Unter der Stimulation mit Clomifen kommt es dosisabhängig bei 50–60% aller Zyklen zur zervikalen Dysmukorrhoe. Die Stimulation mit LH, FSH führt häufig zur multifollikulären Reaktion der Ovarien (Cave: Überstimulationssyndrom).

Bei Typ-2-Diabetikerinnen, aber auch bei Typ-1-Diabetikerinnen kommen gehäuft Übergewicht, Hypertonie und Lipidstoffwechselstörungen vor. So sind Übergewicht und Hypertonie signifikant mit Schwangerschaftskomplikationen (z. B. Gestose) korreliert. Demzufolge ist vor Beginn einer gezielten Follikelstimulation eine Stoffwechseloptimierung oberstes Ziel.

> Bereits eine Gewichtsreduktion von nur 5% kann die ovulatorische Funktion wiederherstellen bzw. die Chancen einer Stimulationsbehandlung verbessern.

16.1.1 Behandlungsstrategien

Abhängig von der Ursache einer Störung stehen in der Reproduktionsmedizin viele Vorgehensweisen zur Verfügung:

- Eizellstimulation,
- Spermagewinnung und -aufbereitung,
- Insemination,
- In-vitro-Fertilisation (IVF),
- GIFT (»gamete intrafallopian transfer«),
- ICSI (»intracytoplasmatic sperm injection«).

Natürlich ist die gesamte Abklärung vor diesen Maßnahmen notwendig. Ergänzende Behandlungsstrategien sind gefordert bei:

Hyperprolaktinämie

Die Hyperprolaktinämie muss, auch wenn sie symptomlos ist (Fehlen von Mastodynie, Galaktorrhoe, Zyklusirregularität), bei Kinderwunsch behandelt werden. Zusätzlich sollte eine gezielte Medikamentenanamnese erfolgen (z. B. MCP bei Gastroparese, diverse Psychopharmaka bei neuropathischen Beschwerden usw.), um eine medikamenteninduzierte Hyperprolaktinämie zu erkennen. Ferner sollte immer der Ausschluss einer Schilddrüsenfunktionsstörung und ggf. je nach Höhe des Prolactinspiegels auch der Ausschluss eines Prolactinoms über ein bildgebendes Verfahren wie MRT der Hypophyse erfolgen. Die Therapie richtet sich nach der Ursache, ggf. durch Gabe eines schwachen Dopaminagonisten in Form eines Agnus-castus-Präparates oder Gabe eines Prolaktinhemmers. Hier ist jedoch nur Bromocriptin, nicht aber das relativ gut verträgliche Cabergolin für die Schwangerschaft zugelassen. Unter Normalisierung des Prolactinspiegels kommt es zu einer verbesserten Follikelreifung und damit Ovulation bzw. einer verbesserten Corpus-luteum-Funktion.

Hyperandrogenämie-PCOS Insbesondere bei einer Typ-2-Diabetikerin liegt zusammen mit der Hyperinsulinämie und Insulinresistenz zusätzlich häufig ein polyzystisches Ovarsyndrom vor. Differenzialdiagnostisch sollte an eine Hyperandrogenisierung anderer Ursache gedacht werden, z. B. an das Late-onset-adrenogenitale-Syndrom. Klinische Zeichen sind:

- Zyklusstörungen,
- ovariell-adrenale Hyperandrogenämie,
- erhöhtes 17α-OH-Progesteron,
- auffälliger ACTH-Test (überschießend stimuliertes DHEA und/oder 17α-OH-Progesteron) bzw. direkter Nachweis der Genmutation (z. B. 21-OH-Gen und 11b-Hydroxylase, 3b-Hydroxysteroid-Dehydrogenase, P450scc (20,22-Desmolase) und P450c17 [17-Hydroxylase]).

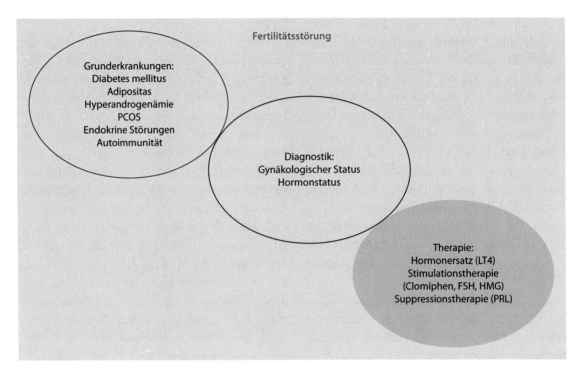

◻ Abb. 16.1   Fertilitätsstörungen

Die Suppression der Kortisolausschüttung durch ein niedrigdosiertes Kortikosteroid führt auch zur Suppression der Androgene. Diese Steroidgabe müsste jedoch während der Schwangerschaft fortgeführt werden. Es sollte ggf. an eine Geschlechtsbestimmung des Feten bzw. genetische Beratung gedacht werden, falls der Partner Träger einer heterozygoten Anlage ist.

Beim PCO-Syndrom handelt es sich um die häufigste endokrine Störung von Frauen im reproduktionsfähigen Alter. Dahinter steckt eine sehr komplexe endokrine Störung, die offenbar auch eine große klinische wie auch pathogenetische Heterogenität aufweist. Das heutige Therapiekonzept basiert zum einen auf Lebensstil-Änderung und zum anderen auf dem Einsatz von Metformin (Moran et al. 2011).

Neuere Daten zeigen zudem einen positiven Einfluss durch die Gabe von Lipidsenkern. Ziele sind eine verbesserte Insulinwirkung und die Abnahme einer Hyperandrogenämie.

Schilddrüsenhormonstörung

Auch latente Hypothyreosen können bereits eine Fertilitätsstörung verursachen. Bei der Typ-1-Diabetikerin kommt eine Störung der Schilddrüsenfunktion im Sinne einer Autoimmunthyreoiditis mindestens 5-fach häufiger vor. Bei Verdacht auf eine latente Hypothyreose sollten folgende Maßnahmen durchgeführt werden:

- Bestimmung von TSH und fT4,
- Bestimmung der Schilddrüsenautoantikörper anti-TPO, anti-TAK und TRAK,
- Bildgebung und Sonographie der Schilddrüse.

Bei Nachweis einer Störung erfolgt eine Substitution mit einem L-Thyroxinpräparat. Bei grenzwertigen TSH-Werten, die bereits hinweisend auf eine latente Hypothyreose sein könnten, sollte mit einer niedrigdosierten L-T4-Gabe begonnen werden. Es konnte gezeigt werden, dass ein TSH-Wert < 2,0 zu einer optimalen Follikelreifung führt bzw. das Abortrisiko deutlich reduziert. Der Bedarf an Schilddrüsenhormonen während der Schwangerschaft sollte ausschließlich anhand der freien Schilddrüsenhormonspiegel bestimmt werden, und zwar mindestens einmal im Schwangerschaftstrimenon. In der Regel ist während der Schwangerschaft eine Dosiserhöhung des LT4-Präparates um mehr als 50% der Ausgangsdosis notwendig. Eine Kontraindikation zur niedrigdosierten Jodgabe besteht in der Schwangerschaft und Stillphase auch bei einer Schilddrüsenautoimmunität nicht (Bhasin et al. 2007).

Hypothalamisch-hypophysäre Dysfunktion

Diese Störung in Form einer hypoöstrogenen Amenorrhoe kommt häufig bei Patientinnen mit Typ-1-Diabetes-mellitus, aber auch bei Typ-2-Diabetikerinnen vor. Diese Patientinnengruppen haben öfter Essstörungen im Sinne einer Bulimia oder Anorexia nervosa. Die *Therapie* umfasst:

- psychotherapeutische Begleitung,
- zyklische Gabe eines sequenziellen Östrogen-Progesterons bzw.
- Gabe eines humanen menopausalen Gonadotropins (HMG) oder eines gentechnisch hergestellten rhu-FSH.

Fertilitätsstörungen (◘ Abb. 16.1) sind ein häufiges klinisches Problem. Eine konsequente gynäkologisch-endokrinologische Abklärung und eine Therapie können für viele betroffene Paare eine große Hilfe sein.

Literatur

Bhasin S, Enzlin P, Coviello A, Basson R (2007) Sexual dysfunction in men and women with endocrine disorders. Lancet 369:597–611

Enzlin P, Mathieu C, Vanderschueren D, Demyttenaere K (1998) Diabetes mellitus and female sexuality: a review of 25 years' research. Diabet Med 15:809–815

Moran LJ, Hutchison SK, Norman RJ, Teede HJ (2011) Lifestyle changes in women with polycystic ovary syndrome. Cochrane Database Syst Rev 2:CD007506

Kontrazeption

Prinzipiell stehen einer Diabetikerin die gleichen Methoden der Empfängnisverhütung zur Verfügung wie einer Nichtdiabetikerin (Homko u. Trout 2006; Kuhl et al. 1993; Shawe u. Lawrenson 2003; Lopez et al. 2009). Es ist für eine Diabetikerin allerdings besonders wichtig, eine Schwangerschaft mithilfe einer zuverlässigen Kontrazeption zu planen, um so mögliche Risiken für sich und ihr Kind zu minimieren.

17.1   Hormonale Kontrazeption

Kombinierte orale Kontrazeptiva (Mikropille) bestehen aus den Komponenten Ethinylestardiol (EE) und einem Gestagen entweder der 2. Generation (Levonorgestrel, Norgestimate, Norethistosteronazetat) oder mit der 3. Generation (Desogestrel, Etonogestrel, Gestoden) mit geringeren androgenen Nebenwirkungen. Dienogestrel und Drosperinon sind Neuentwicklungen, die keiner Generation zugeordnet werden. Die sog. Minipille ist aus einem reinen Gestagen zusammengesetzt.

Gestagene und Ethinylestradiol haben grundsätzlich gegensätzliche Effekte auf den Glukosestoffwechsel. Gestagene hemmen die Insulinwirkung in der Muskel- und Fettzelle. Norethisteronazetat führt im oGGT (oraler Glukosetoleranztest) zu einem Anstieg des ersten und zweiten Stundenwertes. Dagegen fördern Östrogene die Insulinsensitivität am Muskel- und Fettgewebe.

Gestagene bewirken einen Anstieg von LDL. Östrogene hingegen beeinflussen den Lipidstoffwechsel (Kuhl et al. 1993) positiv, erhöhen zudem den Angiotensinspiegel, damit den Blutdruck und haben hämostatischen Effekte (höheres Thromboserisiko). Epidemiologische fallkontrollierte Studien zeigen, dass OC-Anwenderinnen ein 2- bis 3-fach höheres Risiko für venös- und zerebral-thrombotische Ereignisse sowie Myokardinfarkte haben. In Anwesenheit einer vorbestehenden Erkrankung wie Bluthochdruck steigt das Risiko für diese Ereignisse um das 5- bis 10-Fache.

Niedrigdosierte orale Kombinationspräparate oder reine Gestagenpräparate (Minipille) eignen sich möglicherweise für Frauen mit Typ-1-Diabetes-mellitus ohne schwerwiegende Komplikationen, d.h. Ausschluss von Hypertonus, Migräne, Nikotinabusus, Hyperlipidämie, Thrombophilie bzw. familiäre Vorgeschichte von Thrombosen. Im Vergleich zu gesunden Anwenderinnen zeigt sich dann kein Unterschied hinsichtlich Insulinsensitivität, Glukosetoleranz, Lipidstoffwechsel bzw. Koagulopathie.

Für Typ-2-Diabetikerinnen fehlen leider entsprechende klinische Studien. Frauen nach Gestationsdiabetes können die Mikropille ohne Bedenken nehmen. Sie wirkt sich nicht auf das Diabetesrisiko bzw. auf die Förderung der Insulinresistenz aus. Jedoch ist von reinen Gestagenpräparaten wegen des oben beschriebenen Effekts auf die Insulinsensitivität abzuraten.

Infrage kommt auch die systemische Gabe eines kombinierten Östrogen/Gestagen-Präparates, z. B. als monatliche Injektion, oder das transdermale Verhütungspflaster bzw. der intravaginale Verhütungsring (Nuvaring). Vorteile dieser Verhütungsmethoden sind eine bessere Compliance bzw. kein Wirkverlust bei Erkrankungen des Gastrointestinaltraktes. Hinzu kommt, dass durch diese Anwendungsform der »first pass effect« der Leber umgangen wird. Nach Studienlage ist jedoch die Nutzen-Risiko-Analyse im Vergleich zur oralen Anwendungsform ähnlich.

17.1.1 Relative Kontraindikationen für orale hormonale Kontrazeptiva

Ovulationshemmer sind wegen des Thromboserisikos bei bestimmten Diabetes-Patientinnen kontraindiziert. Das betrifft vor allem Diabetikerinnen mit fortgeschrittener Mikroangiopathie bzw. Makroangiopathie mit den Erscheinungsformen:

- proliferative diabetische Retinopathie,
- diabetische Nephropathie,
- Neuropathie,
- arterieller Hypertonus,
- Adipositas [BMI >30]).

Auch bei Nikotinabusus sind Ovulationshemmer kontraindiziert. Liegen keine Gefäßschäden vor, ist die Anwendung niedrigdosierter Kombinationspräparate möglich, ggf. auch in Form eines Verhütungsrings oder eines transdermalen Systems.

Niedrigdosierte Kombinationspräparate sollten also immer die erste Wahl sein. Denn sie wirken sich nur selten auf die Serumkonzentration der Glukose, auf die freien Fettsäuren und somit auf den HbA_{1c}-Wert aus. Die Minipille, das reine Gestagenpräparat, bietet in bestimmten Situationen gewisse Vorteile für:

- Frauen über 35 Jahren,
- Raucherinnen,
- stillende Mütter,
- Frauen mit einem erhöhten thromboembolischen Risiko,
- Frauen mit mäßigem Hochdruck und Kopfschmerzen, die kein Ethinylestradiol (EE) einnehmen sollten.

Die Minipille wirkt sich im Allgemeinen nicht auf den Insulinbedarf aus.

17.2 Hormonale Langzeitkontrazeption

Zur hormonalen Langzeitkontrazeption gehören reine Gestagenpräparate wie die i.m.-Depotapplikation von Medroxyprogesteronazetat (MPA) Norethisteron oder die Hormonimplantate Levonorgestrel (Norplant) und 3-Ketodesogestrel (Implanon). Auch hier gibt es nur limitierte Daten für Frauen mit Typ-1- und Typ-2-Dia-

betes-mellitus oder Gestationsdiabetes. Unter Depot-MPA ergab sich in einigen Studien ein erhöhtes Diabetesrisiko, erklärbar durch die deutliche Gewichtszunahme unter der Einnahme. Bei stillenden Müttern zeigten sich ähnliche Effekte, sodass von einem Gestagenpräparat in Form einer Langzeitmethode bzw. auch in Form einer Minipille während des Stillens abgeraten wird.

> Für Injektate bzw. Implantate fehlen Daten. Daher sollten sie Frauen nach Gestationsdiabetes nicht verordnet werden.

17.2.1 Intrauterinpessar

Intrauterinpessare mit Kupfer, Gold oder Levonorgestrel (Mirena-IUS) sind effiziente Verhütungsmethode für die Diabetikerin und führen zu keinem erhöhten Risiko für aufsteigende Entzündungen im Beckenbereich bzw. zur Beeinflussung des Stoffwechsels. Zudem haben diese Methoden eine niedrige Versagerquote.

Das Intrauterinsystem Mirena gibt kontinuierlich Levonorgestrel in das Cavum uteri ab und führt zu einer Atrophie des Endometriums und konsekutiv zur reduzierten Blutungsstärke bzw. – im günstigsten Fall – zur Amenorrhoe. Es eignet sich damit besonders für die adipöse, glukoseintolerante, ältere Patientin, auch zur Therapie von Blutungsstörungen und Menometrorrhagien. Das aus dem IUS freigesetzte Hormon ist niedrig und hat keinen Einfluss auf Blutzucker, HbA1c oder Insulindosis bei der Typ1-Diabetikerin.

Nach Datenlage besteht auch kein erhöhtes Risiko für Typ-2-Diabetikerinnen oder Frauen nach Gestationsdiabetes. Für Frauen, die noch kein Kind geboren haben, wäre ein Intrauterinsystem nach Ausschöpfung sämtlicher kontrazeptiver Methoden ebenso eine Therapieoption.

17.2.2 Interzeption-postkoitale Verhütung

Innerhalb von 72 Stunden nach ungeschütztem Verkehr kann die »Pille danach« in Form eines hochdosierten Gestagens Levonorgestrel (Unofem 1,5) eingenommen werden. Die Wirksamkeit ist jedoch abhängig vom Einnahmezeitpunkt. Eine Schwangerschaft wird umso sicherer verhindert, je früher die Einnahme erfolgt. Der Progesteronrezeptormodulator Ulipristal (EllaOne) ist bis 120 Stunden (fünf Tage) nach dem Geschlechtsverkehr wirksam. Ulipristal verhindert das Andocken des körpereigenen Progesterons.

Als mögliche Nebenwirkung ist mit Übelkeit zu rechnen.

17.3 Andere Verhütungsmethoden/ Barrieremethoden

Barrieremethoden wie Kondome, spermizide Cremes, Vaginalschwämme, Diaphragma, Portiokappen sowie das LEA-contraceptivum (Weiterentwicklung der Potiokappe) sind zwar für Diabetikerinnen geeignet, da sie keine systemischen Nebenwirkungen bzw. Einfluss auf die Glukosetoleranz haben, sind jedoch abhängig von Anwendung und Erfahrung sehr unzuverlässig und haben eine mittlere Versagerquote von ca. 20%.

Zyklusmethoden wie Messung der Basaltemperatur oder der Gonadotropine im Urin (z. B. Persona-Verhütungscomputer) sind bei Zyklusunregelmäßigkeiten relativ unsicher. Andere Methoden der Familienplanung sind die Tubensterilisation per laparoscopiam bzw. die Vasektomie des Partners.

Bei Diabetes mellitus ist auf eine zuverlässige Kontrazeption zu achten. Niedrigdosierte hormonale Kontrazeptiva eignen sich vorwiegend bei einer guten Stoffwechselkontrolle sowie bei

Ausschluss von zusätzlichen Risiken. Bei jedem Besuch sollten Blutdruck und Gewicht kontrolliert und auf eine gesunde Lebensführung aufmerksam gemacht werden.

Literatur

Homko CJ, Trout K (2006) Women and diabetes. Nurs Clin North Am 41:549–565

Kuhl H, Jung-Hoffmann C, Weber J, Boehm BO (1993) The effect of a biphasic desogestrel-containing oral contraceptive on carbohydrate metabolism and various hormonal parameters. Contraception 47:55–68

Lopez LM, Grimes DA, Schulz KF (2009) Steroidal contraceptives: effect on carbohydrate metabolism in women without diabetes mellitus. Cochrane Database Syst Rev (4):CD006133

Shawe J, Lawrenson R (2003) Hormonal contraception in women with diabetes mellitus: special considerations. Treat Endocrinol 2:321–330

Prävention eines Diabetes mellitus beim Nachwuchs einer Typ-1-Diabetikerin

Eine von Anfang an gesunde Ernährung des Säuglings reduziert das Diabetesrisiko entscheidend. Darüber besteht heutzutage Einigkeit. Stillen ist die beste Prävention. Deshalb wird eine Stillphase von mindestens einem halben Jahr empfohlen.

Für den Autoimmundiabetes werden bestimmte genetische Merkmale verantwortlich gemacht. Diese sollen neben Umweltfaktoren das Risiko für einen Typ-1-Diabetes erhöhen. Aktuell wird auch darüber diskutiert, ob bestimmte Eiweiße der Kuhmilch Diabetes auslösen. Interessant hierbei ist die Frage, ob sich kuhmilcheiweißfreie bzw. reduziert kuhmilchhaltige Säuglingsmilchnahrung risikomindernd auswirkt. Im Rahmen der TRIGR-Studie wurden Neugeborene mit hohem Diabetesrisiko zwei Jahre lang mit kuhmilchfreier Säuglingsmilch ernährt. Bei diesen Kindern konnte das Aufkommen von sog. Inselzellantikörpern im Blut um die Hälfte gesenkt werden. Dies ist deshalb bemerkenswert, weil Inselzellantikörper die Entwicklung eines Diabetes mellitus Typ 1 vorzeitig anzeigen können (Akerblom et al. 2005; Knip et al. 2010).

Zum jetzigen Zeitpunkt jedoch ist diese Form der Typ-1-Diabetes-Prävention nicht uneingeschränkt zu empfehlen. Interessierte Frauen sollten aber auf das Angebot einer Studienteilnahme hingewiesen werden. In großen Diabeteszentren erhalten sie die dazu notwendigen Informationen. Sie können außerdem auf Wunsch einen Kontakt zu den entsprechenden Studienzentren vermitteln.

Literatur

Akerblom HK, Virtanen SM, Ilonen J et al. (2005) National TRIGR Study Groups. Dietary manipulation of beta cell autoimmunity in infants at increased risk of type 1 diabetes: a pilot study. Diabetologia 48(5):829–837 (http://www.trigr.org)

Knip M, Virtanen SM, Seppä K, Ilonen J, Savilahti E, Vaarala O, Reunanen A, Teramo K, Hämäläinen AM, Paronen J,

Dosch HM, Hakulinen T, Akerblom HK; Finnish TRIGR Study Group (2010) Dietary intervention in infancy and later signs of beta-cell autoimmunity. N Engl J Med 363(20):1900–1908

Labordiagnostik

19.1   Blutzucker

Diabetes mellitus ist eine Volkskrankheit. Ein regelmäßiges Screening durch standardisierte Blutglukosemessungen unter ambulanten wie auch stationären Bedingungen ist deshalb stets angezeigt.

Der wichtigste Parameter zur Diagnose des Diabetes mellitus ist der Blutzucker (BZ), und hierbei zunächst der Nüchtern-Blutzucker (Nü-BZ). Die Zuckerbestimmung im Urin kann ggf. zu Screeningzwecken mit herangezogen werden.

> ⊗ **Cave**
> — **Erhöhte Nierenschwelle bei chronischer Hyperglykämie**
> — **Verminderte Schwelle in der Gestationsphase**
> — **Falsch-positiver Befund bei renaler Glukosurie (Diabetes renalis)**

Die unten angegebenen Werte beziehen sich auf venöses Plasma oder kapilläres Vollblut (Böhm 2001).

Normale Nüchternglukose	<110 mg/dl
Gestörte Nüchternglukose (»impaired fasting glucose«; iFG)	110 mg/dl
Diabetes mellitus	≥126 mg/dl
In der Gestationsphase gelten besondere Kriterien	
Normale Nüchternglukose	<90 mg/dl
Gestörte Nüchternglukose (sog. präpathologischer Nü-BZ)	91–99 mg/dl
Pathologischer Nü-BZ	>100 mg/dl

Empfehlungen für Screeninguntersuchungen bei Diabetes mellitus

Familienanamnese
— Positive Familienanamnese eines Typ-2-Diabetes-mellitus
— Positive Familienanamnese für makrovaskuläre Erkrankungen (pAVK, KHK, Herzinfarkt, Schlaganfall)

Eigenanamnese
— Generell ab einem Alter >40, bei Normoglykämie Wiederholung nach 3 Jahren.
— Screening-Untersuchungen im jüngeren Alter bei Vorliegen folgender Risikomerkmale:
  – Übergewicht (BMI ≥27) oder
  – Gewichtszunahme während der Schwangerschaft oder
  – Gewichtszunahme oder
  – Persistenz der Gewichtszunahme zwischen einer weiteren Schwangerschaft (≥ + 2 BMI-Einheiten im Intervall)
— Arterielle Hypertonie (RR systolisch >140 mmHg, RR diastolisch >85 mmHg, oder Einnahme eines Blutdrucksenkers)
— Dyslipoproteinämie
— Hochsensitiver CRP-Test >3 mg/l
— Ehemals Gestationsdiabetes
— Geburtsgewicht eines Kindes betrug mehr als 4000 g
— Makrovaskuläre Erkrankungen wie pAVK, KHK, Herzinfarkt, Schlaganfall liegen vor
— (Mikro-)Albuminurie liegt vor
— Frühere IGT/IFG
— »Stress-assoziierte« hyperglykämische Phasen, z. B. in einer periinterventionellen Phase (postoperativ, unter Gabe von Glukokortikoiden) oder bei einem Infekt (Pneumonie, andere)

> ❯ **Zur Labordiagnostik gilt folgende Vorgehensweise als sinnvoll:**
> — **Zur Diagnostik dürfen nur qualitätskontrollierte Verfahren zur Glukosebestimmung eingesetzt werden.**
> — **Zum Ablauf: Wiederholte (2- bis 3-malige) Bestimmungen des Nü-BZ dienen als Bestätigungstest.**

— Eine Bewertung der BZ-Werte erfolgt gemäß Vorgaben der Fachgesellschaften.

19.1.1 Maßeinheiten

Die neueren Einheiten des Blutzuckers in mmol/l haben sich nicht allgemein durchgesetzt. Große Kliniken und Labors hingegen geben die Werte mitunter nur in mmol/l an:

100 mg/dl BZ = 5,6 mmol/l BZ	
17,9 mg/dl BZ = 1,0 mmol/l BZ	

Oraler Glukosetoleranztest (oGTT)

Der orale Glukosetoleranztest ist ein wichtiger Suchtest, der die Nüchternglukosemessung ergänzt. Der oGTT dient bei normalem Nü-BZ zum Ausschluss einer gestörten Glukosetoleranz oder eines Diabetes mellitus. Der Test ist bei manifestem Diabetes mellitus kontraindiziert.

Auf die Bedeutung des oGTT als Screeningparameter auf einen Gestationsdiabetes wird in ► Kap. 3 eingegangen.

Blutzucker im venösen und kapillären Blut

Unter Nüchternbedingungen fällt die arteriovenöse Differenz weg. Sollte aus irgendwelchen Gründen für die BZ-Bestimmung kein kapilläres Vollblut verwendet worden sein, gelten folgende Korrekturen:

Nü-BZ	Venöses Vollblut entspricht kapillärem Vollblut.
Postprandial oder nach oGTT	Venöses Vollblut liegt ca. 20–40 mg/dl unter dem kapillären Vollblut.
Vollblut vs. Plasma	Im Plasma liegen die Werte um ca. 15 mg/dl höher als im Vollblut.

In der klinischen Praxis spielen die Differenzen aus venösem Plasma oder kapillärem Vollblut (~15%) keine entscheidende Rolle, zumal die Abweichung durch Messfehler ebenfalls bei ~10% liegt. Die Werte im Serum sind höher als im Vollblut, da die intrazelluläre Glukosekonzentration geringer ist. Während nüchtern die Werte kapillär und venös gleich sind, liegen sie postprandial im venösen Schenkel niedriger, bedingt durch die Ausschöpfung.

Bei der Bestimmung der Blutglukose sollten in der präanalytischen Phase folgende Bedingungen beachtet werden:
— Kapillarblut: sofort hämolysieren/enteiweißen;
— venöses Vollblut: Natriumfluorid-Röhrchen;
— Serum: sofort nach Gerinnung abseren.

Für eine BZ-Messung aus diagnostischen Gründen dürfen nur qualitätskontrollierte Messverfahren eingesetzt werden.

Die zur BZ-Selbstkontrolle eingesetzten Testbestecke sind für die Diagnostik eines Diabetes mellitus nicht geeignet. Auch dürfen diese Gerätschaften gemäß den gesetzlichen Vorgaben nicht dazu eingesetzt werden. Sie dienen ausschließlich der Verlaufskontrolle des Patienten im Rahmen seiner BZ-Selbstmessungen.

Urinstix auf Ketonkörper Er sollte ab einem BZ >250–300 mg/dl und bei Verdacht auf eine ketoazidotische Entgleisung durchgeführt werden. Symptome sind u.a. Müdigkeit, Infekt, Gewichtsverlust, Übelkeit und Erbrechen. Bei Patienten mit Insulinpumpen kann eine Ketoazidose innerhalb von 2–4 Stunden nach Unterbrechung der Insulinzufuhr (z. B. Abknicken der Leitung oder Nadeldislokation) beginnen. Das kleine subkutane Depot ist rasch »verbraucht«. Es wird eine Ketogenese initiiert. Der Blutzucker ist wegen der kurzen Zeit allenfalls leicht erhöht (bis 200 mg/dl). Misst man vor einer körperlichen Belastung (z. B. Sport) einen überhöhten Blutzucker (>250 mg/dl), so schließt man eine Ketose aus. Ist der Urin auf Ketonkörper positiv, so stellt man die körperliche Belastung zurück, bis das Insulin wirkt und der Stoffwechsel sich wieder normalisiert hat.

19.1.2 Messungen der Sekretionskapazität

Die insulinproduzierenden β-Zellen des Inselzellapparates produzieren durch eine spezifische enzymatische Proteolyse aus dem Vorläufermolekül Prä-Proinsulin unterschiedliche Produkte, die heute mit Testbestecken alle spezifisch erfasst werden können.

Hierzu gehören:

- Proinsulin,
- Insulin,
- C-Peptid.

Heute werden mit modernen Testsystemen in der Regel nur noch die spezifischen Produkte erfasst, d. h. nicht mehr immunreaktives Insulin (IRI; Insulin und Proinsulin), sondern nur noch spezifisch das intakte Insulinmolekül oder das Proinsulin. Dies gilt auch für das C-Peptid. Im Zweifelsfall sollte man sich im jeweiligen Labor über die Kreuzreaktivitäten informieren.

Die quantitative Bestimmung dieser Moleküle zur Ermittlung der Sekretionskapazität des Inselzellapparates ist jedoch sehr eingeschränkt. Es stehen nur wenige gut standardisierte Stimulationsteste mit nur zum Teil guter Reproduzierbarkeit zur Verfügung. Hierzu zählen die folgenden Tests:

> **Messmethoden zur Ermittlung der Sekretionskapazität der Inselzellen**
> - **Intravenöse Glukosebelastung (IVGTT)**, die bestimmten klinisch-experimentellen Fragestellungen vorbehalten ist:

> Erfassen der Sekretionskapazität beim Prä-Typ-1-Diabetes
> - **Glukagonstimulationstest**: 1 mg Glukagon als i.v.-Bolus; Abnahmezeiten für die Bestimmung von C-Peptid 0 und 6 min.
> - **Orale Glukosebelastung (oGTT)**: ggf. über 5–6 Stunden durchführen, um ein umfassendes Sekretionsprofil erfassen zu können
> - **Sustacal-Test**: Testmahlzeit, die als ein standardisierter Trunk verabreicht werden kann und nach neueren Untersuchungen am besten reproduzierbar die β-Zellfunktion abbildet. Der Test wird in Zukunft möglicherweise oGTT und auch IVGTT ablösen.

Der oGTT ist nur eingeschränkt als gut reproduzierbar anzusehen, wenn es um die Beurteilung von Individuen geht. Er hat aber seine Bedeutung in der wissenschaftlichen Betrachtung größerer Patienten-/Probanden-Kollektiven. Als wichtigste Information kann bei einem Anstieg des Insulinspiegels über 100 mU/l von einer Hyperinsulinämie gesprochen werden. Fehlt die erste Phase der Insulinsekretion auf den Glukosereiz, kann damit auch eine für den Typ-2-Diabetes charakteristische gestörte Sekretionsdynamik erkannt werden. Gleichwohl bestimmen im Alltag einzig die Nüchternglukose oder aber der BZ-Wert nach 2 Stunden in der oGTT die Kategorisierung der Stoffwechselstörung.

Eine Sonderstellung zur Beurteilung der Sekretionskapazität nimmt die Bestimmung des C-Peptids ein. Während Insulin nach seiner Freisetzung in den Portalkreislauf in unterschiedlichem Maße bereits in der Leber sequestriert wird, wird das C-Peptid nicht in der Leber extrahiert. Damit liefert es eine bessere Information zur Sekretionsleistung der β-Zellen im Nüchternzustand und insbesondere nach einer

Stoffwechselbelastung. Nur bei einer kompensierten Retention oder bei Niereninsuffizienz kommt es durch eine reduzierte oder fehlende C-Peptid-Ausscheidung zu falsch-hohen Werten. Sie ist somit in dieser Situation nicht mehr zu verwerten.

Es gibt **keine Normwerte** für einen C-Peptid-Anstieg nach einer Mahlzeit. Als grobe Angabe lässt sich sagen, dass für eine ausreichende Insulinsekretion ein Nü-C-Peptid von 1,0–2,0 ng/ml und ein postprandiales C-Peptid von 1,5–3,0 ng/ml spricht. Nach einem Standardfrühstück mit 50 g Kohlenhydraten erwartet man beim Gesunden nach 2 Stunden einen Anstieg um 0,5–1,0 ng/ml oder 1,5 ng/ml mit dem Glukagontest (s. unten). Bei Patienten mit einem metabolischen Syndrom kann man C-Peptid-Werte von über 4 ng/ml bzw. über 20 ng/ml messen.

HbA$_{1c}$

Das glykierte Hämoglobin in den Erythrozyten stellt heute das wichtigste Maß für die Qualitätsbeurteilung einer BZ-Einstellung der letzten zwei Monate dar (Erythrozytenlebensdauer 110–120 Tage).

Das HbA$_{1c}$ entsteht durch die nichtenzymatische Bindung von Glukose an das N-terminale Valin der Kette des Hämoglobinmoleküls. Die Anlagerung der Glukose an das Hämoglobinmolekül (Glykierung) ist irreversibel. Die Normwerte schwanken von Labor zu Labor. Inzwischen werden jedoch Ringversuche für die jeweiligen Labortests angeboten, sodass neben der Angabe der HbA$_{1c}$-Konzentration eines Patienten immer die Angabe des jeweiligen Normbereichs zu beachten ist, auf Nachfrage auch eine Information zum Ergebnis der Ringversuche.

Nach einem Vorschlag einer internationalen Expertenkommission der WHO kann neben dem Blutzucker und dem BZ-Verlauf in der oGTT der HbA$_{1c}$-Wert (> 6,5%) für die Diagnostik eines Diabetes mellitus herangezogen werden.

> ❯ Der Normwert für HbA$_{1c}$ ist 4–6% des Gesamt-Hb. Ab einem HbA1c-Wert von 6,5% besteht ein Diabetes mellitus nach WHO-Empfehlung.

Der Zielwert für eine gute BZ-Einstellung ist ein HbA$_{1c}$ +1% des oberen Normwertes; in unserem Beispiel wären dies 6% + 1% = 7%. Große klinische Untersuchungen wie die DCCT (Diabetes Control and Complications Trial) für Typ-1-Diabetiker und die UKPDS (United Kingdom Prospective Diabetes Study) für Typ-2-Diabetiker konnten zeigen, dass ein HbA$_{1c}$-Niveau um 7,1–7,3% mit einer signifikanten Reduktion diabetischer Folgeerkrankungen assoziiert ist (Nathan et al. 2005; UK Prospective Diabetes Study [UKPDS] Group 1998).

Fachgesellschaften kategorisieren die Einstellungsgüte in Abhängigkeit vom HbA$_{1c}$-Niveau wie folgt:

Ein HbA$_{1c}$ von 6,5% oder niedriger wird als ideale Einstellung angesehen, bei Typ-1-Diabetes-Patienten jedoch nur niedriger, wenn dies nicht durch häufigere Hypoglykämien »erkauft« wird. Je länger ein Typ 1-Diabetes besteht, desto wahrscheinlicher ist ein »idealer HbA1c-Wert« mit dem Auftreten von Hypoglykämien (BZ <70 mg/dl) assoziiert. Die Beurteilung der Stoffwechselgüte darf aber nicht nur durch die HbA$_{1c}$-Bestimmung erfolgen, sondern bedarf als unmittelbare therapeutische Entscheidungshilfe stets der Beurteilung durch engmaschige der BZ-Profile, wobei auch nächtliche Blutzuckermessungen notwendig sind.

Die Bedeutung des HbA$_{1c}$-Wertes wird an der unmittelbaren Beziehung zu Aborten und kongenitalen Fehlbildungen deutlich, die bei Frauen mit Diabetes mellitus insbesondere mit dem Grad der Hyperglykämie zum Zeitpunkt der Konzeption und im Verlauf des 1. Trimenons korrelieren.

Idealerweise sollte daher in der ersten Hälfte der Schwangerschaft das HbA$_{1c}$ im oberen Normbereich, später im unteren Normbereich stoffwechselgesunder Schwangerer liegen. Das Kontrollintervall sollte monatlich sein.

❗ Cave
- Falsch-hohe Werte bei Niereninsuffizienz durch Carbamyl-Hb, Alkoholismus, Leberzirrhose, Eisenmangel-Anämie und der Polyzythämie.
- Falsch-niedrige, zumindest jedoch schwierig interpretierbare Resultate bei Blutverlust.

Fructosamin

Diese Bestimmung erfasst verschiedene glykierte Serumproteine, vor allem das Albumin mit einer Halbwertszeit von 14 Tagen. Damit sagt der Fructosaminspiegel etwas über die Qualität der Einstellung während der letzten 10–14 Tage aus.

Normwerte Im Gegensatz zur HbA_{1c}-Bestimmung zeigen sich große interindividuelle Variationen, sodass ein Normwertbereich nicht gut definiert werden kann. Hinzu kommt, dass es keine Informationen aus klinischen Prüfungen gibt, die aufzeigen, welches Fructosaminniveau mit einer reduzierten Wahrscheinlichkeit für diabetische Folgeerkrankungen assoziiert ist. Die Fructosaminbestimmung ist jedoch eine wichtige Orientierungshilfe bei Hämoglobinopathien, da in diesen Fällen der HbA_{1c}-Wert nicht aussagekräftig ist.

Norm: 200–285 µmol/l.

Mikroalbuminurie

Die Bestimmung der Albuminausscheidung ist der wichtigste Parameter, um frühe Stadien einer diabetischen Nephropathie zu klassifizieren. Es handelt sich somit um einen entscheidenden Screeningparameter.

Normwerte der Albuminausscheidung	
Norm bei 24-h-Urinsammlung	<30 mg/Tag
Bei befristeter Urinsammlung	<20 mg/Tag
Bezug auf Urin-Kreatinin	
Frauen	<30 mg/g U-Kreatinin
Männer	<20 mg/g U-Kreatinin
Konzentrationsmessung bei Kindern bezogen auf 1,73 m2 Körperoberfläche:	<20 mg/l
Definition der Mikroalbuminurie	
Bei 24-h-Urinsammlung	30–300 mg/Tag
Bei befristeter Urinsammlung	30–300 mg/Tag
Bezug auf Urin-Kreatinin	
Frauen	30–300 mg/g U-Kreatinin
Männer	20–200 mg/g U-Kreatinin
Konzentrationsmessung bei Kindern bezogen auf 1,73 m² Körperoberfläche	20–200 mg/l

Der Test auf Mikroalbuminurie kann aus dem Spontanurin erfolgen oder aus einem 24-Stunden-Urin.

❗ Cave
24-Stunden-Urin ist häufig störanfällig, da keine vollständigen Sammelperioden eingehalten werden!

Die Bestimmung mit Schnelltesten ist möglich (z. B. Micral-II, Rapitex-Albumin, Mikroalbumin-Test).

Zur Diagnosestellung einer diabetischen Nephropathie wird der Nachweis von mindestens zwei Albuminausscheidungsraten im Mikroalbuminbereich gefordert. Diese werden im Abstand von 2–4 Wochen gemessen (= persistierende Mikroalbuminurie).

Mit der Mikroalbuminurie droht eine Nephropathie irreversibel zu werden. Im nachfolgenden Stadium der Makroalbuminurie kann die Progression der Nephropathie nur noch verlangsamt werden. Deshalb läuten mit dem Nachweis von Mikroalbumin im Urin sozusagen die Alarmglocken, und man denkt reflexartig an eine bessere BZ-Einstellung, eine Blutdruckeinstellung, u. a. unter Verwendung von ACE-Hemmern, sowie an eine Optimierung der Blutfette.

»Falsch-positiv« bzw. aus anderen Gründen positiv ist der Test unter folgenden Konstellationen:

- Harnwegsinfekte,
- andere Infekte,
- Fieber,
- Hypertonie,
- körperliche Anstrengung,
- Orthostase (z. B. langes Stehen im Operationssaal),
- Herzinsuffizienz,
- entgleister Blutzucker,
- Nierenerkrankungen (Ischämie, Nephritiden etc.),
- vaginaler Ausfluss oder
- Periodenblutung innerhalb der letzten drei Tage.

Diese Ursachen einer Proteinurie sollten deshalb differenzialdiagnostisch abgeklärt werden.

19.2 Schilddrüse

Schilddrüsenerkrankungen sind häufige Störungen mit klinisch signifikanter Bedeutung vor, während und nach einer Schwangerschaft. Ein Jodmangel wird in der Schwangerschaft durch das Größenwachstum der Schilddrüse offensichtlich. Deshalb ist ein basales TSH ein sinnvoller allgemeiner Screeningparameter vor einer geplanten Schwangerschaft, z. B. bei Zyklus- und Fertilitätsstörungen und in der Verlaufskontrolle vor, während und nach der Schwangerschaft. Nach einer Schwangerschaft sind die Kontrollen der Schilddrüsenparameter insbesondere bei Typ-1-Diabetespatientinnen wegen der signifikanten Häufung postpartaler Funktionsstörungen angezeigt.

Normwerte: Je nach Testbesteck: 0,4–4,0 mU/l.

Zielwerte für TSH basal unter einer Substitutionstherapie mit LT4: Unterer Referenzbereich 0,27–2,5 mU/l.

19.2.1 Autoantikörper gegen Schilddrüsenantigene

Autoantikörper gegen Thyreoglobulin (TAK) und insbesondere die Antikörper gegen das thyreoidale Enzym Peroxidase (TPO-AK) zeigen einen Autoimmunprozess in der Schilddrüse an. Bei der Hashimoto-Thyreoiditis und der primär atrophischen Autoimmunhypothyreose sind diese Antikörper häufig positiv (> 95%). Bei einem Typ-1-Diabetes haben die Antikörper gegen Schilddrüsen-spezifische Peroxidase (TPO) bzw. Thyreoglobulin eine hohe prognostische Bedeutung bezüglich der Entwicklung einer zukünftigen Schilddrüsenfunktionsstörung, insbesondere in der postpartalen Phase.

Normwerte Normwerte für TAK, Thyreoglobulin-Antikörper, Tg-Antikörper, TG-AK und TPO-Antikörper, TPO-AK, Thyreoidea-Peroxidase-Antikörper, mikrosomale Antikörper, MAK (TPO) je nach Testbesteck.

19.2.2 Vitamine (B$_{12}$)

Cobalamin ist u.a. an der Methioninsynthese sowie der Synthese von Pyrimidin- und Purinbasen beteiligt. Ein Mangel kann sich bei chronisch atrophischer Typ-A-Gastritis oder bei Antikörper gegen den »Intrinsic factor« einstellen. Unter Metformingabe kann sich ebenfalls ein B_{12}-Mangel entwickeln.

Präanalytik Eine Nüchternblutentnahme ist empfehlenswert. Vitamin B_{12} ist bei Zimmertemperatur zeitinstabil sowie lichtempfindlich (UV-Strahlung) und führt zu verminderten Werten.

Referenzbereich 197–866 pg/ml; ab einem Serumspiegel von 250 pg/ml kann bereits eine Mangelsymptomatik vorliegen (▸ Abschn. »Homocystein«).

19.2.3 Folsäure

Folsäure (Folat) ist das wichtigste Koenzym des Nukleinsäure- und Aminosäurestoffwechsels. Folsäuremangel ist ein häufiges Problem. Eine Schwangerschaft führt zu einem erhöhten Folsäurebedarf, ein Mangel kann zu Neuralrohrfehlbildungen bei Feten, zu Aborten oder zu Frühgeburten führen.

Präanalytik Eine Nüchternblutentnahme ist empfehlenswert. Folsäure ist bei Zimmertemperatur zeitinstabil sowie lichtempfindlich (UV-Strahlung) und führt zu verminderten Werten.

Referenzbereich 3,1–17,5 ng/ml.

19.2.4 Homocystein

Homocystein ist Bestandteil des Stoffwechsels der essenziellen Aminosäure Methionin. Über S-Adenosylmethionin (SAM) und S-Adenosylhomocystein (SAH; Enzym: Methyltransferase, MTF) kommt es zur Bildung von Homocystein. Dieses wird üblicherweise schnell metabolisiert. Zwei Stoffwechselwege sind von zentraler Bedeutung:

▬ Remethylierung zur Aminosäure Methionin (Vitamin-B_{12}-abhängige Methioninsynthase) und
▬ Transsulfierung zu Cystein (Vitamin-B_{6}-abhängige Cystathion-Beta-Synthase).

Ein erhöhter Homocysteinspiegel kann als Screeningparameter für einen biochemischen Vitamin-B_{12}-Mangel herangezogen werden; diese Information ist diagnostisch bei grenzwertig niedrigem Vitamin-B_{12}-Serumspiegel.

Präanalytik Die präanalytische Phase ist beim Diabetes-Patienten durchaus mit Schwierigkeiten verbunden. Die Probennahme muss nämlich am nüchternen Patienten (10–14 h Fasten) durchgeführt werden, da mit der Nahrung aufgenommenes Methionin zu erhöhten Homocystein-Konzentrationen führen kann. Die Bestimmung sollte aus EDTA-Plasmen erfolgen.

Normwerte: < 5,0–12,0 umol/l.

Transglutaminase-Antikörper (tTG-AK) Transglutaminase-Antikörper (tTG-AK) stellen einen immunologischen Test (immunologische Biopsie) dar. Sie bestimmen eine Glutenunverträglichkeit (Zöliakie, Sprue oder glutensensitive Enteropathie) und treten häufig bei einem Typ-1-Diabetes mit meist atypischer klinischer Symptomatik (gehäuft Hypoglykämien, BZ-Instabilität) und bei Fertilitätsstörungen auf.

Normwerte: Je nach eingesetztem Testbesteck.

19.2.5 Vitamin D

Vitamin-D-Mangel ist ein häufiges Problem; insbesondere bei einem Typ-1-Diabetes sind verminderte Serumspiegel beschrieben worden. Zusätzlich besteht bei einem Typ-1-Diabetes eine höhere Wahrscheinlichkeit für Osteopenie und Osteoporose, wobei in der Schwangerschaft und in der Stillphase besonders die Kalziumreserven

19

signifikant sinken. Vitamin D_3 (Cholecalciferol) wird kutan unter dem Einfluss von UV-Licht aus Provitamin D_3 gebildet, in der Leber zu 25-Hydroxyvitamin D_3 (Calcifediol), der Hauptzirkulationsform des Vitamin D, umgewandelt und anschließend in der Niere zum Vitamin-D-Hormon 1,25-Dihydroxyvitamin D_3 (Calcitriol) aktiviert.

Der 25-OH-Vitamin D Spiegel gibt die beste Information über den Vitamin-D-Spiegel und sollte nicht unter 20 µg/l liegen.

Normwerte: 25-Dihydroxy-Vitamin D, 20-120 µg/l. 1 nmol/l=0,4 µg/l=0,4 ng/ml.

Zur Diagnostik bei Präeklampsie oder beim HELLP-Syndrom ist eine Kombination von Labormarkern gefordert.

Labor bei Präeklampsie oder HELLP-Syndrom. (Nach: Working Group High Blood Pressure in Pregnancy 2000)

- Hämoglobin: pathologisch >13 g/dl
- Hämatokrit: pathologisch >38%
- Thrombozyten: < 100.000/ml (bei Abfall der Thrombozyten Kontrolle innerhalb von 3–5 Stunden)
- SGPT-, SGOT- und LDH-Anstieg um das 3-Fache: Standardabweichung
- Bilirubin (indirekt): >1,2 mg/dl
- Harnsäure: >6 mg/dl
- Kreatinin: >1,2 mg/dl
- Eiweiß im Urin: >0,3 g/24 h
- Haptoglobin: Abfall als Hämolysezeichen
- Weitere Blutgerinnungteste (Antithrombin <70%, Fibrinogen <150 mg/dl oder D-Dimer-Anstieg)

19.2.6 Triple Test

Der Triple-Test wird in der 15.–16. SSW durchgeführt. Dabei werden drei Hormone im Blut der Mutter bestimmt:

- Freies Estriol (E3),
- Alpha-Fetoprotein (αFP),
- Beta-Choriongonadotropin (βHCG).

Ist das genaue Schwangerschaftsalter bekannt, kann aus den gemessenen Werten errechnet werden, ob ein erhöhtes Risiko besteht, dass das ungeborene Kind an einer Spina bifida oder Trisomie 21 leidet.

Es handelt sich dabei um einen Test zur Risikoabschätzung. Der Triple-Test stellt jedoch *keine* Diagnose. Er gibt lediglich an, ob im konkreten Fall ein höheres oder niedrigeres Risiko als das Altersrisiko einer 35-jährigen Schwangeren besteht.

19.2.7 Ersttrimester-Screening-Test

Dieser Test ist eine Markerkombination, die zur Abschätzung des Risikos für Trisomie 21 eingesetzt wird. Berücksichtigt werden:

- das Alter der Schwangeren,
- das Gestationsalter,
- die Nackentransparenz,
- das freie β-HCG, »pregnancy associated plasma protein A« (PAAPA).

Der Test kann im Zeitraum von 11 Wochen + 0 Tagen bis zu 13 Wochen + 6 Tagen bzw. einer Scheitel-Steiß-Länge von 46–80 mm durchgeführt werden. Er kommt nur bei einer Einlingsschwangerschaft zum Einsatz. Die Messung der Nackentransparenz unterliegt allgemein anerkannten Richtlinien.

19.2.8 Nackentransparenz (NT)

Die oben angeführten Laboruntersuchungen werden durch bildgebende Verfahren ergänzt, um das Risiko besser abschätzen zu können. Die Nackentransparenz (NT) resultiert aus einer Flüssigkeitsansammlung im Bereich des fetalen

Nackens, deren Ausmaß zwischen der 10. und 14. SSW physiologisch kontinuierlich zunimmt (ca. 0,5 mm). Sonographisch stellt sich die NT als echoleere Zone im Sagittalschnitt dar. Bei chromosomal abnormen Schwangerschaften und einer Anzahl weiterer Erkrankungen (Herzfehler, verschiedene Syndrome etc.) ist die NT erweitert.

19.2.9 Freies β-hCG

Die Konzentration des freien β-hCG im maternalen Serum sinkt physiologischerweise ab der 10. SSW ab. Bei Feten mit Trisomie 21 ist die Konzentration nach der 10. SSW weiterhin erhöht.

Referenzbereich Abhängig vom eingesetzten Laborbesteck; deshalb ist bei Verlaufskontrollen auf Konstanz der eingesetzten Testbestecke zu achten.

19.2.10 Pregnancy associated plasma protein A (PAAP-A)

Die PAPP-A-Konzentration steigt im Serum ab der 5. SSW kontinuierlich an. Bei Trisomie 21 sind die Konzentrationen niedriger. Oberhalb der 14. SSW verliert PAPP-A jedoch seine Diskriminationskraft zwischen Seren normaler Schwangerschaften und Trisomie-21-Schwangerschaften.

Referenzbereich Abhängig vom eingesetzten Laborbesteck; deshalb ist bei Verlaufskontrollen auf Konstanz der eingesetzten Testbestecke zu achten.

Literatur

Böhm B (2001) Diagnose und Klassifikation des Diabetes mellitus. In: Böhm B et al. Klinische Diabetologie. Springer, Heidelberg

Nathan DM, Cleary PA, Backlund JY, Genuth SM, Lachin JM, Orchard TJ, Raskin P, Zinman B (2005) Diabetes control and complications trial/epidemiology of diabetes interventions and complications (DCCT/EDIC) Study Research Group.Intensive diabetes treatment and cardiovascular disease in patients with type 1 diabetes. N Engl J Med; 353(25):2643–2653

UK Prospective Diabetes Study (UKPDS) Group (1998) Effect of intensive blood-glucose control with metformin on complications in overweight patients with type 2 diabetes (UKPDS 34). Lancet 352(9131):854–65. Erratum in: Lancet 352(9139):1558

Working Group High Blood Pressure in Pregnancy, National High Blood Pressure Education Program, National Insitutes of Health 2000

19

Literatur

Die Liste enthält vor allem Monographien und wichtige Originalpublikationen zu zentralen Themen der Diabetologie und der Behandlung von Gestationsdiabetes sowie Diabetes und Schwangerschaft.

Alberti KG, Zimmet PZ (1998) Definition, diagnosis and classification of diabetes mellitus and its complications. Part 1: diagnosis and classification of diabetes mellitus provisional report of a WHO consultation. Diabet Med 15:539–553

American Diabetes Association (2007) Gestational Diabetes 30:s100–s260

American Diabetes Association (2011) Clinical Practice Recommendations 2011. Diabetes Care, Supplementband

Biesalski HK, Bischoff SC, Puchstein C (2010) Ernährungsmedizin, 4. Aufl. Thieme, Stuttgart

Böhm BO, Palitsch K-D, Rosak C, Spinas G (Hrsg) (2000) Klinische Diabetologie, Springer, Berlin Heidelberg

Brown FM, Hare JW (1995) Diabetes complicating pregnancy, 2nd ed. Wiley-Liss, New York

Cnattingius S, Bergstrom R, Lipworth L, Kramer MS (1998) Prepregnancy weight and the risk of adverse pregnancy outcomes. N Engl J Med 338(3):147–152

Cripps RL, Martin-Gronert MS, Ozanne S (2005) Fetal and perinatal programming of appetite. Clin Sci (Lond) 109:1–11

Crowther CA, Hiller JE, Moss JR, McPhee AJ, Jeffries WS, Robinson JS; Australian Carbohydrate Intolerance Study in Pregnant Women (ACHOIS) Trial Group (2005) Effect of treatment of gestational diabetes mellitus on pregnancy outcomes. N Engl J Med 352:2477–2486

Davidson JK (ed) Clinical diabetes mellitus – A problem-oriented approach, 3rd ed. Thieme, Stuttgart

DCCT Research Group (1993) The effect of intensive treatment of diabetes on the development and progression of long-term complications in insulin-dependent diabetes mellitus. The Diabetes Control and Complications Trial Research Group. N Engl J Med 329:977–986

DCCT Research Group (1995) Effect of intensive therapy on the development and progression of diabetic nephropathy in the Diabetes Control and Complications Trial. The Diabetes Control and Complications (DCCT) Research Group. Kidney Int 47: 1703–1720

DCCT Research Group (1998) Early worsening of diabetic retinopathy in the Diabetes Control and Complications Trial. Arch Ophthalmol 116:874–886

Dornhorst A, Nicholls JS, Johnston DG (1990) Diabetes and diet in pregnancy. Baillieres Clin Endocrinol Metab 4(2):291–311

Evidenzbasierte Diabetes-Leitlinien Deutsche Diabetes Gesellschaft. Verfügbar über AWMF, Stand 2011

ETDRS (1991) Early photocoagulation for diabetic retinopathy. Ophthalmology 98:766–785

Gulmezoglu AM, Crowther CA, Middleton P (2006) Induction of labour for improving birth outcomes for women at or beyond term. Cochrane Database Syst Rev 18(4):CD004945

Helewa ME, Burrows RF, Smith J, Williams K, Brain P, Rabkin SW (1997) Report of the Canadian Hypertension Society Consensus Conference: 1. Definitions, evaluation and classification of hypertensive disorders in pregnancy. CMAJ 157:715–725

Hien P, Böhm BO (2010) Diabetes-Handbuch, 6. Aufl. Springer, Berlin Heidelberg New York Tokio

Howorka K (1990) Funktionelle, nahe-normoglykämische Insulinsubstitution. Springer, Berlin Heidelberg New York Tokio

IDF (2003) Diabetes Altlas, 2. Aufl.

Jehle PM, Micheler C, Jehle DR, Breitig D, Böhm BO (1999) Inadequate suspension of neutral protamine Hagedorn (NPH) insulin in pens. Lancet 354: 1604–1607

Kleinwechter H, Schäfer-Graf U (2011) Gestationsdiabetes – praktische Aspekte. Diabetologie und Stoffwechsel 3 (in Vorb.)

Kleinwechter H, Schäfer-Graf U, Mäder U (2004) Der große Schwangerschaftsratgeber für Diabetikerinnen. Trias, Stuttgart

Kursbuch Diabetologie (2005) Kurs- und Prüfungsinhalte der Weiterbildung zum Diabetologen (DDG). Verlag Kirchheim, Mainz

Lebovitz HE (ed) (2004) Therapy for diabetes mellitus and related disorders, 4th ed. American Diabetes Association, Alexandria, USA

Mehnert H, Standl E, Usadel K-H, Häring H-U (Hrsg) (2003) Diabetologie in Klinik und Praxis, 5. Aufl. Thieme, Stuttgart

Moutquin JM, Garner PR, Burrows RF, Rey E, Helewa ME, Lange IR, Rabkin SW (1997) Report of the Canadian Hypertension Society Consensus Conference: 2. Nonpharmacologic management and prevention of hypertensive disorders in pregnancy. CMAJ 157:907–919

Neumeister B, Besenthal I, Liebich H, Boehm BO (2003) Klinikleitfaden Labordiagnostik, 3. Aufl. Urban & Fischer, Jena

Pickup J, Williams G (eds) Textbook of diabetes, 2nd ed. Blackwell Scientific Publications, London

UKPDS Group (1998) Efficacy of atenolol and captopril in reducing risk of macrovascular and microvascular complications in type 2 diabetes: UKPDS 39. BMJ 317:713–720

Rey E, LeLorier J, Burgess E, Lange IR, Leduc L (1997) Report of the Canadian Hypertension Society Consensus Conference: 3. Pharmacologic treatment of hypertensive disorders in pregnancy. CMAJ 157:1245–1254

Schatz H (Hrsg) (2010) Diabetologie kompakt, 4. Aufl. Thieme, Stuttgart

Scherbaum WA (Hrsg) (2003) Pschyrembel Wörterbuch Diabetologie. de Gruyter, Berlin

Shear R, Leduc L, Rey E, Moutquin JM (1999) Hypertension in pregnancy: new recommendations for management. Curr Hypertens Rep 1(6):529–539

Van Assche FA (ed) (2004) Diabetes and pregnancy – European Practice in Gynaecology and Obstetrics. Elsevier BV, Amsterdam

Villamor E, Cnattingius S (2006) Interpregnancy weight change and risk of adverse pregnancy outcomes: a population-based study. Lancet 368:1164–1170

WHO Study Group (1994) Prevention of diabetes mellitus. WHO Tech Rep Ser 844:1–100

WHO Study Group (1994) Prevention of diabetes mellitus. World Health Organization, Geneva

WHO Study Group (2011) Use of glycated haemoglobin (HbA1c) in the diagnosis of diabetes mellitus

Yu CK, Teoh TG, Robinson S (2006) Obesity in pregnancy. BJOG 113:1117–1125

Anhang

1   Querverweise zu Leitlinien und Auswahl von Internet-Anschriften

■ **Leitlinien – Diabetes und Schwangerschaft**

AWMF – Arbeitsgemeinschaft der Wissenschaftlichen Medizinischen Fachgesellschaften, Leitlinien für Diagnostik und Therapie

http://www.uni-duesseldorf.de/AWMF/awmfleit.htm

Leitlinien spezielle Versionen für Patienten: Leitlinie der Deutschen Diabetes-Gesellschaft (DDG) und des Deutschen Kollegiums für Psychosomatische Medizin (DKPM) »Psychosoziales und Diabetes«

http://leitlinien.net/

■ **Empfehlungen und Leitlinien für Diagnostik und Therapie**

Gynäkologie und Geburtshilfe und Arbeitsgemeinschaft Diabetes und Schwangerschaft der Deutschen Diabetesgesellschaft (DDG), Arbeitsgemeinschaft für materno-fetale Medizin (AGMFM) der Deutschen Gesellschaft für Gynäkologie und Geburtshilfe (DGGG) und Deutsche Gesellschaft für Perinatale Medizin

Empfehlung zur Kontrazeption bei Frauen mit Typ-1- und Typ-2-Diabetes mellitus sowie Frauen nach Schwangerschaften mit Gestationsdiabetes

━ Doppler-Sonographie in der Schwangerschaft

━ Die ärztliche Betreuung der schwangeren Diabetikerin

━ Empfehlungen zu Diagnostik und Therapie des Gestationsdiabetes (GDM)

━ Antepartaler Transport von Risiko-Schwangeren

━ Betreuung von Neugeborenen diabetischer Mütter

━ Organisation und Durchführung des Neugeborenenscreenings auf angeborene Stoffwechselstörungen und Endokrinopathien in Deutschland

━ Empfehlungen zu den ärztlichen Beratungs- und Aufklärungspflichten während der Schwangerenbetreuung und bei der Geburtshilfe

━ Absolute und relative Indikationen zur Sectio caesarea und sog. Sectio auf Wunsch

━ http://leitlinien.net/

■ **Arzneimittel in Schwangerschaft und Stillzeit, Beratungsstellen**

14050 Berlin Pharmakovigilanz- und Beratungszentrum für Embryonaltoxikologie Berliner Betrieb für Zentrale Gesundheitliche Aufgaben Spandauer Damm 130, Haus 10 Tel.: (0 30) 30 30 81 11 Fax: (0 30) 30 30 81 22 E-Mail: mail@embryotox.de	http://www.embryotox.de
07740 Jena Klinik für Frauenheilkunde und Geburtshilfe Abt. Geburtshilfe der Friedrich-Schiller-Universität Jena Bachstr. 18 Tel.: (0 36 41) 9-3 32 30 Zentrale: (0 36 41) 93 00 Fax: (0 36 41) 9-3 39 86 E-Mail: Michael.Guenther@med.uni-jena.de Gabriele.Schack@med.uni-jena.de	http://www.uni-jena.de/ufk/
88212 Ravensburg Institut für Reproduktionstoxikologie Krankenhaus St. Elisabeth/Oberschwaben-Klinik gGmbH Akademisches Lehrkrankenhaus der Universität Ulm Elisabethenstr. 17 Tel.: (07 51) 87-27 99 Fax: (07 51) 87-27 98 E-Mail: paulus@reprotox.de	http://www.reprotox.de

Allgemein

Arzneimittelkommission der Deutschen Ärzteschaft – Arznei-mittelnebenwirkungen	http://www.akdae.de
Bundesgesundheitsministerium für Gesundheit und soziale Sicherung	http://www.bmgesundheit.de
Deutsches Gesundheitsnetz	http://www.dgn.de
DIMDI – Deutsches Institut für Medizinische Dokumentation und Information	http://www.dimdi.de
Gesundheitsberichterstattung des Bundes	http://www.gbe-bund.de oder http:/www.rki.de
National Center for Biotechnology Information mit National Library of Medicine & National Institutes of Health	http://www.ncbi.nlm.nih.gov
National Institute of Diabetes & Digestive & Kidney Diseases (NIDDK)	http://www.nih.gov
European Agency for the Evaluation of Medicinal Products (EMEA)	http://www.emea.eu.int/index/indexh1.htm
Arzneimittelkommissionen der deutschen Ärzteschaft (AKDAE)	http://www.akdae.de/
Bundesinstitut für Arzneimittel und Medizinprodukte (BfArM)	http://www.bfarm.de
Paul-Ehrlich-Institut (PEI)	http://www.pei.de
Ständige Impfkommission am Robert Koch-Institut (STIKO)	http://www.rki.de/cln_006/nn_965152/DE/Content/Infekt/Impfen/STIKO__Empfehlungen/stiko__emp-fehlungen__node.html__nnn=true

Suchmaschinen

Suchmaschine für Diabetologen	http://www.diabetesweb.de
WHO	http://www.who.int/topics/diabetes_mellitus/en/

Wissenschaftliche Zeitschriften (Auswahl)

Diabetologia	http://www.springerlink.metapress.com
Diabetes, Diabetes Care, Clinical Diabetes, Diabetes Spectrum	http://www.diabetes.journals.org
Diabetic Medicine	http://www.blackwell-syngery.com
Endocrinology, Endocrine Reviews, Journal of Clinical Endocri-nology and Metabolism	http://www.endojournals.org
Deutsches Netzwerk Evidenzbasierte Medizin – Cochrane Library	http://www.ebm-netzwerk.de

- **Ernährung und Diabetes**

Deutsche Gesellschaft für Ernährung (DGE)	http://www.dge.de
Deutsche Gesellschaft für Ernährungsmedizin	http://www.dgem.de
Deutsche Adipositas Gesellschaft	http://www.adipositas-gesellschaft.de
Gesellschaft für Ernährungsmedizin und Diätetik	http://www.ernahrungsmed.de
Deutsches Ernährungsberatungs- und Informationsnetz	http://www.ernährung.de
Informationen über Lebensmittel	http://www.was-wir-essen.de
Deutsche Diabetes Gesellschaft (DDG)	http://www.deutsche-diabetes-gesellschaft.de
Deutscher Diabetiker Bund	http://www.diabetikerbund.de

- **Diabetes-Fachgesellschaften (national, international)**

Deutsche Diabetes Gesellschaft (DDG)	http://www.deutsche-diabetes-gesellschaft.de
European Association for the Study of Diabetes (EASD)	http://www.easd.org
American Diabetes Association (ADA)	http://www.diabetes.org
International Diabetes Federation (IDF)	http://www.idf.org/home/
Diabetesgesellschaft Schweiz	http://www.diabetesgesellschaft.ch
Diabetesgesellschaft Österreich	http://www.oedg.org

- **Diabetes, Sport und Prävention**

Deustche Diabetesstiftung	http:// /www.diabetesstiftung.de
Initiativgruppe Diabetes & Sport e.V.: Arbeitsgemeinschaft der DDG	http://www.diabetes-sport.de
Forschungs- und Präventionszentrum Sporthochschule Köln	http://www.fpz.de
Deutsche Gesellschaft für Sportmedizin und Prävention	http://www.dgsp.de

- **Herz-Kreislauf, Blutfette, Blutdruck**

Deutsche Gesellschaft für Kardiologie, Herz- und Kreislaufforschung	http://www.dgkardio.de
Deutsche Herzstiftung	http://www.herzstiftung.de
Deutsche Liga zur Bekämpfung des hohen Blutdrucks	http://www.paritaet.org/hochdruckliga
Deutsche Gesellschaft zur Bekämpfung von Fettstoffwechselstörungen und ihren Folgeerkrankungen DGFF (Lipid-Liga)	http://www.lipid-liga.de

- **Verbände/Institutionen**

Verein zur Förderung der Blindenbildung	http://www.vzfb.de
Bundesverband Klinischer Diabetes-Einrichtungen e.V.	http://www.BVKD.de
Bundesverband Medizintechnologie e.V. (BVMed)	http://www.bvmed.de
Deutsche Diabetes-Gesellschaft	http://www.deutsche-diabetes-gesellschaft.de
Deutsche Diabetes-Stiftung	http://www.diabetesstiftung.de
Deutsche Diabetes-Union e.V.	http://www.diabetes-union.de
Deutsche Gesellschaft für Endokrinologie	http://www.endokrinologie.net
Diabetes und Psychologie e.V.	http://www.diabetes-psychologie.de
Verband der Diabetesberatungs- und Schulungsberufe in Deutschland e.V.	http://www.vdbd.de

- **Netzinformationen mit Unterstützung der Pharmaindustrie**

http://www.diabetes-forum.de
http://www.diabetes-news.de
http://www.diabetes.de
http://www.diabetes.com

- **Pharmaindustrie (in Auswahl)**

Astra Medica, Bayer, Boehringer Ingelheim, GlaxoSmithKline, Merck, Novartis	http://www.pharma-aktuell.de
Astra Medica	http://www.astramedica.de
Aventis	http://www.aventis.com
B. Braun	http://www.bbraun.de
Bayer – allgemeine Seite	http://www.bayerhealthvillage.de
Bayer – Seite für Fachgruppen	http://www.bayerdiabeteshaus.de
Bayer – Seite für Patienten	http://www.glucometer.de
Becton Dickinson	http://www.bd.com
Berlin-Chemie	http://www.berlin-chemie.de
Disetronic	http://www.disetronic.de
Disetronic-Shop	http://www.disetronic-direct.de
EliLilly	http://www.lilly.com
Lifescan	http://www.lifescan.de
MediSense	http://www.medisense.de
Merck	http://www.glucophage.de
Minimed	http://www.minimed.com

Novo Nordisk	http://www.novo-nordisk.de
Roche Diagnostics	http://www.accu-chek.de
Rösch AG	http://www.roesch-ag.de
Takeda Pharma	http://www.takeda.de

▪ Selbsthilfegruppen

Berliner Fördergemeinschaft Junger Diabetiker e.V.	http://www.bfjd.de
Bundesverband Insulinpumpenträger e.V.	http://www.insulinpumpentraeger.de
DDB, Deutscher Diabetiker Bund e.V., Bundesverband	http://www.diabetikerbund.de
DDB, Landesverband Baden-Württemberg e.V.	http://www.diabetes-forum.com/homepages/ddb_bw/
DDB, Landesverband Bayern e.V.	http://home.link-m.de/ddb-bayern/
DDB, Landesverband Brandenburg e.V.	http://stadtbekannt.de/ddb-lvbb/
DDB, Bezirksverband Celle-Uelzen	http://www.diabetiker-celle-uelzen.de
DDB, Landesverband Hamburg e.V.	http://www.diabetikerbund.de/hamburg/
DDB, Landesverband Hessen e.V.	http://www.diabetiker-bund-hessen.de/index.htm
DDB, Landesverband Niedersachsen e.V.	http://www.ddb-niedersachsen.de
DDB, Landesverband Nordrhein-Westfalen e.V.	http://www.ddb-nrw.de
DDB, Landesverband Saarland e.V.	http://www.diabetiker-saar.de
DDB, Landesverband Sachsen e.V.	http://www.imib.med.tu-dresden.de/DDB_Sachsen/
DDB, Landesverband Schleswig-Holstein e.V.	http://www.ddb-sh.de
Diabetiker in Hannover	http://www.diabetiker-hannover.de/
Dialysepatienten Deutschlands e.V.	http://www.dialyse-online.de/DD
SHG Billstedt/Horn	http://www.diabmelli.de

2 Gesetz zum Schutz der erwerbstätigen Mutter (Mutterschutzgesetz – MuSchG)

Quelle: Bundesministerium der Justiz
MuSchG
Ausfertigungsdatum: 24.01.1952
Vollzitat:
»Mutterschutzgesetz in der Fassung der Bekanntmachung vom 20. Juni 2002 (BGBl. I S. 2318), das zuletzt durch Artikel 14 des Gesetzes vom 17. März 2009 (BGBl. I S. 550) geändert worden ist«
Stand: Neugefasst durch Bek. V. 20.6.2002 I 2318;
zuletzt geändert durch Art. 14 G v. 17.3.2009 I 550
Überschrift: Das G ist in dem in Art. 3 des Einigungsvertrages genannten Gebiet gem. Anlage I Kap. X Sachg. A Abschn. III iVm Art. 1 G v. 23.9.1990 II 885, 1072 ab 1. Januar 1991 anzuwenden. Es gilt nicht für Geburten vor dem 1. Januar 1991.

Erster Abschnitt Allgemeine Vorschriften

http://www.gesetze-im-internet.de/muschg/BJNR000690952.html

§ 1 Geltungsbereich

Dieses Gesetz gilt

1. für Frauen, die in einem Arbeitsverhältnis stehen,
2. für weibliche in Heimarbeit Beschäftigte und ihnen Gleichgestellte (§ 1 Abs. 1 und 2 des Heimarbeitsgesetzes vom 14. März 1951 BGBl. I S. 191), soweit sie am Stück mitarbeiten.

§ 2 Gestaltung des Arbeitsplatzes

1. Wer eine werdende oder stillende Mutter beschäftigt, hat bei der Einrichtung und der Unterhaltung des Arbeitsplatzes einschließlich der Maschinen, Werkzeuge und Geräte und bei der Regelung der Beschäftigung die erforderlichen Vorkehrungen und Maßnahmen zum Schutze von Leben und Gesundheit der werdenden oder stillenden Mutter zu treffen.

2. Wer eine werdende oder stillende Mutter mit Arbeiten beschäftigt, bei denen sie ständig stehen oder gehen muss, hat für sie eine Sitzgelegenheit zum kurzen Ausruhen bereitzustellen.

3. Wer eine werdende oder stillende Mutter mit Arbeiten beschäftigt, bei denen sie ständig sitzen muss, hat ihr Gelegenheit zu kurzen Unterbrechungen ihrer Arbeit zu geben.

4. Die Bundesregierung wird ermächtigt, durch Rechtsverordnung mit Zustimmung des Bundesrates

   1. den Arbeitgeber zu verpflichten, zur Vermeidung von Gesundheitsgefährdungen der werdenden oder stillenden Mütter oder ihrer Kinder Liegeräume für diese Frauen einzurichten und sonstige Maßnahmen zur Durchführung des in Absatz 1 enthaltenen Grundsatzes zu treffen,

   2. nähere Einzelheiten zu regeln wegen der Verpflichtung des Arbeitgebers zur Beurteilung einer Gefährdung für die werdenden oder stillenden Mütter, zur Durchführung der notwendigen Schutzmaßnahmen und zur Unterrichtung der betroffenen Arbeitnehmerinnen nach Maßgabe der insoweit umzusetzenden Artikel 4 bis 6 der Richtlinie 92/85/EWG des Rates vom 19. Oktober 1992 über die Durchführung von Maßnahmen zur Verbesserung der Sicherheit und des Gesundheitsschutzes von schwangeren Arbeitnehmerinnen, Wöchnerinnen

und stillenden Arbeitnehmerinnen am Arbeitsplatz (ABl. EG Nr. L 348 S. 1).

5. Unabhängig von den auf Grund des Absatzes 4 erlassenen Vorschriften kann die Aufsichtsbehörde in Einzelfällen anordnen, welche Vorkehrungen und Maßnahmen zur Durchführung des Absatzes 1 zu treffen sind.

Zweiter Abschnitt
Beschäftigungsverbote

http://www.gesetze-im-internet.de/muschg/
BJNR000690952.html

§ 3 Beschäftigungsverbote für werdende Mütter

1. Werdende Mütter dürfen nicht beschäftigt werden, soweit nach ärztlichem Zeugnis Leben oder Gesundheit von Mutter oder Kind bei Fortdauer der Beschäftigung gefährdet ist.

2. Werdende Mütter dürfen in den letzten sechs Wochen vor der Entbindung nicht beschäftigt werden, es sei denn, dass sie sich zur Arbeitsleistung ausdrücklich bereit erklären; die Erklärung kann jederzeit widerrufen werden.

§ 4 Weitere Beschäftigungsverbote

1. Werdende Mütter dürfen nicht mit schweren körperlichen Arbeiten und nicht mit Arbeiten beschäftigt werden, bei denen sie schädlichen Einwirkungen von gesundheitsgefährdenden Stoffen oder Strahlen von Staub, Gasen oder Dämpfen, von Hitze, Kälte oder Nässe, von Erschütterungen oder Lärm ausgesetzt sind.

2. Werdende Mütter dürfen insbesondere nicht beschäftigt werden

   1. mit Arbeiten, bei denen regelmäßig Lasten von mehr als fünf kg Gewicht oder gelegentlich Lasten von mehr als zehn kg Gewicht ohne mechanische Hilfsmittel von Hand gehoben, bewegt oder befördert werden. Sollen größere Lasten mit mechanischen Hilfsmitteln von Hand gehoben, bewegt oder befördert werden, so darf die körperliche Beanspruchung der werdenden Mutter nicht größer sein als bei Arbeiten nach Satz 1,

   2. nach Ablauf des fünften Monats der Schwangerschaft mit Arbeiten, bei denen sie ständig stehen müssen, soweit diese Beschäftigung täglich vier Stunden überschreitet,

   3. mit Arbeiten, bei denen sie sich häufig erheblich strecken oder beugen oder bei denen sie dauernd hocken oder sich gebückt halten müssen,

   4. mit der Bedienung von Geräten und Maschinen aller Art mit hoher Fußbeanspruchung, insbesondere von solchen mit Fußantrieb,

   5. mit dem Schälen von Holz,

   6. mit Arbeiten, bei denen sie infolge ihrer Schwangerschaft in besonderem Maße der Gefahr, an einer Berufskrankheit zu erkranken, ausgesetzt sind oder bei denen durch das Risiko der Entstehung einer Berufskrankheit eine erhöhte Gefährdung für die werdende Mutter oder eine Gefahr für die Leibesfrucht besteht,

   7. nach Ablauf des dritten Monats der Schwangerschaft auf Beförderungsmitteln,

   8. mit Arbeiten, bei denen sie erhöhten Unfallgefahren, insbesondere der Gefahr auszugleiten, zu fallen oder abzustürzen, ausgesetzt sind.

3. Die Beschäftigung von werdenden Müttern mit

1. Akkordarbeit und sonstigen Arbeiten, bei denen durch ein gesteigertes Arbeitstempo ein höheres Entgelt erzielt werden kann,

2. Fließarbeit mit vorgeschriebenem Arbeitstempo ist verboten. Die Aufsichtsbehörde kann Ausnahmen bewilligen, wenn die Art der Arbeit und das Arbeitstempo eine Beeinträchtigung der Gesundheit von Mutter oder Kind nicht befürchten lassen. Die Aufsichtsbehörde kann die Beschäftigung für alle werdenden Mütter eines Betriebes oder einer Betriebsabteilung bewilligen, wenn die Voraussetzungen des Satzes 2 für alle im Betrieb oder in der Betriebsabteilung beschäftigten Frauen gegeben sind.

4. Die Bundesregierung wird ermächtigt, zur Vermeidung von Gesundheitsgefährdungen der werdenden oder stillenden Mütter und ihrer Kinder durch Rechtsverordnung mit Zustimmung des Bundesrates

   1. Arbeiten zu bestimmen, die unter die Beschäftigungsverbote der Absätze 1 und 2 fallen,

   2. weitere Beschäftigungsverbote für werdende und stillende Mütter vor und nach der Entbindung zu erlassen.

5. Die Aufsichtsbehörde kann in Einzelfällen bestimmen, ob eine Arbeit unter die Beschäftigungsverbote der Absätze 1 bis 3 oder einer von der Bundesregierung gemäß Absatz 4 erlassenen Verordnung fällt. Sie kann in Einzelfällen die Beschäftigung mit bestimmten anderen Arbeiten verbieten.

§ 5 Mitteilungspflicht, ärztliches Zeugnis

1. Werdende Mütter sollen dem Arbeitgeber ihre Schwangerschaft und den mutmaßlichen Tag der Entbindung mitteilen, sobald ihnen ihr Zustand bekannt ist. Auf Verlangen des Arbeitgebers sollen sie das Zeugnis eines Arztes oder einer Hebamme vorlegen. Der Arbeitgeber hat die Aufsichtsbehörde unverzüglich von der Mitteilung der werdenden Mutter zu benachrichtigen. Er darf die Mitteilung der werdenden Mutter Dritten nicht unbefugt bekannt geben.

2. Für die Berechnung der in § 3 Abs. 2 bezeichneten Zeiträume vor der Entbindung ist das Zeugnis eines Arztes oder einer Hebamme maßgebend; das Zeugnis soll den mutmaßlichen Tag der Entbindung angeben. Irrt sich der Arzt oder die Hebamme über den Zeitpunkt der Entbindung, so verkürzt oder verlängert sich diese Frist entsprechend.

3. Die Kosten für die Zeugnisse nach den Absätzen 1 und 2 trägt der Arbeitgeber.

§ 6 Beschäftigungsverbote nach der Entbindung

1. Mütter dürfen bis zum Ablauf von acht Wochen, bei Früh- und Mehrlingsgeburten bis zum Ablauf von zwölf Wochen nach der Entbindung nicht beschäftigt werden. Bei Frühgeburten und sonstigen vorzeitigen Entbindungen verlängern sich die Fristen nach Satz 1 zusätzlich um den Zeitraum der Schutzfrist nach § 3 Abs. 2, der nicht in Anspruch genommen werden konnte. Beim Tod ihres Kindes kann die Mutter auf ihr ausdrückliches Verlangen ausnahmsweise schon vor Ablauf dieser Fristen, aber noch nicht in den ersten zwei Wochen nach der Entbindung, wieder beschäftigt werden, wenn nach ärztlichem Zeugnis nichts dagegen spricht. Sie kann ihre Erklärung jederzeit widerrufen.

2. Frauen, die in den ersten Monaten nach der Entbindung nach ärztlichem Zeugnis nicht voll leistungsfähig sind, dürfen nicht zu

einer ihre Leistungsfähigkeit übersteigenden Arbeit herangezogen werden.

3. Stillende Mütter dürfen mit den in § 4 Abs. 1, 2 Nr. 1, 3, 4, 5, 6 und 8 sowie Abs. 3 Satz 1 genannten Arbeiten nicht beschäftigt werden. Die Vorschriften des § 4 Abs. 3 Satz 2 und 3 sowie Abs. 5 gelten entsprechend.

§ 7 Stillzeit

1. Stillenden Müttern ist auf ihr Verlangen die zum Stillen erforderliche Zeit, mindestens aber zweimal täglich eine halbe Stunde oder einmal täglich eine Stunde freizugeben. Bei einer zusammenhängenden Arbeitszeit von mehr als acht Stunden soll auf Verlangen zweimal eine Stillzeit von mindestens 45 Minuten oder, wenn in der Nähe der Arbeitsstätte keine Stillgelegenheit vorhanden ist, einmal eine Stillzeit von mindestens 90 Minuten gewährt werden. Die Arbeitszeit gilt als zusammenhängend, soweit sie nicht durch eine Ruhepause von mindestens zwei Stunden unterbrochen wird.

2. Durch die Gewährung der Stillzeit darf ein Verdienstausfall nicht eintreten. Die Stillzeit darf von stillenden Müttern nicht vor- oder nachgearbeitet und nicht auf die in dem Arbeitszeitgesetz oder in anderen Vorschriften festgesetzten Ruhepausen angerechnet werden.

3. Die Aufsichtsbehörde kann in Einzelfällen nähere Bestimmungen über Zahl, Lage und Dauer der Stillzeiten treffen; sie kann die Einrichtung von Stillräumen vorschreiben.

4. Der Auftraggeber oder Zwischenmeister hat den in Heimarbeit Beschäftigten und den ihnen Gleichgestellten für die Stillzeit ein Entgelt von 75 vom Hundert eines durchschnittlichen Stundenverdienstes, mindestens aber 0,38 Euro für jeden Werktag zu zahlen. Ist die Frau für mehrere Auftraggeber oder Zwischenmeister tätig, so haben diese das Entgelt für die Stillzeit zu gleichen Teilen zu gewähren. Auf das Entgelt finden die Vorschriften der §§ 23 bis 25 des Heimarbeitsgesetzes vom 14. März 1951 (BGBl. I S. 191) über den Entgeltschutz Anwendung.

§ 8 Mehrarbeit, Nacht- und Sonntagsarbeit

1. Werdende und stillende Mütter dürfen nicht mit Mehrarbeit, nicht in der Nacht zwischen 20 und 6 Uhr und nicht an Sonn- und Feiertagen beschäftigt werden.

2. Mehrarbeit im Sinne des Absatzes 1 ist jede Arbeit, die
    1. von Frauen unter 18 Jahren über 8 Stunden täglich oder 80 Stunden in der Doppelwoche,
    2. von sonstigen Frauen über 8 1/2 Stunden täglich oder 90 Stunden in der Doppelwoche hinaus geleistet wird. In die Doppelwoche werden die Sonntage eingerechnet.

3. Abweichend vom Nachtarbeitsverbot des Absatzes 1 dürfen werdende Mütter in den ersten vier Monaten der Schwangerschaft und stillende Mütter beschäftigt werden
    1. in Gast- und Schankwirtschaften und im Übrigen Beherbergungswesen bis 22 Uhr,
    2. in der Landwirtschaft mit dem Melken von Vieh ab 5 Uhr,
    3. als Künstlerinnen bei Musikaufführungen, Theatervorstellungen und ähnlichen Aufführungen bis 23 Uhr.

4. Im Verkehrswesen, in Gast- und Schankwirtschaften und im übrigen Beherbergungswesen, im Familienhaushalt, in Krankenpflege- und in Badeanstalten, bei Musikaufführungen, Theatervorstellungen, anderen Schaustellungen, Darbietungen oder Lustbarkeiten dürfen werdende oder stillende Mütter, abweichend von Absatz 1, an Sonn- und Feiertagen beschäftigt werden, wenn ihnen in jeder Woche einmal eine

ununterbrochene Ruhezeit von mindestens 24 Stunden im Anschluss an eine Nachtruhe gewährt wird.

5. An in Heimarbeit Beschäftigte und ihnen Gleichgestellte, +ie werdende oder stillende Mütter sind, darf Heimarbeit nur in solchem Umfang und mit solchen Fertigungsfristen ausgegeben werden, dass sie von der werdenden Mutter voraussichtlich während einer 8-stündigen Tagesarbeitszeit, von der stillenden Mutter voraussichtlich während einer 7 1/4-stündigen Tagesarbeitszeit an Werktagen ausgeführt werden kann. Die Aufsichtsbehörde kann in Einzelfällen nähere Bestimmungen über die Arbeitsmenge treffen; falls ein Heimarbeitsausschuss besteht, hat sie diesen vorher zu hören.

6. Die Aufsichtsbehörde kann in begründeten Einzelfällen Ausnahmen von den vorstehenden Vorschriften zulassen.

Abschnitt 2a Mutterschaftsurlaub

http://www.gesetze-im-internet.de/muschg/BJNR000690952.html

§§ 8a bis 8d
(weggefallen)

Dritter Abschnitt Kündigung

http://www.gesetze-im-internet.de/muschg/BJNR000690952.html

§ 9 Kündigungsverbot
1. Die Kündigung gegenüber einer Frau während der Schwangerschaft und bis zum Ablauf von vier Monaten nach der Entbindung ist unzulässig, wenn dem Arbeitgeber zur Zeit der Kündigung die Schwangerschaft

oder Entbindung bekannt war oder innerhalb zweier Wochen nach Zugang der Kündigung mitgeteilt wird; das Überschreiten dieser Frist ist unschädlich, wenn es auf einem von der Frau nicht zu vertretenden Grund beruht und die Mitteilung unverzüglich nachgeholt wird. Die Vorschrift des Satzes 1 gilt für Frauen, die den in Heimarbeit Beschäftigten gleichgestellt sind, nur, wenn sich die Gleichstellung auch auf den Neunten Abschnitt - Kündigung - des Heimarbeitsgesetzes vom 14. März 1951 (BGBl. I S. 191) erstreckt.

2. Kündigt eine schwangere Frau, gilt § 5 Abs. 1 Satz 3 entsprechend.

3. Die für den Arbeitsschutz zuständige oberste Landesbehörde oder die von ihr bestimmte Stelle kann in besonderen Fällen, die nicht mit dem Zustand einer Frau während der Schwangerschaft oder ihrer Lage bis zum Ablauf von vier Monaten nach der Entbindung in Zusammenhang stehen, ausnahmsweise die Kündigung für zulässig erklären. Die Kündigung bedarf der schriftlichen Form und sie muss den zulässigen Kündigungsgrund angeben.

4. In Heimarbeit Beschäftigte und ihnen Gleichgestellte dürfen während der Schwangerschaft und bis zum Ablauf von vier Monaten nach der Entbindung nicht gegen ihren Willen bei der Ausgabe von Heimarbeit ausgeschlossen werden; die Vorschriften der §§ 3, 4, 6 und 8 Abs. 5 bleiben unberührt.

§ 9a
(weggefallen)

§ 10 Erhaltung von Rechten
(1) Eine Frau kann während der Schwangerschaft und während der Schutzfrist nach der Entbindung (§ 6 Abs. 1) das Arbeitsverhältnis ohne

Einhaltung einer Frist zum Ende der Schutzfrist nach der Entbindung kündigen.

(2) Wird das Arbeitsverhältnis nach Absatz 1 aufgelöst und wird die Frau innerhalb eines Jahres nach der Entbindung in ihrem bisherigen Betrieb wieder eingestellt, so gilt, soweit Rechte aus dem Arbeitsverhältnis von der Dauer der Betriebs- oder Berufszugehörigkeit oder von der Dauer der Beschäftigungs- oder Dienstzeit abhängen, das Arbeitsverhältnis als nicht unterbrochen. Dies gilt nicht, wenn die Frau in der Zeit von der Auflösung des Arbeitsverhältnisses bis zur Wiedereinstellung bei einem anderen Arbeitgeber beschäftigt war.

Vierter Abschnitt Leistungen

http://www.gesetze-im-internet.de/muschg/BJNR000690952.html

§ 11 Arbeitsentgelt bei Beschäftigungsverboten

1. Den unter den Geltungsbereich des § 1 fallenden Frauen ist, soweit sie nicht Mutterschaftsgeld nach den Vorschriften der Reichsversicherungsordnung beziehen können, vom Arbeitgeber mindestens der Durchschnittsverdienst der letzten 13 Wochen oder der letzten drei Monate vor Beginn des Monats, in dem die Schwangerschaft eingetreten ist, weiter zu gewähren, wenn sie wegen eines Beschäftigungsverbots nach § 3 Abs. 1, §§ 4, 6 Abs. 2 oder 3 oder wegen des Mehr-, Nacht- oder Sonntagsarbeitsverbots nach § 8 Abs. 1, 3 oder 5 teilweise oder völlig mit der Arbeit aussetzen. Dies gilt auch, wenn wegen dieser Verbote die Beschäftigung oder die Entlohnungsart wechselt. Wird das Arbeitsverhältnis erst nach Eintritt der Schwangerschaft begonnen, so ist der Durchschnittsverdienst aus dem Arbeitsentgelt der ersten 13 Wochen oder drei Monate der Beschäftigung zu be-

rechnen. Hat das Arbeitsverhältnis nach Satz 1 oder 3 kürzer gedauert, so ist der kürzere Zeitraum der Berechnung zugrunde zu legen. Zeiten, in denen kein Arbeitsentgelt erzielt wurde, bleiben außer Betracht.

2. Bei Verdiensterhöhungen nicht nur vorübergehender Natur, die während oder nach Ablauf des Berechnungszeitraums eintreten, ist von dem erhöhten Verdienst auszugehen. Verdienstkürzungen, die im Berechnungszeitraum infolge von Kurzarbeit, Arbeitsausfällen oder unverschuldeter Arbeitsversäumnis eintreten, bleiben für die Berechnung des Durchschnittsverdienstes außer Betracht. Zu berücksichtigen sind dauerhafte Verdienstkürzungen, die während oder nach Ablauf des Berechnungszeitraums eintreten und nicht auf einem mutterschutzrechtlichen Beschäftigungsverbot beruhen.

3. Die Bundesregierung wird ermächtigt, durch Rechtsverordnung mit Zustimmung des Bundesrates Vorschriften über die Berechnung des Durchschnittsverdienstes im Sinne der Absätze 1 und 2 zu erlassen.

§ 12
(weggefallen)

§ 13 Mutterschaftsgeld

1. Frauen, die Mitglied einer gesetzlichen Krankenkasse sind, erhalten für die Zeit der Schutzfristen des § 3 Abs. 2 und des § 6 Abs. 1 sowie für den Entbindungstag Mutterschaftsgeld nach den Vorschriften der Reichsversicherungsordnung oder des Gesetzes über die Krankenversicherung der Landwirte über das Mutterschaftsgeld.

2. Frauen, die nicht Mitglied einer gesetzlichen Krankenkasse sind, erhalten, wenn sie bei Beginn der Schutzfrist nach § 3 Abs. 2 in einem Arbeitsverhältnis stehen oder in Heimarbeit beschäftigt sind, für die Zeit der

Schutzfristen des § 3 Abs. 2 und des § 6 Abs. 1 sowie für den Entbindungstag Mutterschaftsgeld zu Lasten des Bundes in entsprechender Anwendung der Vorschriften der Reichsversicherungsordnung über das Mutterschaftsgeld, höchstens jedoch insgesamt 210 Euro. Das Mutterschaftsgeld wird diesen Frauen auf Antrag vom Bundesversicherungsamt gezahlt. Die Sätze 1 und 2 gelten für Frauen entsprechend, deren Arbeitsverhältnis während ihrer Schwangerschaft oder der Schutzfrist des § 6 Abs. 1 nach Maßgabe von § 9 Abs. 3 aufgelöst worden ist.

3. Frauen, die während der Schutzfristen des § 3 Abs. 2 oder des § 6 Abs. 1 von einem Beamten- in ein Arbeitsverhältnis wechseln, erhalten von diesem Zeitpunkt an Mutterschaftsgeld entsprechend den Absätzen 1 und 2.

§ 14 Zuschuss zum Mutterschaftsgeld

1. Frauen, die Anspruch auf Mutterschaftsgeld nach § 200 Abs. 1, 2 Satz 1 bis 4 und Abs. 3 der Reichsversicherungsordnung, § 29 Abs. 1, 2 und 4 des Gesetzes über die Krankenversicherung der Landwirte oder § 13 Abs. 2, 3 haben, erhalten während ihres bestehenden Arbeitsverhältnisses für die Zeit der Schutzfristen des § 3 Abs. 2 und § 6 Abs. 1 sowie für den Entbindungstag von ihrem Arbeitgeber einen Zuschuss in Höhe des Unterschiedsbetrages zwischen 13 Euro und dem um die gesetzlichen Abzüge verminderten durchschnittlichen kalendertäglichen Arbeitsentgelt. Das durchschnittliche kalendertägliche Arbeitsentgelt ist aus den letzten drei abgerechneten Kalendermonaten, bei wöchentlicher Abrechnung aus den letzten 13 abgerechneten Wochen vor Beginn der Schutzfrist nach § 3 Abs. 2 zu berechnen. Nicht nur vorübergehende Erhöhungen des Arbeitsentgeltes, die während der Schutzfristen des § 3 Abs. 2 und § 6 Abs.

1 wirksam werden, sind ab diesem Zeitpunkt in die Berechnung einzubeziehen. Einmalig gezahltes Arbeitsentgelt (§ 23a des Vierten Buches Sozialgesetzbuch) sowie Tage, an denen infolge von Kurzarbeit, Arbeitsausfällen oder unverschuldeter Arbeitsversäumnis kein oder ein vermindertes Arbeitsentgelt erzielt wurde, bleiben außer Betracht. Zu berücksichtigen sind dauerhafte Verdienstkürzungen, die während oder nach Ablauf des Berechnungszeitraums eintreten und nicht auf einem mutterschutzrechtlichen Beschäftigungsverbot beruhen. Ist danach eine Berechnung nicht möglich, so ist das durchschnittliche kalendertägliche Arbeitsentgelt einer gleichartig Beschäftigten zugrunde zu legen.

2. Frauen, deren Arbeitsverhältnis während ihrer Schwangerschaft oder während der Schutzfrist des § 6 Abs. 1 nach Maßgabe von § 9 Abs. 3 aufgelöst worden ist, erhalten bis zum Ende dieser Schutzfrist den Zuschuss nach Absatz 1 von der für die Zahlung des Mutterschaftsgeldes zuständigen Stelle.

3. Absatz 2 gilt entsprechend, wenn der Arbeitgeber wegen eines Insolvenzereignisses im Sinne des § 183 Abs. 1 Satz 1 des Dritten Buches Sozialgesetzbuch seinen Zuschuss nach Absatz 1 nicht zahlen kann.

4. Der Zuschuss nach den Absätzen 1 bis 3 entfällt für die Zeit, in der Frauen die Elternzeit nach dem Bundeselterngeld- und Elternzeitgesetz in Anspruch nehmen oder in Anspruch genommen hätten, wenn deren Arbeitsverhältnis nicht während ihrer Schwangerschaft oder während der Schutzfrist des § 6 Abs. 1 vom Arbeitgeber zulässig aufgelöst worden wäre. Dies gilt nicht, soweit sie eine zulässige Teilzeitarbeit leisten.

Fußnote

§ 14 Abs. 1 Satz 1: Nach Maßgabe der Entscheidungsformel mit GG unvereinbar gem. BVerfGE v. 18.11.2003; 2004 I 69 - 1 BvR 302/96 -

§ 15 Sonstige Leistungen bei Schwangerschaft und Mutterschaft

Frauen, die in der gesetzlichen Krankenversicherung versichert sind, erhalten auch die folgenden Leistungen bei Schwangerschaft und Mutterschaft nach den Vorschriften der Reichsversicherungsordnung oder des Gesetzes über die Krankenversicherung der Landwirte:

1. ärztliche Betreuung und Hebammenhilfe,
2. Versorgung mit Arznei-, Verband- und Heilmitteln,
3. stationäre Entbindung,
4. häusliche Pflege,
5. Haushaltshilfe.

§ 16   Freistellung für Untersuchungen

Der Arbeitgeber hat die Frau für die Zeit freizustellen, die zur Durchführung der Untersuchungen im Rahmen der Leistungen der gesetzlichen Krankenversicherung bei Schwangerschaft und Mutterschaft erforderlich ist. Entsprechendes gilt zugunsten der Frau, die nicht in der gesetzlichen Krankenversicherung versichert ist. Ein Entgeltausfall darf hierdurch nicht eintreten.

§ 17 Erholungsurlaub

Für den Anspruch auf bezahlten Erholungsurlaub und dessen Dauer gelten die Ausfallzeiten wegen mutterschutzrechtlicher Beschäftigungsverbote als Beschäftigungszeiten. Hat die Frau ihren Urlaub vor Beginn der Beschäftigungsverbote nicht oder nicht vollständig erhalten, so kann sie nach Ablauf der Fristen den Resturlaub im laufenden oder im nächsten Urlaubsjahr beanspruchen.

Fünfter Abschnitt Durchführung des Gesetzes

http://www.gesetze-im-internet.de/muschg/ BJNR000690952.html

§ 18 Auslage des Gesetzes

1. In Betrieben und Verwaltungen, in denen regelmäßig mehr als drei Frauen beschäftigt werden, ist ein Abdruck dieses Gesetzes an geeigneter Stelle zur Einsicht auszulegen oder auszuhängen.
2. Wer Heimarbeit ausgibt oder abnimmt, hat in den Räumen der Ausgabe und Abnahme einen Abdruck dieses Gesetzes an geeigneter Stelle zur Einsicht auszulegen oder auszuhängen.

§ 19 Auskunft

1. Der Arbeitgeber ist verpflichtet, der Aufsichtsbehörde auf Verlangen

   1. die zur Erfüllung der Aufgaben dieser Behörde erforderlichen Angaben wahrheitsgemäß und vollständig zu machen,
   2. die Unterlagen, aus denen Namen, Beschäftigungsart und -zeiten der werdenden und stillenden Mütter sowie Lohn- und Gehaltszahlungen ersichtlich sind, und alle sonstigen Unterlagen, die sich auf die zu Nummer 1 zu machenden Angaben beziehen, zur Einsicht vorzulegen oder einzusenden.

2. Die Unterlagen sind mindestens bis zum Ablauf von zwei Jahren nach der letzten Eintragung aufzubewahren.

§ 20 Aufsichtsbehörden

1. Die Aufsicht über die Ausführung der Vorschriften dieses Gesetzes und der auf Grund dieses Gesetzes erlassenen Vorschriften obliegt den nach Landesrecht zuständigen Behörden (Aufsichtsbehörden).
2. Die Aufsichtsbehörden haben dieselben Befugnisse und Obliegenheiten wie nach § 139b der Gewerbeordnung die dort genannten besonderen Beamten. Das Grundrecht der Unverletzlichkeit der Wohnung (Artikel

13 des Grundgesetzes) wird insoweit eingeschränkt.

Sechster Abschnitt Straftaten und Ordnungswidrigkeiten

http://www.gesetze-im-internet.de/muschg/BJNR000690952.html

§ 21 Straftaten und Ordnungswidrigkeiten

1. Ordnungswidrig handelt der Arbeitgeber, der vorsätzlich oder fahrlässig
    1. den Vorschriften der §§ 3, 4 Abs. 1 bis 3 Satz 1 oder § 6 Abs. 1 bis 3 Satz 1 über die Beschäftigungsverbote vor und nach der Entbindung,
    2. den Vorschriften des § 7 Abs. 1 Satz 1 oder Abs. 2 Satz 2 über die Stillzeit,
    3. den Vorschriften des § 8 Abs. 1 oder 3 bis 5 Satz 1 über Mehr-, Nacht- oder Sonntagsarbeit,
    4. den auf Grund des § 4 Abs. 4 erlassenen Vorschriften, soweit sie für einen bestimmten Tatbestand auf diese Bußgeldvorschrift verweisen,
    5. einer vollziehbaren Verfügung der Aufsichtsbehörde nach § 2 Abs. 5, § 4 Abs. 5, § 6 Abs. 3 Satz 2, § 7 Abs. 3 oder § 8 Abs. 5 Satz 2 Halbsatz 1,
    6. den Vorschriften des § 5 Abs. 1 Satz 3 über die Benachrichtigung,
    7. der Vorschrift des § 16 Satz 1, auch in Verbindung mit Satz 2, über die Freistellung für Untersuchungen oder
    8. den Vorschriften des § 18 über die Auslage des Gesetzes oder des § 19 über die Einsicht, Aufbewahrung und Vorlage der Unterlagen und über die Auskunft zuwiderhandelt.
2. Die Ordnungswidrigkeit nach Absatz 1 Nr. 1 bis 5 kann mit einer Geldbuße bis zu fünf-

zehntausend Euro, die Ordnungswidrigkeit nach Absatz 1 Nr. 6 bis 8 mit einer Geldbuße bis zu zweitausendfünfhundert Euro geahndet werden.
3. Wer vorsätzlich eine der in Absatz 1 Nr. 1 bis 5 bezeichneten Handlungen begeht und dadurch die Frau in ihrer Arbeitskraft oder Gesundheit gefährdet, wird mit Freiheitsstrafe bis zu einem Jahr oder mit Geldstrafe bestraft.
4. Wer in den Fällen des Absatzes 3 die Gefahr fahrlässig verursacht, wird mit Freiheitsstrafe bis zu sechs Monaten oder mit Geldstrafe bis zu einhundertachtzig Tagessätzen bestraft.

§§ 22 und 23
(weggefallen)

Siebenter Abschnitt Schlussvorschriften

http://www.gesetze-im-internet.de/muschg/BJNR000690952.html

§ 24 In Heimarbeit Beschäftigte
Für die in Heimarbeit Beschäftigten und die ihnen Gleichgestellten gelten
1. die §§ 3, 4 und 6 mit der Maßgabe, dass an die Stelle der Beschäftigungsverbote das Verbot der Ausgabe von Heimarbeit tritt,
2. § 2 Abs. 4, § 5 Abs. 1 und 3, § 9 Abs. 1, § 11 Abs. 1, § 13 Abs. 2, die §§ 14, 16, 19 Abs. 1 und § 21 Abs. 1 mit der Maßgabe, dass an die Stelle des Arbeitgebers der Auftraggeber oder Zwischenmeister tritt.

§ 25
(weggefallen)

Stichwortverzeichnis

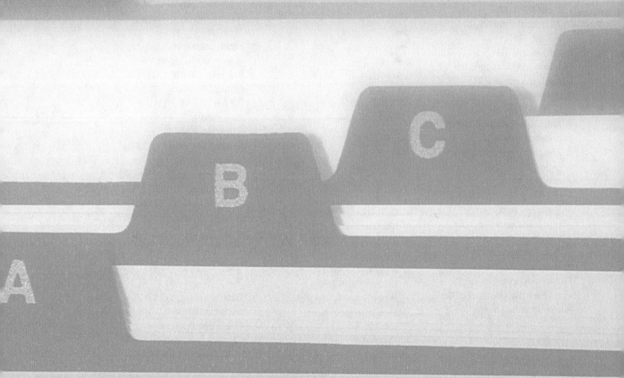

Printed in the United States
By Bookmasters